医療における心理行動科学的アプローチ

糖尿病・ホルモン疾患の患者と家族のために

中井吉英 | 監修
内分泌糖尿病心理行動研究会 | 編

Psycho-Behavioral Approaches in Medicine

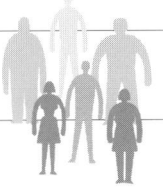

新曜社

序　文

　超高齢化社会を迎えた日本の医療の理想は「医師中心の医療から患者中心の医療へのパラダイムシフト」であるとされていますが、二十一世紀に入ってもまだまだそれが日本の医療に定着していないのが現状です。その理由は、患者中心の医療を考えた場合、病気自体については治療戦略がたてられるものの、病気をもつ患者のＱＯＬを維持し、患者自身の満足を得られるための別の治療戦略がいまだ確立していないためと思われます。例えば、糖尿病の治療における役割が医師側１％・患者側99％とよく言われますが、具体的にどのようにすればよいかが問題となります。

　このような状況下で、本書は、患者中心の医療においては患者の「身体」だけでなく「心理」「行動」「社会」の要因を統合した"心理行動科学的アプローチ"が中枢的な役割を果たし、新しい治療戦略になると提案しています。この領域はきわめて広範ですが、本書では、第一線の専門家が総力をあげてこの膨大な内容を網羅し、わかりやすくまとめあげられています。このようなことはこれまであまりなかったことを考えると、本書のもつ意義はきわめて大きいと思います。

　そして何よりユニークなことは、この高度な内容の書物の対象が、糖尿病と甲状腺疾患の「患者と家族」であることです。これは、原点が患者中心の医療であることを考えれば容易に理解できることでしょう。また、もとより本書の内容はきわめて豊富で、医師を含めた医療従事者に役立つと思われ、ひいては糖尿病や甲状腺疾患以外の病気にも広く応用できると信じています。

　本書が二十一世紀の患者中心の医療におけるブレークスルーになることを期待しております。

大阪医科大学名誉教授
藍野学院短期大学学長
藍野加齢医学研究所所長
大澤 仲昭

推　薦　文

　このたびの《内分泌糖尿病心理行動研究会》を主体にした『医療における心理行動科学的アプローチ』の出版は、まことに時宜を得たものだと思います。約半世紀にわたって、このテーマを追い続けてきた私どもにとっても、喜ばしいことです。

　今年、日本心身医学会は創立五十周年を迎えます。本書の冒頭が「心身医学総論」であるように、本書は心身医学すなわち「全人的医療」をベースにしています。心身医学は当初、その素晴らしい理念がいささか先行した感があり、EBMに立脚した方々にはその科学性において全面的な同調を頂けない状態にありました。

　アメリカでは、わが国の心身医学にあたるものを「行動医学」と呼んでいます。これに心理を取り扱うことを明記し、より科学的にというのが"心理行動科学的アプローチ"でしょう。ここに、全ての方々が協力してアプローチされ、成果をあげるようになったのです。その過程と成果が本書に盛り込まれています。

　当アプローチの標的はまず糖尿病と内分泌疾患です。代表世話人の深尾篤嗣先生は、ご自身もそうですが、各方面の第一人者や優秀な若手の方々を執筆者としてそろえ、この本を世に問うておられます。内容はきわめて学際的・実際的で、チーム医療などに関わるあらゆる医療従事者に一読をお薦めしたい書です。また、本書の副題にも「患者と家族のために」とあるように、関係の方々のよりよい人生のためにも役立つと確信しています。

元 東京大学医学部心療内科教授
名古屋学芸大学ヒューマンケア学部学部長
末松 弘行

まえがき

　厚生労働省の「2007年国民健康・栄養調査」によると、糖尿病が強く疑われる群と可能性を否定できない「予備群」が、合わせて2210万人と推計され、十年前の1997年と比べ約1.3倍にも増えていることがわかりました。また、国民医療費の3割が糖尿病・高血圧・高脂血症などの生活習慣病で、死因別死亡率の6割が生活習慣病が原因となっているというデータがあります。

　これらのことから、医療保険者に、食生活・飲酒・喫煙などの生活習慣そのものの自主的な健康増進・疾病予防の取り組みをはたらきかけることが重視されるようになり、2008年4月から、メタボリックシンドローム（内臓脂肪症候群）に着目した生活習慣病予防のための健診・保健指導である「特定健診（いわゆるメタボ健診）」が開始されました。一方、近年多くの研究により、糖尿病患者の生活習慣や血糖を調節するホルモンの作用に、さまざまな「心理社会的要因」が密接に関与していることが明らかになってきました。それにより、これまでの知識教育だけによる療養指導では効果が乏しく、治療の主役である患者の心理面・行動面に着目した"心理行動科学的アプローチ"が必須であることが提唱されてきています。

　また、糖尿病と並ぶ代表的ホルモン疾患であるバセドウ病（甲状腺機能亢進症）は、以前からその発症や経過に心理的ストレスなどの心理社会的要因が影響する可能性が示唆されてきましたが、長いあいだ、その因果関係は不明でした。また、本症は多彩な精神障害（バセドウ精神病）を合併しやすいことが知られており、従来は甲状腺ホルモンの過剰によるものと考えられてきました。しかし、最近多くの研究により、本症の

心身相関の病態が明らかにされたとともに、バセドウ精神病は、甲状腺ホルモンの影響以外にさまざまな「心理社会的要因」が関係して生じている実態が確かめられつつあります。加えて、甲状腺機能低下症でも、うつや不安などの精神障害を伴う例が多いため、甲状腺疾患においても"心理行動科学的アプローチ"が重要と考えられます。

さらに、更年期障害は、中年期女性にとってＱＯＬ（生活の質）を大きく損なう原因となるホルモン疾患ですが、近年の研究により、本症の病態は閉経による女性ホルモン減少のみが原因ではなく、ライフサイクルにともなう多様な「心理社会的要因」が関係していることがわかってきました。そのため、本症の治療はホルモン補充療法のみでは不充分であり、漢方治療を含めた"心理行動科学的アプローチ"が重要とされてきています。最近では、男性においても更年期障害の存在が示唆されてきており、女性と同様にホルモン減少と「心理社会的要因」の影響という、心身両面を考慮しましたアプローチが求められています。

このように、さまざまな糖尿病／ホルモン疾患において"心理行動科学的アプローチ"の重要性が高まってきていますが、その実態はいまだ医療従事者には浸透しておらず、実際に本アプローチについて研鑽できる機会は少ないのが現状です。

以上の状況を鑑みて、糖尿病／ホルモン疾患を対象にした"心理行動科学的アプローチ"を学際的に研究・討論する場として、2004年の春、関西在住の医療従事者を中心に《内分泌糖尿病心理行動研究会》〔http://www.nt-shinri-k.net/〕が発足しました。以来、年二回の研究会が定期的に開催され、内科医、心療内科医、精神科医、看護師、臨床心理士、栄養士、理学療法士、薬剤師などが一堂に会して、活発な討論がなされてきています。

この度、本研究会が十回目を迎えたことを記念して、糖尿病／ホルモン疾患の患者様とその御家族、およびそれを支える医療従事者たちが"心理行動科学的アプローチ"についての研究の現況とアプローチの実際を研鑽できるようになることを目的に、これまで特別講演をしてくださった演者の先生方、本研究会の顧問、世話人、アドバイザーの先生方を中

心とした執筆陣により、この分野における現在の知見をまとめるべく本書は企画されました。

　近代西洋医学は、「身体」を客観的対象と捉えることで発展してきた、いわば"三人称の医学"でした。それに対して、心と身体の関係性を扱う〈心身医学〉は、「心理」「行動」「社会」という新たな要因を加えることにより、医学・医療上のパラダイムシフトを生じさせました。また、昨今、医療界で常識化しているＥＢＭ（Evidence-based medicine：根拠に基づいた医療）という考え方は、疾患 disease の理解には有用であるものの、悩みや苦しみをともなう病気 illness の理解には不充分であることから、ＮＢＭ（Narrative-based Medicine：物語と対話に基づいた医療）という、患者の個人的背景を重視する考え方が出てきました。〈心身医学〉や〈ＮＢＭ〉などの"心理行動科学的アプローチ"とは、患者個人の心理社会的背景や関係性を重視する医学・医療なので、いわば"一人称かつ二人称の医学"といえるでしょう。

　言い換えるならば、西洋医学はこれまで「身体」「心理」「行動」「社会」と要素に分けて考えてきたために、生活習慣病や心身症の増加という疾病構造の変化に対応が困難となってしまった、という反省から、各要素間の関係性を見直さざるを得なくなってきたのです。一方、東洋医学では、古来より「心身一如」といった言葉に表されるように、病人を要素には分けずにまるごと治療していく"全人的医療"が行われてきました。本書のなかで漢方治療を"心理行動科学的アプローチ"に入れているのはそのためです。

　上記のような疾病構造の変化には、社会や文化背景の変化が密接に影響しています。明治維新以降、我々日本人は、医学・医療に限らずもっぱら近代西洋科学や文化の導入に勤しんできましたが、病や健康の意味を考えるためにも、今こそ、自らの文化と歴史を見直していく好機であるように思われます。

＊＊＊＊＊＊　　＊＊＊＊＊＊　　＊＊＊＊＊＊

本書の特徴を以下に列記します。

① 本書は、患者様とその御家族および"心理行動科学的アプローチ"が、専門ではない医療従事者が読まれても充分に理解でき、診療にすぐ役立てられることを目指しました。そのために、極力平易な文章表現を心がけ、薬物名は一般名と商品名を併記し、専門用語には括弧内に説明を加えるようにしました。
② 最も研究が進んでいる糖尿病を主に、甲状腺疾患その他できるだけ多くのホルモン疾患における"心理行動科学的アプローチ"の知見を入れるようにしました。また、読者がさらに詳しく学べるように各項目毎に文献も挙げました。
③ 専門の異なる医療従事者が、それぞれの立場から"心理行動科学的アプローチ"の実際について知ることができるように、本書の後半に座談会の章を設けました。まずこの座談会からお読み頂くことで、本書の概要がわかりやすくなると思われます。
④ 序章「心身医学総論」や、薬物療法・心理療法などの代表的な"心理行動科学的アプローチ"の章を入れることにより、糖尿病／ホルモン疾患以外の領域に従事しておられる医療従事者にも役立つ内容を目指しました。

　糖尿病／ホルモン疾患全般にわたる"心理行動科学的アプローチ"について一冊にまとめた本は、おそらくわが国でも初めてだと思われます。そのため、まだまだ不備な点もあるかと存じますので、読者からの忌憚ないご意見を頂けますと幸いです。
　本書が、病を持ちながらも「より良い人生」を送りたいと望んでおられる多くの糖尿病／ホルモン疾患の患者様とその御家族、およびそれを支える医療従事者の皆様にとってのブレイクスルーになることを祈念してやみません。

《内分泌糖尿病心理行動研究会》代表世話人
藍野学院短期大学第一看護学科
深尾 篤嗣

目次

序　文　（大澤仲昭）　i
推薦文　（末松弘行）　ii

まえがき　iii

序　章　心身医学総論　3

第1章　糖尿病の心理行動科学

糖尿病における心理と行動　18
糖尿病の精神症状　28
糖尿病女性と摂食障害　34
糖尿病患者の看護　43
糖尿病診療に有用な心理アセスメント　49
楽しい糖尿病教室　56
糖尿病栄養指導のコツ　63
糖尿病運動指導のコツ　70

糖尿病へのアプローチ

カウンセリング　77
認知行動療法　82
エンパワーメント　87
ナラティヴ・アプローチ　93
肯定的アプローチ　101
システムズアプローチ　106
コーチング　111
向精神薬による薬物療法　116
糖尿病の漢方治療　121

コラム　糖尿病診療における心理行動学的アプローチの目的　126

第2章　甲状腺疾患の心理行動科学

　　甲状腺機能亢進症における心理と行動　*130*
　　甲状腺機能低下症における心理と行動　*136*
　　甲状腺疾患と精神障害　*142*
　　甲状腺と摂食障害　*149*
　　甲状腺疾患患者の看護　*155*
　　甲状腺疾患診療に有用な心理アセスメント　*160*

甲状腺疾患へのアプローチ

　　　　カウンセリング　*165*
　　　　プロセス指向心理学　*169*
　　　　向精神薬と関係性　*175*
　　　　甲状腺疾患の漢方治療　*180*

　コラム　いつも甲状腺疾患を念頭において　*185*
　　　　　他科にまたがる多彩な症状
　　　　　ホルモン補充に関する注意点

第3章　心理行動科学的アプローチの課題　*Discussion*　*188*

　　コラム　糖尿病にうつ症状を合併したときの治療のポイント　*209*

第4章　心理行動科学的アプローチの展開

　　　視床下部・下垂体疾患　*212*
　　　性腺機能低下症　*219*
　　　更年期障害　*224*
　　　男性更年期障害　*232*
　　　肥満症・メタボリックシンドローム　*238*
　　　高脂血症　*243*
　　　摂食障害　*248*

　コラム　「個の医療」から「関係性の医療」へ
　　　　　　　　　――日本独自の全人医療を目指して　*253*

　　　あとがき　*255*

装丁　上野かおる

医療における心理行動科学的アプローチ
―― 糖尿病／ホルモン疾患の患者と家族のために ――

序章
心身医学総論

中井 吉英

はじめに

最初に河合隼雄氏の『影の現象学』の一文を紹介しましょう。[1]

　道化の役割は測り知れぬ大きさをもっている。ゆるぎのない規範によって統合されている王国に、規範を超える真実の存在を知らしめ、価値の転倒をもたらす。本来、すべての事物は多様であり多価値的である。しかし、われわれ人間はそれらに「統一」を与えるために多くの事物のもつ多様性を切り捨ててしまっている。

　この文章には、現在の医学・医療の矛盾と"心身医学"の役割が凝縮されています。疾患の発症や再発に関与する「多要因の関係性」を核とした医学・医療こそが"心身医学"であり、全人的医療のエッセンスでもあるのです。また、disease から patient with illness にわれわれの視座を移すことによって「統一」が可能になります。以上の視点より、総論として述べることにします。

従来の医学と心身医学のモデル

デカルトと心身二元論

　ルネ・デカルトは「身体は精神に影響をもつが、逆に精神が身体に働きかけることはない」と述べました。精神と身体（物体）とが相互に独立し

た存在だと提唱したわけです。そしてデカルトの有名な心身二元論は「人体解剖が行われても魂は傷つかない」というキリスト教会の見解に大きな影響を及ぼすことになります。デカルトは「魂」に重点を置いたわけですが、結果として、心身の相互作用を否定することになりました。彼の哲学によって西洋医学は解剖学や人体構造を重視することになり、その後の医学に多大な影響が及ぶことになります。

ニュートンの古典力学と要素還元主義

イギリスの物理学者・天文学者・数学者であったアイザック・ニュートンは、静的機械論的宇宙観を作りあげた近代科学の建設者です。彼の宇宙観、線形、要素還元主義は科学に豊かな成果をもたらしました。しかしその後、このような宇宙観は、量子力学・特殊相対論といった現代物理学により破棄されています。にもかかわらず、古い物理学のモデルが「因果性」と「自立性」を宇宙の属性と誤解したように、現在の医学も、人間に同じ属性を与え続けているのです。「医学は自然科学の一分野であるから科学的に検証されなければならない」という考えが一般的です。しかし、はたして臨床で観察される現象は科学的に検証可能なのでしょうか。西洋医学において用いられる治療法のうち明白なevidenceがあるものは10〜20%に過ぎないといわれています。

bio-psycho-social medical model

心身医学の医学モデルは、Engelが1977年に『サイエンス』誌で発表したbio-psycho-social medical modelであることは周知のことです。彼は従来の現在の医学・医療モデルであるbiomedical modelに対して「システム論」的な立場よりこの提唱をしました。biomedical modelはニュートンの力学的科学性を備えたモデルで、普遍性・客観性・再現性が求められます。そうでなければ科学的でないというわけです。biomedical modelは、臨床で最も必要とされる「病気に関与する多因子間の関係性、個別性、心理・社会・環境、人間性」といった曖昧な情報を切り捨てないと構築できません【図1】。そこで切り捨てられる情報は、臨床で最も必要とされるものなのです。

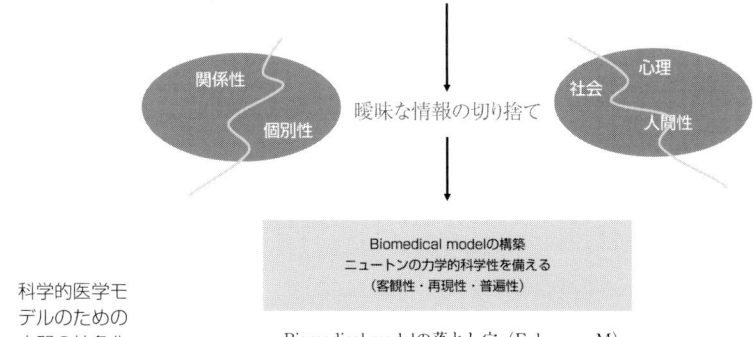

図1 科学的医学モデルのための人間の抽象化

Biomedical modelの落とし穴（Fukunaga M）

Bio-psycho-socio-eco-ethical medical model

　Bio-psycho-social medical model のエッセンスをまとめると次のようになります①。また、ドイツの心身医学者である Luban-plozza はさらに"心身医学"の特徴について述べています②。

① システム論的構造をもつ多因子モデル
・多因子が関与する病態では、個々の因子への分解が不可能で意味をもたない。
・全体としてのシステムや各因子間の相互作用・関係性が重要。
・全人的医療のモデル

② 心身医学について
・心身は不分離であり、多因子的な考察法の必要性。
・医学の内部における一つの専門分野というより、疾患の多様性を考慮に入れるアプローチ。
・従来の診療科と診る疾患が異なるのではなく、同じ疾患を診るにしても、その方法が違う。

　心療内科の生みの親である池見酉次郎は、エンゲルのモデルに ethical, ecological を加えたモデルを提唱しました。"心身医学"の使命は「全人的医療(学)」という建物の土台を担うことにあります。それはまた、医学・医療のバックボーンになるということを意味しているのです。わが国は医学・医療のみならずあらゆる領域において柱石を見失い、しかもそれは世

界的な傾向でもあります。「システム論」に基づく"関係性の医学"こそ"心身医学"の根本です。池見はこのモデルを発展させ bio-psycho-socio-eco-ethical medical model を提唱しました。ecological は地球の環境と生態系を含めた自然のいのちです。ethical にはスピリッチュアリティが含まれています【図2】。いずれにしろ、エンゲルや池見のモデルも概念であり"心身医学"の青写真です。臨床・教育・研究において、青写真をいかに実現していくかの具体的な方法を提示したわけではありません。

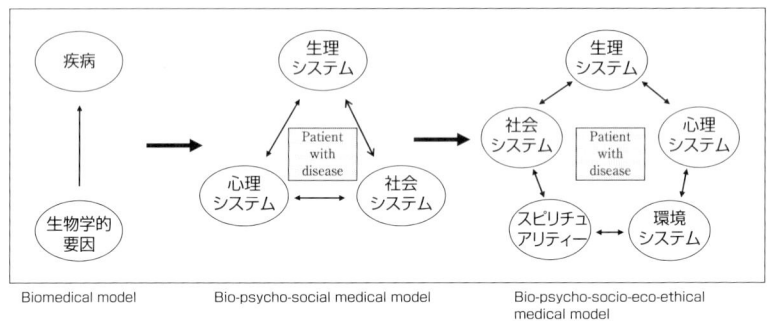

図2　システム論的疾病モデル

彼らの提唱したモデルにより、"心身医学"の本質が何であるかがわかります。"心身医学"の本質は次の三点に絞られると私は考えます。そして図式化すると次のようになります【図3】。

① 関係性の医学
② 関係性を通して全体に至る医学
③ 全体を通して個別性に至る医学

　糖尿病を例にして説明しましょう。糖尿病の発症や経過には、遺伝子、膵内分泌機能、食生活、肥満、運動不足、ライフスタイル、ストレスなど多様な因子が関与します。また、それらの因子をとりまく生活環境・文明・文化と深く関係します。個人をとりまく多様な要因の関係性が明らかになることにより、糖尿病をもった患者の全体像、いわば全体の病態が見えてきます。その全体像が見えてはじめて、個々の患者の個別性が明らかになります。そして全体像が明らかになることで、個別性を重視した治療が可

能になるのです。そうした"心身医学"の本質が「全人的医療学」ではないかと私は考えています。

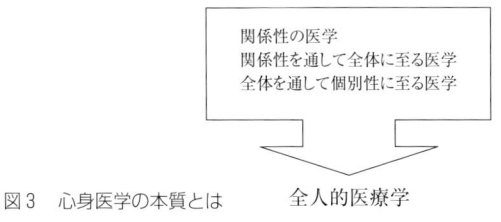

図3　心身医学の本質とは

心身相関論の落とし穴

　従来の医学の反省の上に発展した"心身医学"における「心身相関論」は当時、非常に新鮮でした。しかし米国ではいまや衰退しつつあり、"心身医学"は精神分析を基礎とした精神病理学のひとつとみなされています[5]。そこでの psychosomatic の psycho は「病的な心理」を表しています。また、「心身相関論」は精神と身体の二つの要素に還元し、身体－身体論、すなわち分子モデルというひとつの要素に還元してしまいました。

わが国の心身医学と特色

　補完・代替医療の NCCAM（NIH）の分類によると、わが国の"心身医学"は「心身医学的介入 Mind-Body Intervention」に属しています。また、漢方や絶食療法も行うので「代替医療システム Alternative Medical System」や「生物学的療法 Biological-Based Therapies」にも含まれます。わが国の"心身医学"は西洋医学の医師が西洋医学の医療システムのなかで補完・代替医療を含む統合医療を実践しているという、世界的に見ても独自な医学です[5,6]。聖徳太子以来の日本の伝統でしょうか。西洋医学と非西洋医学が統合され実践されているのです。ちなみに、身体疾患に心理療法を行った場合、欧米では補完・代替医療と見なされます。

　西洋医学は「心身二元論」をその医療モデルにしており、心の病気を専門とする精神科と肉体の病気を専門とする身体各科に分けられています。他方、わが国の"心身医学"は「心身一元論」に基づく人間観をもってい

ます。精神科はあくまでも西洋医学の心身二元論に基づく心の病気専門として発展してきました。それと比べて心療内科では「心と身体は互いに関連し合い、明確に区別できない」という大前提に立っています。精神科と心療内科の違いは、この基本的な考え方自体が違っているという点が重要なポイントになっています。

EBM *evidence-based medicine* が重視されるのが現在の医療ですが、西洋医学が採用している「心と身体は別々に分かれており、両者は互いに関連なく別々に機能している」という考えのevidenceは存在しません。「心身二元論」を正当化する科学的根拠はどこにもないのに、なぜか、その医療モデルの上に成立している現代西洋医学と、その専門領域としての精神科・内科・外科……といった枠組みに表れている基本的土台は、そのもののなかに自己矛盾を抱えているのです。従来の医療とわが国の"心身医学"の違いを示しておきましょう【図4】。

Bio-psycho-socio-eco-ethical medical model	Biomedical model
関係性	原因-結果
患者中心	疾患中心
全人的な対応	体の部品・部分としても対応
身心一如	身心分離
癒す	治す
コミュニケーションを重視	コミュニケーションの欠如
十分な時間	時間不足
情報の提供	情報をくれない
代替医療との組み合わせ	西洋医療だけ

図4　わが国の心身医学と従来の医学（N. Takebayashi）

心身医学と心療内科

心身医学とは

"心身医学"は patient with illness（病気をもち悩み苦しむ患者）に焦点を当てた「全人的医療」の臨床・教育・研究を目的にしていて、具体的には、次のような考えに基づいています。

① 二十一世紀における臨床医学の画期的な進歩に際して、柱石になるのはdoctor-patient relationship（医師-患者関係）の医学教育であり、それが"心身医学"の最も重要な使命のひとつである。

② 現在の医学は身体と心を分けて発展した。身体科では、それぞれの臓器や器官にさらに細分化して教育し診療する。心の専門科である精神科は病的な心だけを専門にする。"心身医学"は、身体と心をつなぐ軸（心身相関）に焦点を当てた臨床・教育・研究を行う。すでに基礎医学の領域では、心（中枢）と身体（末梢）は切離すことができない相互関係にあることが明らかになっている。

③ 各科における身体疾患の発症や経過や予後には、われわれ普通人の心に影響を及ぼすストレスをはじめとした、心理面・社会面・行動面（生活習慣・ライフスタイル・嗜好品などを含む）・環境面の要因が深く関わっている。"心身医学"は、病気に関与する「多くの要因の関係性」を視点にして医療が行えるような医師を育てることを使命にしている。

④ "心身医学"は横断的な医学である。内科学に留まらず、各科の医学、リハビリテーション、緩和ケア、ペインクリニック、老年病、思春期病、生活習慣病、プライマリ・ケア、家庭医、産業ストレス、在宅医療などの土台となる「全人的医療」のノウハウをもっている。

⑤ 身体面だけでなく、心理面や社会環境面および生活習慣を含めた身体疾患の予防や健康医学における「全人的医療」も実践する。

心療内科とは

戦後、わが国に入ってきた"心身医学"は、動物実験を中心にした医学への反省と高度の工業化や西洋化に伴う人間を疎外した物質偏重・肉体偏重の反省として、内科医・婦人科医・小児科医など身体科医を中心に発展しました。やがて、わが国独自の《心療内科》という「全人的医療」を教育・診療・研究の領域で実践する医学・医療に発展します。

狭義の《心療内科》は「全人的医療」を内科学の領域で行いますが、広義にはすべての医学・医療の領域において行われます。各科で"心身医学"を実践する場合《心療内科》という科名は不都合です。1996年、当時の厚生省が《心療内科》を標榜科名として認めた際に、日本心身医学会は標榜科名について、各科で"心身医学"が実践されるように「心身医療科（内科・小児科……）」という科名を要望したものの、厚生省は国民に分かりやすい標榜科名にするよう要請し、《心療内科》になったと聞いています。

結果としては、混乱を招いただけです。その理由として、《心療内科》を標榜している医師のおおよそ九割は精神科医である点、"心身医学"の講座を設置している大学は、80ある医学部・医科大学のうち5大学に過ぎない点があげられます。

ちなみに、このような講座が医科大学・医学部にあるのはドイツと日本だけです。米国において"心身医学"は発展しましたが、精神分析を中心にした精神科医が中心であったため、衰退してしまいました。ドイツではわが国と同じく、内科医などの身体科が中心となって「心身医学科」として発展しました。1976年、当時のハイネマン大統領の命により、全ての医科大学と医学部に"心身医学"が医学教育のなかに組み込まれ、国家試験にも必須科目として出題されています。統一後も、数校を除く全ての医科大学・医学部に"心身医学"講座が存在しています。ベルリン大学では二つの"心身医学"講座が設置されているほどです。それに比して、わが国では現在、九州大学・東邦大学・東京大学・関西医科大学・鹿児島大学の五大学〔創設順〕にしか講座がありません。

医学と医療をつなぐ研究方法

医療ではcureと同時にcareが必要になってきています。緩和医療や老人医療、慢性疾患、心の病気になると、むしろcareのほうにウェイトがかかるほどです。このように医療はcareとcureを分離できない時代にすでになっているのに、従来の医学モデルとパラダイムに固執しています。臨床においてcureとcareが矛盾なく行われるためには、新しい時代に即した医学モデルとパラダイムシフトが必要です。医学が医療に合わせていくということになるでしょうか。そのためには、医学と医療の架け橋となる研究方法の開発すなわち「方法論」の研究が期待されます。

"心身医学"の医学モデルが bio-psycho-social medical model であることは先述しました。biomedical model が〈閉鎖系 closed system〉で要素還元主義であるのに対し、bio-psycho-social medical model は〈開放系 open system〉であり非要素還元主義で「システム論」的健康観に基づいています。確かに人間を〈閉鎖系〉モデルで考える手法は、感染症をはじめとする急

性疾患や外傷など外科的疾患に非常に効果を挙げ、二十世紀における医学の進歩におおいに貢献してきました。しかし、医学が対応する病気は複雑化し、〈閉鎖系〉モデルでは対応できなくなってきています。糖尿病や慢性疼痛を含めた生活習慣病や慢性疾患、老人病のような、心理・社会・文化・環境を含めた複雑な要因が関わり合う病気では、〈開放系〉の視座が必要になってきます。臨床医学では、自然科学的手法（量的研究）と人文科学的手法（質的研究）の両者の関係性の手法が、今後の重要な研究テーマになることでしょう。まだまだ模索の状況ではありますが、このような視点からの研究方法を挙げておきます【図5】。

① 複雑系の研究
② Ecological Momentary Assessment（EMA）
③ Narrative based medicine
④ 質的研究
⑤ サルートジェネシス（健康生成論）

　いずれの研究法も理論も、線形の研究方法からのシフト、患者側からの評価や治療間の関係性の評価に基づく研究法、健康な人たちを対象にした研究と理論、医療人類学的な方法論などです。

⇒　医療学として医学とは別個の研究方法
⇒　医学と医療を一元化した研究方法

1. 複雑系の研究
2. Case-based reasoning best case method
　　（吉田勝美：日本統合医療学会誌, 2:41-45, 2001）
3. 質的研究
　　（ウヴェ・フリック：質的研究入門－人間の科学のための方法論, 小田博志ほか訳, 春秋社）
4. 医療人類学的研究
5. Narrative based medicine　（斉藤清二ら）
6. Ecological Momentary Assessment　（ENA）（吉内一浩ら）

図5　全人的医療学における研究

西洋的思考と東洋的思考

　「医学」と「医療」との関係を考えると、西洋と東洋の思考形態の違いに似ていることに気がつきます。「医学」には西洋的思考が、「医療」には東洋的思考が必要ではないでしょうか。そこで「医学＝医療」とするためには、実は西洋的思考と東洋的思考の出会いが必要になるのです。西洋的思考は、分析的思考であり、対象そのものの属性に注意を向け、カテゴリーに分類することによって対象を理解しようとする考え方です。東洋的思考は、包括的思考であり、人や物といった対象を認識し理解するに際して、その対象を取り巻く「場」全体に注意を払い、対象とさまざまな場の要素との関係を重視する考え方で、対象を広い文脈のなかで捉えようとします。

　私たちは西洋的思考で東洋的事象を考えているか、またはその逆かもしれません。しかも私たちはそのことにまったく気づいていないのです。デカルトの「心身二元論」はキリスト教における身体観に根差していると思います。身体はキリスト教においては汚れたものとして受け取られていますが、わが国では古来、身体にウェイトが置かれています。また、西洋は「外なる自然」を、東洋とくにわが国では「内なる自然」を目指しているのではないでしょうか。東洋では身心を二分せず「身心の一体性」に基づいて追及していくことが出発点です。

　西洋と東洋、医学と医療をつなぐ軸になるのに適した方法や研究態度を求めていくことが、心身医学における研究の将来の課題となりましょう。

疾病の医学から健康医学へ

糖尿病「増加」の意味するところ

　２型糖尿病〔旧称、インスリン非依存型〕の実態調査について厚生省が行った1997年の調査によると、糖尿病が強く疑われる人690万人、糖尿病の可能性が否定できない人を合わせると1,370万人でした。厚生労働省の2002年の実態調査では、両者を会わせると1,620万人です。５年間で急激に増加

しています。

　最近発表された久山町研究〔清原裕「糖尿病学の進歩」学術集会にて発表〕によると、40歳以上の男性の六割、女性の四割が耐糖能の異常を示したそうです。第一集団〔1961年〕では11％、第二集団〔1974年〕では12％、第三集団〔1988年〕では39％と、経時的・加速度的に耐糖能異常者が増大しています。心血管系への影響は計り知れません。

　その原因には、食生活の変化、運動不足、車社会、ストレスの増大など、「ライフスタイルの欧米化」が推測されます。それぞれの生活習慣やライフスタイル、社会・環境・文化は、独立した要因ではなく、互いにシステムとしての関係性を有し、糖尿病の発症に関与しているのです。

　医学がこれほど進歩したにもかかわらず、糖尿病の発症を予防できないとすれば、根本的な発想の転換が迫られる時代に来ているといって過言ではないでしょう。《健康医学》と《予防医学》への転換こそが、いま求められているのです。(9)

　健康医学推進のためのモデルづくり

　公衆衛生・衛生学の、健康増進に関する積極的な医療への参加が期待されます。久山町のような小規模な集団を対象に、行政、保健所、医師・栄養士・運動療法士などの医療スタッフのチームマネージャーとして、《健康医学》推進のためのモデルづくりを実践していただければありがたいところです。久山町研究という素晴らしい対照もあることですので。ただし、このモデルづくりには、国家的なプロジェクトも必要となるでしょう。それには学会からの国への働きかけが必須となります。

　なお、モデルをつくる際に、従来の医学・医療の biomedical model では難しいと思われます。生活習慣病の予防に必要な関係性・個別性、社会・心理・人間性などの要因のかかわりを充分に考慮したモデルを構築する必要があります。

　文理融合型の研究チームづくり

　Biomedical model は感染症の時代におおいに威力を発揮しましたが、糖尿病などの生活習慣病では、多要因が関係する非要素還元主義による「システム論」的な考えが必要となります。そのためには医学・医療関係者だ

けでは不充分で、社会学者・社会心理学者・行動学者・医療人類学者といった文系の人たちとの文理融合型の研究チームづくりと、住民参加型のチームづくりが必要と思われます。公衆衛生・衛生学に非要素還元主義による適切な実践と研究方法があるのでしょうか。実践法と研究法のための研究が必要になるかもしれません。

　将来、モデルができれば、全国に広げていっていただきたいと思います。その際には「都会型モデル」と「地方型モデル」も必要になりましょう。また、モデルづくりの際に障害になる点があります。日本人は欧米人と違い、"セルフケア"や"セルフコントロール"が苦手で、受身的性格な国民性があります。この壁をどう乗り越えるか。ここにも、文系の人たちの参加が必要な理由があります。

心身医学の臨床

　臨床の場合のポイントは下記のような関係性です【図6】【図7】。診察における身体所見と身体全体との関係性の病態を明らかにするには、① 内科診断学（または各科の診断学）、② 機能異常の診断法、③ 心身相関の病態の診断法、④「身」の診かたが必要になります。紙面の関係上、詳細は本書の各論で述べられるので省略しますが、診断も治療も「関係性」を重視した方法が必要であることは言うまでもありません。

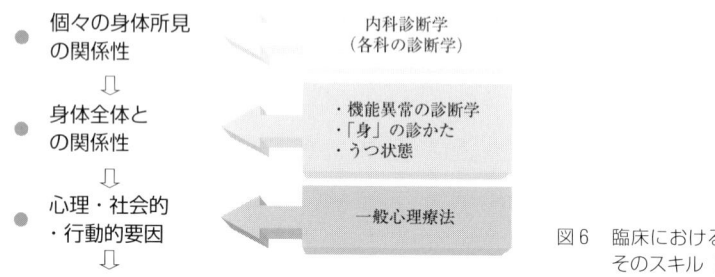

図6　臨床における関係性とそのスキル［1］

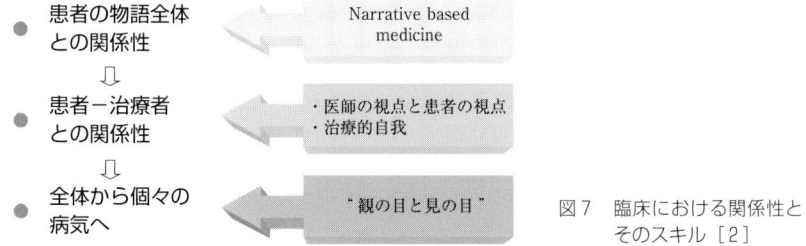

図7 臨床における関係性とそのスキル〔2〕

おわりに

　日本の"心身医学"はイコール「全人的医療学」であると私は考えています。すべての医学と医療の基盤ともいうべき「全人的医療学」のための臨床・教育・研究の方法を学際的に研究する使命が、日本心身医学会にはあります。

引用文献
（1）河合隼雄『影の現象学』講談社，1987．
（2）Office of Technology Assessment; Assessing the Efficacy and Safety of Medical Technologies. *Congressional Office of Technology Assesment* Vol. 7, 1978．
（3）Engel GL; The need for new medical model: A challenge for biomedicine. Science 196:129-137, 1977．
（4）Luban-Plozza B, Poldinger W with the assistance of Kroger F; Psychosomatic disorders in general practice : theory and experience. Roche, 1985. 九州大学心療内科関係者訳『心身医療の実際』シュプリンガー・フェアラーク東京，1995．
（5）竹林直紀・福永幹彦・中井吉英「代替医療における臨床研究の考え方」『治療』102-106, 2002．
（6）竹林直紀「医と食の新しい効能効果① 臨床研究の新しい見方―要素還元主義からシステム論的健康観へ」『環境と研究』18:112-133, 2005．
（7）中井吉英『日本医事新報』4270:43-48, 2006．
（8）湯浅泰雄『身体論―東洋的心身論と現代』講談社学術文庫，1990．
（9）中井吉英「心療内科の予防医学や衛生・公衆衛生学における役割―生活習慣病へのアプローチを中心に」『日本衛生学誌』56:472-483, 2001．

参考文献
中井吉英「私の全人的医療学」『心身医』46:119-126, 2006.
中井吉英・福永幹彦・竹林直紀ほか「関西医科大学心療内科より―全人的医療学の臨床・教育・研究を通して（シンポジウム：心身医学が進むべき方向）」『心身医』45:289-296, 2005.
中井吉英・福永幹彦・竹林直紀「全人的医療における身の意義」『心療内科学会誌』8:95-98, 2004.

中井 吉英

第 1 章

糖尿病の心理行動科学

Chapter 1-1

糖尿病における心理と行動

石井 均

自分の生活や人生をオーガナイズしていくことは容易なことではない

　糖尿病の療養状態を問う欧米製の質問紙によく出てくる言葉があります。それはオーガナイズという言葉です。organize は「準備する・計画する・開催する・整理する・まとめる」という意味ですから、organize one's life は「自分の生活や人生をある計画に沿って整理して準備していく」ということになります。

　ですから欧米製の質問紙は、そのオーガナイズができているかどうかを尋ねるものです。この質問に出会ったとき筆者は、いかにも個人の責任と自己コントロールを重んじる欧米の精神を反映している項目だと感じました。しかし、私の短い米国での臨床経験においてさえ、糖尿病をもつ人たちにそれができているとは思えなかったのです。

　実際に、Joslin Diabetes Center の 'mental health unit' を訪れる人たちは、それができなくなって、つまり仕事と家庭と糖尿病療養がうまくオーガナイズできなくなって、精神科医や臨床心理士の診察を受けていました。例えば、仕事の面では会社をどんどん大きくしているような実業家が、食事のコントロールができなくて相談に来られます。

　「糖尿病の療養は難しくない（簡単だ）」「糖尿病は、療養法がはっきりあるのだから、それをやればいいだけだ」と語る人たちがいます。こう語る人が糖尿病をもつ人であるとすれば、おそらくその人は療養ができているのです。難しくないからできるのではなく、できるから難しくないのだと考えられます。

私たちは数年前から、糖尿病をもつ人の語りを聴き、イメージを絵に描いていただくという試みを続けています[2]。担当者は臨床心理士で、語っていただくことは糖尿病に特定せず、そのときどきの生活ぶり・仕事・出来事・考えたことなど、そのとき語りたいことのすべてです。

　いろいろな人たちが、それぞれの人生と生活について語られるのですが、そのなかでいくつかの共通事項が見えてきます。そのひとつが"計画的に生きることは簡単ではない"あるいは"わたしたちは通常それほど計画的な人生を送っているわけではない"ということです。これは糖尿病療養に関するかなり重要な側面を指摘しており、生きていくことについての本質的な問題であると思われます。そして、糖尿病療養指導においてこのことが軽視あるいは無視されているように思われるのです。

　さらにいうなら、「計画的に生きる」ためには経験と訓練と繰り返し学習が必要で、それにはずいぶんと時間がかかります。

　また、私たちは独りで生活しているわけではありません。他者あるいは外部からの影響や干渉を受けます。それによって自分の予定していたとおりにできない、あるいは変更を余儀なくされることもしばしばです。一日分の時間のなかで自分の思いどおりになっている時間はどれくらいあるでしょうか。一日が終わったとき、ほとんどの時間が他者の計画や偶発的な出来事で費やされてしまっているということに気づくことも稀ではありません。

　三つ目には、仮に計画どおりにできそうであっても、そのとおりにするとは限らないということです。とくに「やろう」が「やらなければいけない」という義務になったとき、やり遂げることが苦痛になります。そういう気持をもちながら、やらなければならないことを粛々とこなしていくことは、容易ではありません。すなわち、「自己コントロールは難しい」ということがあります。

　これらをまとめると、"自分の生活や人生をオーガナイズしていくことは容易いことではない"ということになります。しかし糖尿病の療養には常にこのことが求められます。食事療法では時間と量・バランスが決められますし、運動療法・薬物療法などにも時間を割り当てる必要があります。それらは計画的に、日常生活に織り込まれていかねばならないのです。

　そこに、葛藤が生まれ、心理的負担が発生します。

自分が自分であることを認めること
直視することは容易ではない

　もうひとつの重要な共通事項があります。それは"つらい現実を受け入れることは難しい"ということです。糖尿病経過のいくつかの場面で、そういうことがあります。

　第一は「糖尿病になったこと」をどうしても受け入れられない、「糖尿病であること」がどうしても引き受けられない、という場面です。家族もそして医療者も、この気持に付き合っていくことが上手ではないように思われます。『なったものは仕方がないのだから、いつまでもくよくよしていないで、前を向いて進みましょう』『やることはわかっているし、そんなに難しいことではないのだから……』というような意味の励ましがなされることが多いようです。しかし、このような励ましに対して、糖尿病になった彼／彼女はひとこと答えます——『あなたには、わたしの気持はわからない』と。

　第二の場面は、治療法の強化が行われるときです。その代表がインスリン治療です。『必要かもしれませんが、ぜったいイヤです』と言われたとき、その気持に付き合うことが、医療者はやはり得意ではありません。『このままでは合併症が進行しますよ』『簡単ですから……』という答えをよく耳にします。このような状態にある患者さんも、やはり同じ感情を抱くでしょう——『あなたには、わたしの気持はわからない』と。

　第三は、重篤な合併症を発症した場面です。「もう視力が元に戻らない」「透析をしなければ生きていけない」「足を切断しなければならない」、このような状態になっても、なかなかそのことが受けとめられない／引き受けられないのです。「見立てが間違っているのでは？　もっと良い医者のところへ行けば何とかなるのでは？」「以前にも同じようなことがあったけれど回復した」などと患者は考えます。症状がもとには戻らないことを納得するのに、長い時間が必要な人もいるのです。どうしても認めたくないでしょうし、不安も強いでしょう。落ち込む・眠れない・食欲が出ないということもあるかもしれません。

『いつまでもクヨクヨしていても仕方がないんだから……』、医療者はそう言うかもしれません。そんなとき患者さんは思います——『あなたには、わたしの気持はわからない』と。

Bad newsを受け止め、引き受けていくことは、個人として簡単なことではありません。しかし家族や医療者は、やるべきことを一刻も早くやってほしいと考えます。Bad newsそのものも辛いうえに、それを受け入れることを急かさせるのは、もっと負担を増加させることになるのではないでしょうか。

糖尿病はうつ病や摂食障害を合併しやすい

糖尿病の心理的問題として重要な事項に〈うつ病〉があります。米国においては二十年以上の研究の歴史があります。糖尿病に〈うつ病〉を合併すると血糖コントロールが悪くなり、合併症の発症が早まります。また、1型糖尿病〔旧称、インスリン依存型〕をもつ女性に〈摂食障害〉が見られることがあり、この状態も血糖コントロールを難しくします。

糖尿病心理的問題の三層構造

以上の考察をもとに、筆者は糖尿病の心理的問題（課題）を三層（段階）に分類しています【図1】。

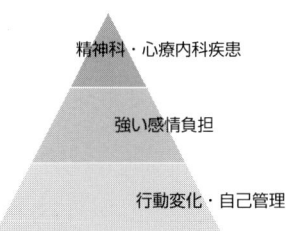

図1　糖尿病患者の心理的問題

第1層：行動変化・自己管理に伴う心理的負担
糖尿病と診断された人すべてにとっての課題です。糖尿病になるまでの

食事・運動などの習慣を変更する必要が生じますし、新たに服薬・インスリン注射そして通院が必要となります。これらを、それまで行ってきた日常生活に組み込んで、調整していくことが求められます。しかも、その変化をかなり急激に行うことが求められるのです。糖尿病と診断されたその日からです。

　そうした行動変化は、必ずしも容易なことではありません。「医療者に告げられたから」だけでは、行動を変更しそれを実行していくのはなかなか困難でしょう。生活習慣を変更していく決心ができるためには、何が必要なのでしょうか？　それを次節で説明します。

　第2層：糖尿病に特異的で強い感情負担
　糖尿病であることに伴う強い心の負担をもち、療養行動が妨害されている状態をいいます。目に見える療養行動はできているが心の負担がある、という場合も含みます。したがって第2層は「行動の問題」よりも「心の問題」に重点があります。

　この状態と診断するためにはＰＡＩＤ *Problem Areas in Diabetes*（糖尿病問題領域質問表）が有用です。(3,4) この質問表は20項目の質問から構成されており、どのような事項が大きい心の負担になっているかを知ることができます。負担の領域は大きく三つに分かれます――① 糖尿病であることの負担、② 糖尿病療養の負担、③ 重要な他者との関係の負担。

　これらの陰性的な感情が強いと、積極的な療養行動ができなくなります。例えば「食事の楽しみを奪われた *food deprivation*」と強く感じる患者では、食事療法ができないことを起点として、治療が嫌、コントロール脱線と合併症の不安、無力感などが、連鎖的に引き起こされます。それが他者との関係も悪化させます。家族や医師からの忠告が負担であるということになるのです。

　このような患者さんに対して私たちに何ができるのかについては、「変化ステージモデル」の節で述べます。

　精神科的疾患の合併
　これは〈うつ病〉や〈摂食障害〉などを合併した場合です。これらの治療には、精神科医あるいは心療内科医、臨床心理士など、メンタルヘルス

の専門家の力を借りる必要があります。一般医にとって重要なのは「そういう疾患の合併がないかどうか」という視点を忘れないことです。

糖尿病教育の重要性

［第１層：行動変化・自己管理に伴う心理的負担］に対しては、《糖尿病教育》がきわめて重要な要素となります。すなわち、行動（生活習慣）変化が起こるためには、「糖尿病がどんな病気であって、それを治療していくことにどんな意義があるのか、どうすればいいのか」を知る必要があります。これを学ぶ機会が《糖尿病教育－糖尿病教室》です。これを通じて、糖尿病の重大性と治療の有効性を学ぶとともに、「療養法を実践していける」という自信をつけるためのトレーニングを行うのです。それによって、療養法継続の可能性が高くなり、血糖コントロールが改善する可能性が高くなります。

筆者の施設の糖尿病教室のプログラムを図示しておきましょう。(5)

月・火午前　入院
午後　データベース　（栄養評価、問題点を探る）、アンケート
午後　5：30PM カンファレンス

	水	木	金
9：30	糖尿病とうまくつきあっていくために [DM教室導入] （医師）	なぜこわいのか糖尿病 [合併症一般、腎と眼] （医師）	大切な合併症の薬 [神経・腎症・網膜症 高血圧・高脂血症] （薬剤師）
10：00	わかるぞ尿糖 [尿糖測定の実際デモ] （検査技師）	のみ薬はいつ飲むの？ [SU剤とアルコール] （薬剤師）	塩のうまい話 [減塩食品、減塩の工夫 意外に多く含まれる食品、工夫したものを試す]（栄養士）
10：30	わかるぞ血糖 [血糖測定、SMBG実施] （検査技師）	インスリンのお話 [インスリンについて] （薬剤師）	何を食べましょうか？ [入院前の食事の選び方 バランスの話、主菜・副菜 食品の仲間分け]（栄養士）
11：00		口の中の衛生（歯科衛生士）	
12：00		みんなで昼食	
12：30	運動で血糖を下げてみよう！① [歩く、前後の血糖測定] （看護婦）		盛り付け、いろいろなもの] （栄養士・看護婦・医師）
13：30	運動すると食べられる？ [消費と食べ物のカロリー]	アルコールは飲んでいいの？！ [アルコールは何を飲んでも同じ]（栄養士）	本音で語ろう！ 糖尿病① [不安、孤独、あせり] （臨床心理士＋看護婦）
14：00	どれだけ食べましょうか？ [一日に必要なカロリー] ～ホップ編（栄養士）	間食は食べていいの？ [ご飯とおまんじゅうの違い 成分表示を見よう] （栄養士）	
14：30		わかるぞ　グリコ [グリコの意味、検査方法] わかるぞ合併症検査 [検査、血圧]（検査技師）	健康食品　何でも相談 [民間療法のいろいろ] （薬剤師）

図2　糖尿病教室スケジュール

変化ステージモデル

　《糖尿病教育》は重要な要素ですが、すべての人がすぐに参加されるわけではありません。『それは結構です』と拒否される方も少なくありません。そのなかには、糖尿病であることを認めたくない人もいるし、『何回も聞いたけれど、やる気はないから……』と言う人もいます。『他のことが大変で、それどころではない』と言う人もいます。

　このように、私たちのところへ来られる方がすべて糖尿病療養に対して適切な準備状態にあるわけではありません。また、療養指導を行ったからといってただちに適切な行動が始まるわけでもないのです。従来、医療者からのアドバイスが必ずしも有効ではなかったことの大きい理由のひとつに、「患者さんの準備状態に合わせた情報提供ができていなかった」ということがあります。

　米国の臨床心理学者 Prochaska は「健康行動を促進するためには、患

	土	さらに糖尿病を知る （ビデオ、看護婦）	
	日	試験外泊	

	月	火	水
9：30	糖尿病と目は関係あるの？ ［眼科医による網膜症講義］ （医師）	運動で血糖を下げてみよう！② ［歩く、室内でできる運動］ （看護婦）	個人特別レッスン ［個人栄養指導］
10：00	健康食への虎の巻〜ジャンプ編 ［食品交換表、ヨシケイ・タイヘイ、	足はなぜ大切か？ ［フットケアの意味 爪きり、靴の選び方］ （看護婦）	（栄養士）
10：30	カロリーブック、レトルト食品 カロリー計算どうする？ 食事記録、外食］ （栄養士）	こんな時どうする？ ［シックデイ、行動目標からはずれそうになった時］ （看護婦）	退院後はどうする？ ［評価、治療目標、プラン］ （主治医と時間設定）
12：00	みんなで昼食 ［盛り付け、自分の食事］ （栄養士・看護婦・医師）		
13：30	本音で語ろう！ 糖尿病② ［対人関係、ストレス］	個人特別レッスン ［個人栄養指導、1人30分］ （栄養士）	
14：00	（臨床心理士 ＋看護婦）		
14：30	元気が出るミニミニドラマ ［ロールプレイ、状況想定］ （看護婦、約1時間）	歯を大切に！ ［歯科衛生、ブラッシング指導 義歯の取り扱い注意］ （歯科衛生士） （カンファレンス）	

者さんの行動変化への準備状態に合わせて介入する必要がある」ということを証明しました。この実践的理論が《多理論統合モデル transtheoretical model（変化ステージモデル）》です。(6)

これを糖尿病療養に応用した、筆者のシェーマを示しておきましょう。このモデルによれば、健康行動は五段階を経て完成に至ります。その五段階は以下のとおりで、この各段階を《変化ステージ》とよんでいます。

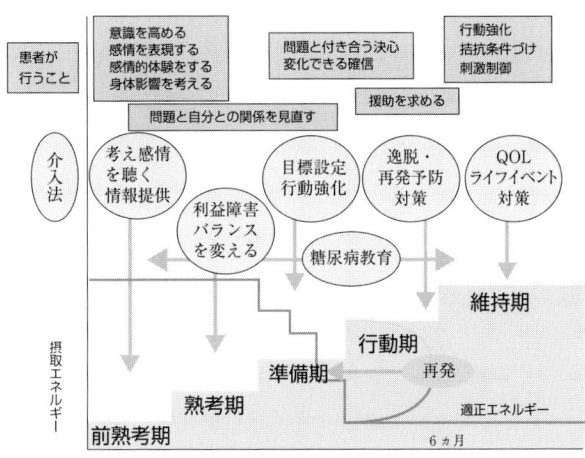

図3　多理論統合モデル（変化ステージモデル）

① ［前熟考期 Precontemplation*］まったく変化を考えていない（6ヵ月以内に始めるつもりはない）
② ［熟考期 Contemplation］迷っている（6ヵ月以内に始めるつもりがある）
③ ［準備期 Preparation］すぐに始めるつもりがある（1ヵ月以内に始めるつもりがある）
④ ［行動期 Action］望ましい行動を始めて6ヵ月以内
⑤ ［維持期 Maintenance］望ましい行動が6ヵ月を超えて続く

　これらの時期は、直線的に進行するのではなく、［前熟考期］を除けばどの時期にも後戻り（再発）があります。
　《多理論統合モデル》は、それぞれの《変化ステージ》において、行動を変化していく当事者がどのような心理・行動学的な方法を用いているかを明らかにしています。これを「変化プロセス」とよび、以下のようにまとめています。

［経験的プロセス］望ましい行動が始まるまで（準備期まで）

「意識を高める（情報を集める）」「感情的体験をする（心に留まるような経験をする）」「社会や環境と関連づけて考える」「問題と自分の関係を振り返る（例：減量できれば膝の負担が減る）」「決断をする（例：自分に言い聞かせる）」など。これらは心のなかで起こるもので、行動が変わる前の準備段階といえます。

［行動的プロセス］望ましい行動が開始され維持される時期（行動期・維持期）

「刺激制御（引き金となる因子をコントロールする）」「援助関係を使う（例：失敗しそうになったら励ましてもらう）」「拮抗条件づけ（それに替わることをする）」「強化制御（行動にいい結果が伴うようにする）」。これらは、始まった行動を続けていくための方法です。

〈変化プロセス〉を用いて《変化ステージ》が進んでいきますが、その指標（媒介変数）が、行動変化に対する「プロズ（肯定意見）」と「コンス（否定意見）」です。「プロズ」が増加することおよび「コンス」が減少することが、《変化ステージ》を進行させます。また、《変化ステージ》が進むと、行動変化への自信（セルフ・エフィカシー）が高まってきます。

それらを援助するために、医療者は何をすべきかを中段に示しています。

＊註――（pre）contemplation の訳語「（前）熟考期」については「（無）関心期」との翻訳もあるが、このモデルに初めて用いられた学術用語である等の理由により、Prochaska 博士の合意を得て「（前）熟考期」を用いている。

より深い糖尿病関連のこころの問題への対処

それでは、［第2層：糖尿病に特異的で強い感情負担］をもつ人に対して、私たちは何ができるでしょうか。これらの感情負担度の高い患者に対しては、単なる《糖尿病教育》のみではそれを解決していくことはできません。深い感情の問題は、アドバイスや慰めで解決できるものではないと思われます。

このレベルの困惑にとらわれてしまう人たちにとっての、ひとつの大きい問題は、アイデンティティの喪失（あるいは未確立）だと思われます。

どちらの方向を向いて生きていけばいいのかがわからないのです。「糖尿病であることや重症合併症になったことが、アイデンティティを奪った」と考える人もありますし、「いまからアイデンティティを確立していこうとしていたときに糖尿病が先に来てしまって、自分がどうしたいのかわからない」という場合もあります。

そこで重要なキーは、人間関係と時間だと考えています。アイデンティティの確立を援助してくれる人の存在が必要ですし、時間をかけたプロセスに付き合ってくれる人が必要でしょう。

それを「糖尿病であることに伴う問題」と統合化していくことが必要で、そのためには、私たちがその役割を担うための訓練を続ける必要があるでしょう。

（1）石井均「糖尿病におけるメンタルヘルスケアの必然性、その目標とするもの」『プラクティス』12:27-34, 1995.
（2）中野祐子「イメージという視点からみた糖尿病」石井均・久保克彦編著『実践糖尿病の心理と臨床』医歯薬出版, 2006.
（3）石井均「行動の心理的要因3：感情に焦点を当てる」『糖尿病診療マスター』 6：653-659, 2008.
（4）Polonsky WH, Anderson BJ, Lohrer PA, Welch G, Jacobson AM, Aponte JE, Schwartz CE: Assessment of diabetes-related emotional distress. Diabetes Care 18:754-760, 1995.
（5）石井均・辻井悟編『ホップ・ステップ！ 糖尿病教室』南江堂, 2004.
（6）Prochaska JO, DiClemmente CC, Norcross JC. in Search of How People Change: Applications to addictive behaviors. *American Psychologist* 47:1102-1114, 1992.

石井　均　（天理よろづ相談所病院）

Chapter 1-2

糖尿病の精神症状

清水 信夫

はじめに

　本稿では、主に糖尿病の精神症状について述べますが、多彩な症状ゆえに、精神症状としても、まとめるのは非常に難しいということを、まず、ご理解頂きたく思います。臨床場面でも、同じ状態の患者と遭遇することは稀であり、多様な対応を必要とすることは言うまでもありません。そこで本稿では、過去に経験した症例を踏まえて、精神症状の傾向をもとに、まとめることにします。

精神科医と精神症状

　以前は精神科医は、糖尿病治療にあたっている内科医からの依頼により、何らかの精神症状を有する患者と関わり、診察を行う、いわゆる「コンサルテーション・リエゾン医学」を行うという立場でした。しかし、糖尿病の症状が、合併症・随伴症状も含め多岐にわたる疾患であり、専門分野の異なる多職種による糖尿病医療チームが治療にあたることの必要性が高まり、チーム医療を推進し、その一員として医療を行うようになりました。二十年前のことですが、当時は糖尿病患者はもちろん、医療スタッフにも受け入れられ難い状況でした。中心にあった内科医の協力のもと、チームとしての形態が出来上がったことでチーム医療が可能となりました。このことによって、患者に適切な療養指導、的確な治療を行うことができるようになったと考えられます。

また、糖尿病治療で特筆すべきは、患者自身が疾患治療の中心であり、自己管理によるところが大きいことです。精神症状の治療も重要な役割ですが、自己管理をいかにスムーズに効率よく行えるように誘導するかというところに、精神科医が関わることも、重要な役割といえます。それらを効果的に行うためにも、症状をわかりやすく整理し、適切な対応を可能にする必要があると考えます。

　以前であれば、内科診療とは無縁であったはずの狭義の精神障害も、近年、糖尿病との深い関わりを指摘されています。うつ病患者の約二割は糖尿病を合併しているという報告もあります。さまざまな段階の糖尿病でも、非常に高い頻度で、うつ病を合併したり、うつ状態を来たすことが知られていて、非糖尿病者の三倍のリスクを有すると考えられています。基礎疾患に違いはあるものの、糖尿病にうつ症状が合併しているという点で、違いはありません。糖尿病といわゆるうつの双方が、互いの病状を悪化させる増悪因子であることも、近年、注目されています。うつ病あるいはうつ状態の治療によるうつ症状の改善そのものが、糖尿病の状態を改善するといっても過言ではありません。糖尿病の既往のない抑うつ患者における糖負荷試験では、耐糖能異常がかなり高い頻度で見受けられ、著明なインスリン反応の亢進が報告されています。それは、抑うつ患者が耐糖能異常を高頻度で示すことと、そして、インスリン抵抗性の関与が示唆されています。うつ症状に伴うセロトニン代謝異常とインスリン抵抗性の関連が考えられます。また、糖尿病の症状の改善そのものが、うつ状態の回復にもつながることも言うまでもありません。

　その他、統合失調症の患者が、糖尿病を合併させる頻度は30％前後と、一般母集団と比較しても非常に高いことが広く知られています。抗精神病薬出現以前より、統合失調症患者には、耐糖能障害やインスリンへの抵抗性が指摘されており、それに加えて、生活習慣とくに食習慣が変化し、全体的に肥満に陥ることで、よりハイリスクとなっています。また、新規抗精神病薬の出現により、従来型抗精神病薬にも増して、糖尿病合併のリスクを高めていることにも、充分な注意が必要です。ただ、糖尿病患者が、経過のなかで、合併症としての統合失調症を発症することはないものと考えてよいでしょう。

経過からみた分類

　糖尿病の罹病期間の長短やその経過の良しあしによって、表現される精神症状は異なるものであり、非常に多彩です。

　①急性発症 ──〈意識障害〉を基礎とする症状
　血糖値が急激に変化し、高血糖や低血糖を来たした場合、〈意識障害〉を基礎とする症状を呈します。高血糖あるいは低血糖が重度であれば、昏睡状態となります。昏睡に至らないまでも、意識障害を基礎とした多彩な症状を呈します。そのなかでも、とくによく見られるのは、「傾眠傾向」「せん妄状態」「注意障害」「軽度の記銘力障害」などです。やや特殊であるが「痙攣」も見られます。

　②慢性経過 ──〈認知機能障害〉を基礎とする症状
　慢性疾患独特の性格変化である「粘着気質」は、糖尿病に対して特異的ではないものの、しばしば見られます。しかし、糖尿病に高頻度で見られるのは、「疾病否認」や「遂行機能障害」など、〈認知機能障害〉を充分に窺わせる症状、すなわち、前頭葉の機能障害と思しき状態を基礎とする症状です。一見、性格変化と考えられがちですが、認知機能に障害があると考えるべきです。
　そういった性格変化を Malignant Character（悪性性格）とあえて名づけました（決して蔑視しているわけではありません）が、本来は性格という問題ではないのではないかと考えられます。もちろん、すべてを認知機能障害で片づけることはできませんが、治療に難渋するときには、このことを頭の片隅に置いておくことで対応のヒントになれば、と考えられます。
　深刻な問題としては「認知症」への移行が考えられます。長期罹患でかつつコントロールの良くない糖尿病者は、1型・2型を問わず、非糖尿病者よりも認知症発症のリスクが高いことも注意を要します。臨床の場面では、実際に血糖コントロールの良し悪しに関わらず、認知症の発症のリスクは高いと思われますが、統計処理をするに至っておらず、私見の域を出

ないのですが。このことからも、糖尿病における血糖の変化は、少なからず、前頭葉に何らかの影響を与えていると考えられます。

③ 発症以前の性格傾向？ ──〈心因性障害〉を基礎とする症状

「ストレスを感じやすい人が糖尿病になりやすい」「細かいことを気にする傾向の人が耐糖能障害を引き起こしやすい」といった特徴はあるのでしょうか？　仮にあるとすれば、それを知ることで、糖尿病発症に対して大いにプリベンション効果を上げることができると思われます。しかしながら、前向き研究で大がかりな調査でもしないかぎり、決定的なエビデンスは得られないと思われます。むしろ得られない可能性が高いでしょう。

ところが糖尿病患者には、発症以前からの共通の性格傾向を有しているかの如く、内向的であったり過敏であったりします。完全主義的傾向も有しますが同時に無気力であったりもします。これらはある意味で〈神経症的性格傾向〉とも考えられます。ここで問題になるのは、「はたしてこの性格傾向が、糖尿病の病前性格なのか？」ということです。上述のような性格傾向が本当に病前性格としての特徴なのか？　はたまた糖尿病罹患中に起きた変化なのか？　その両者の区別はつくのか？　ということです。

現段階では「糖尿病に特徴的な性格」という捉え方は適切でないかもしれません。しかし臨床場面では、療養指導がうまくいかない一群があり、明らかに共通した性格傾向を感じることがあります。背後に〈不安状態〉〈抑うつ状態〉や〈心気状態〉を抱えていることがあり、ストレスの関与を否定できないのです。ハンス・セリエは『現代社会とストレス』のなかで「糖尿病にかかりやすい素質は遺伝されるが、潜在的な糖尿病の傾向が顕在的な病気に発展するかしないかは、身体がストレスに対して反応する仕方に大いに依存する」というように、糖尿病とストレスの関与を認めています。また「心身症としての糖尿病」という考え方も存在します。

結論としては、糖尿病に特徴的な性格傾向は認め難いが、"ストレスに対する脆弱性"が考えられます。すなわち、「状況把握がうまくいかない」「ストレスがもたらす結果に対する対処がまずい」などです。

④ その他の症状 ── いわゆる精神障害と思われる症状

統合失調症によく見られる〈幻覚〉〈妄想〉といった症状も注意を要し

ます。糖尿病発症に伴って統合失調症が発症することはなく、糖尿病発症以前に罹患している統合失調症の症状が顕在化したものと考えるべきです。しかし〈幻覚〉症状のなかには意識障害（とくにせん妄状態）で出現するものがあるため、意識障害の有無を検索する必要があります。また〈妄想〉に関しては、その内容の了解性を考慮しなければなりません。「嫉妬妄想」では、性機能障害を有する患者に認められた場合がそれです。また、充分なサポートを得られていない患者、あるいは家族・職場からの理解が得られない患者が「被害妄想」を抱く場合も同様です。いずれも、その背景から妄想へ発展した状況に対しては充分に共感できます。一方、統合失調症における妄想では、その妄想構築に理解を超えることが多いため、鑑別することは（容易ではないにしろ）可能であると思われます。

　冒頭にも述べたように〈うつ病〉や〈抑うつ状態〉と考えられる症状は、高い頻度で見受けられます。糖尿病の診断が先行していなければ、うつ病と片づけられてしまうことも多いと思われます。典型的なうつ病の症状を呈することもしばしばで、「不定愁訴」「脱力感」「全身倦怠感」「頭重感」「気分症状の日内変動」「不眠」などを認めます。また、「罪業妄想」「微小妄想」や「厭世観」に至ることもあります。

治　　療

①意識障害を基礎とする症状

　低血糖性昏睡、ケトアシドーシス性昏睡、高浸透圧性非ケトン性昏睡をはじめ、傾眠傾向、せん妄状態、注意障害など、急激な血糖値の変化がもたらす症状は、血糖値の安定により、症状の改善が期待できます。ただし、症状が遷延することがあることを念頭に置くべきです。血糖値は正常化しているにもかかわらず、軽度の意識障害が続くことがある。この状態で「認知症」と間違われることがあるため、充分に注意が必要です。

②うつ病および抑うつ状態

　基本的には抗うつ剤の投与を行います。薬剤による副作用を考慮することも重要です。三環系抗うつ剤はとくに過食や肥満を増強する可能性が

高いです。心毒性は以前から多数のの報告があります。一方で、SSRIやSNRIでインスリン抵抗性を改善するという報告もあります。したがって、三環系抗うつ剤より副作用の少ないSSRIあるいはSNRIを選択すべきです。時に、抗不安剤の併用を要することもありますが、できるだけ単剤処方が望ましいでしょう。

③不定愁訴・不安症状・不眠など

　抗不安剤が基本的な処方になります。当然、対症的な治療を行います。そのうえで、精神療法や心理カウンセリングを併用することで、誘因や原因の究明を行い、取り巻く状況による本人への負担軽減に努めます。

おわりに

　ここに記した糖尿病の精神症状は、これで全てを網羅しているとは考えていません。むしろ、その一部分に過ぎないと考えられます。臨床場面でしばしば遭遇した症例をもとに、考察を加えた結果ですが、以前から持っていた疑問をある意味で解決させるための解釈も多少加えており、穿ち過ぎの感は否めません。それでも、糖尿病の精神症状を理解するうえでの一助になればと考えます。

（1）Stewart R, Lolita D; Type 2 diabetes mellitus, cognitive impairment and demntia. *Diabet Med*, 16:93-112, 1999.
（2）Meena Kumari, Michael Marmot; Diabetes and cognitive function in a middle-aged cohort. *Neurology*, 65:1597-1603, 2005.
（3）塩見文敏・江原嵩『糖尿病と神経症状・精神症状』新興医学出版, 1993.
（4）Wilkinson DG; Psychiatric aspects of diabetes mellitus. *Brit.J.Psychiatry*, 138:1-9, 1981.

　　　　　　　　　　　　　　　　　　　　　　　清水 信夫　（藍野花園病院）

Chapter 1-3

糖尿病女性と摂食障害

瀧井 正人

はじめに

《摂食障害》は、現在、先進国の若い女性において珍しくない疾患となっています。若い女性の糖尿病患者においても、《摂食障害》を合併することが少なくなく、1型糖尿病の若い女性においては、約一割が《摂食障害》を合併しているといわれています。また、《摂食障害》とまではいえないが、食事や体重に関して重大な問題を抱えている方が、約三割くらいいるともいわれています。

糖尿病に《摂食障害》を合併すると、血糖コントロールが著しく不良となり、糖尿病合併症の発症・進展など、多くの医学的問題が生じます。心理的にもさまざまな問題が生じ、体重や食事に強くこだわる閉ざされた世界をつくり、周囲からの情報・助言を素直に受け入れることも難しくなっています。

糖尿病（とくに1型糖尿病）への《摂食障害》の合併については、1型糖尿病の頻度が高い欧米に比べて、わが国においてはまだ一般的にあまり認識されていないと思われます。本稿においては、この病態の概略を紹介するとともに、当科における治療実践や考え方などについても述べたいと思います。

摂食障害を合併した1型糖尿病患者さん

1994年6月から平成2006年9月までに、九州大学病院心療内科の初診外

来を受診した、心理社会的問題を抱えた（そのほとんどが心理的な疾患を合併）1型糖尿病患者さんは200名で、女性194名／男性16名でした。平均年齢は25.1±7.4〔平均±標準偏差〕歳、1型糖尿病平均罹病期間は9.6±6.5年、平均HbA1cは10.3±2.8%でした。

《摂食障害 ED》の有無・性別で分類すると、ED女性142名〔71.0%〕／非ED女性42名〔21.0%〕、ED男性7名〔3.5%〕／非ED男性9名〔4.5%〕でした。当科初診時の各群のHbA1cは、ED女性11.0±2.8%／非ED女性8.1±1.5%、ED男性10.9±3.8%／非ED男性8.5±2.6%でした。このように、心理的な問題を抱えた患者さんは全般的に血糖コントロールが不良となりますが、そのなかでもとくに《摂食障害》を合併した患者さんは、より一層不良となることがわかります。

《摂食障害》の患者さんが全体の約3/4と多い理由として、①1型糖尿病女性において、摂食障害の頻度は高い、②摂食障害を合併すると血糖コントロールは著しく不良となるが、通常の対応では改善が難しいことが多いために、専門的治療が必要になる、③摂食障害を合併した糖尿病患者の治療を専門的に行う施設が少なく、全国から患者が集まるなどが、考えられます。

摂食障害とは

《摂食障害》は、体重への過度のこだわり（やせ願望／肥満恐怖）と、食行動の異常（過食／拒食、体重増加を防ぐための不適切な代償行為など）を主な特徴とする心理的な疾患です。若い女性のあいだで、体重・体型が自己評価の大きなウエートを占めている今日、《摂食障害》に陥る女性は少なくありません。いろいろなタイプがあり、〈神経性無食欲症（神経性食欲不振症、拒食症）〉〈神経性大食症（過食症）〉〈特定不能の摂食障害（むちゃ食い障害など）〉に分類されます。最も典型的な摂食障害である〈神経性無食欲症〉〈神経性大食症〉の診断基準を示します。

神経性無食欲症の診断基準 〔DSM-Ⅳ：一部要約〕
A．年齢と身長に対する正常体重の最低限、またはそれ以上を維持することの拒否。
B．体重が不足している場合でも、体重が増えること、または肥満することに対する強い恐怖。
C．自分の体重または体型の感じ方の障害、自己評価に対する体重や体型の過剰な影響、または現在の低体重の重大さの否認。
D．初潮後の女性の場合は、無月経、すなわち月経周期が連続して少なくとも3回欠如する。

神経性大食症の診断基準 〔DSM-Ⅳ：一部要約〕
A．むちゃ食いのエピソードの繰り返し。むちゃ食いのエピソードは以下の二つによって特徴づけられる。――他とはっきり区別される時間帯に、明らかに多い食べ物を食べること。――食べるのを制御できないという感覚。
B．体重の増加を防ぐために不適切な代償行為を繰り返す。例えば、自己誘発性嘔吐；下剤・利尿剤、浣腸、またはその他の薬剤の誤った使用；絶食；または過剰な運動。
C．むちゃ食いおよび不適切な代償行為はともに、平均して、少なくとも3ヵ月間にわたって週2回起こっている。
D．自己評価は、体重および体型の影響を過剰に受けている。
E．障害は神経性無食欲症のエピソード期間中にのみおこるものではない。

1型糖尿病に合併した摂食障害の特徴

① 若い1型糖尿病女性患者の約一割が摂食障害を合併している。
② ほとんどの症例で、血糖コントロールは著しく不良である。糖尿病慢性合併症の頻度も高い。
③ 過食タイプの摂食障害（神経性大食症、むちゃ食い障害など）が多い。
④ Insulin Omission[4,6,10,11]（インスリン注射の故意の省略または減量）が、体重増加を防ぐために高頻度に行われる。
⑤ 糖尿病のコントロール不良と摂食障害の存在が互いに悪循環をなし、治療は通常の摂食障害に比べて難しいとされている。

病因仮説

　一般に《摂食障害》はいろいろな原因が組み合わさって生じると言われています。文化・社会的要因、心理的要因、生物学的要因など、さまざまな病因が挙げられています。それ以外に糖尿病に特徴的なものとして、糖尿病のための食事療法（食事制限）、糖尿病治療による体重増加、簡単であるがとても危険な体重コントロール法（Insulin Omission）の存在などが、《摂食障害》の発症を促進していると考えられています。以下に、我々が提示している、二つの病因仮説を紹介したいと思います。

a．《強迫的自己管理→過食》仮説[7,8]

　「糖尿病患者は食べることを我慢しなければいけない。肥っていてはいけない」という世間一般の考え方があり、患者さんは周囲の人たちからそのようなプレッシャーを受けることが少なくありません。また、診察のときや糖尿病教室などでそのように指導されることもあります。元来、真面目な患者さんの場合（そのうえ家族も厳しく対応するとなおさら）「厳格な糖尿病管理をしなければならない」と追い詰められ、発症後しばらくは強迫的に自己管理をすることになりがちです。そのような時期には優等生のように扱われたりもしますが、不自然な食生活に欲求不満が次第につのり、我慢しきれず些細な刺激で過食が始まり、エスカレートしていきます。さらに、過食による体重増加から肥満恐怖が生じ、Insulin Omission や自己誘発性嘔吐につながることが少なくありません。

b．トラウマ仮説[8]

　1型糖尿病の好発年齢は、小児期・思春期・青年期と、まだ自我が充分に形成されておらず、心理発達的にもいろいろな課題を抱え、ストレスに対して脆弱な時期だといえます。こういう時期に、突然1型糖尿病という重大な病気にみまわれ、自己管理の大変さに直面し、糖尿病に圧倒されてしまう患者さんが少なくありません。患者さんによっては、糖尿病を受け入れることもコントロールすることもできず、糖尿病は著しい苦痛をもっ

て体験されます。

　こういう患者さんの窮状に対して、周囲が心理的に有効な援助をすることができず、むしろ無理解・叱責など、厳しい、責めるような態度をとってしまうこともあります。1型糖尿病に対する無理解から、社会（他人）が偏見・差別、おかしな特別扱いで接し、患者さんが大いに傷つくこともしばしばです。患者さんは糖尿病に対処できない自分に、無力感・絶望感・罪悪感を抱き、周囲からの疎外感・孤立無援感に苦しみ、糖尿病はトラウマのような存在となってしまいます。

　《摂食障害》は、このような精神的にとても苦しい絶望の状態から、患者さんを（一時的であっても）心理的に救い出すという一面をもっているともいえます。たとえば、過食は、過食しているあいだは何も考えないですむという面があり、その間は一時的にストレスから逃れられるという、メリットも持っているのです。

摂食障害やその傾向に早めに気づくためのサイン

　《摂食障害》やその傾向をもった患者さんは、摂食障害に関連した考え方や行動を隠す傾向があります。とくに、体重増加を防ぐための不適切な代償行為であるInsulin Omissionや自己誘発性嘔吐、そして過食のような問題行動は、なかなか誰にも言えるものではなく、尋ねられても否定することが多いものです。そういう行動を患者さん自身が恥じており、周囲に知られて非難されることを怖れてもいるからです。

　親や家族が常に監視・干渉するのは望ましくありませんが、ときどきは患者さんの糖尿病管理の様子や検査結果について知っておく必要があります。思春期・青年期の患者さんが、糖尿病を自分一人で管理していくことは実際には難しく、親は患者さんに任せっ放しにするのではなく、暖かい関心とサポートを与えていく必要があります。

　以下は、周囲の人たちが、糖尿病患者さんの摂食障害に気づくための目安となるサインの例です。

① 血糖コントロールの悪化。
② 体重・体型への過度の関心や、体重を減らそうとするための極端な行動が見られる。
③ 糖尿病性ケトアシドーシス、重症低血糖、血糖値の極端な変動など、糖尿病管理上の重大な問題がしばしば起きる。
④ 糖尿病管理のために必要な行動が、さまざまな面で難しくなる。
⑤ 周囲との関係の悪化。

摂食障害を合併した１型糖尿病患者の治療

１型糖尿病の発症率が高く《摂食障害》合併患者も多いはずの欧米においても、《摂食障害》合併患者に対する本格的な治療は、あまりなされていないようですが、当科では過去十数年のあいだ、これらの患者さんへの治療を積極的に行い、成果をあげてきました。

《摂食障害》は多彩な疾患で、重症度、治療への反応もさまざまです。当科での治療を、「外来カウンセリング」「入院治療」「あせらず息の長い心理療法、環境調整」の三段階に分けて紹介します。

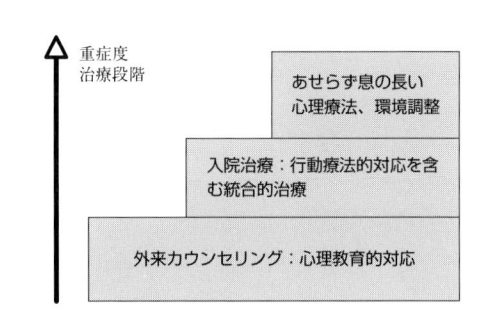

図１　心理的重症度と治療段階

外来カウンセリング[12]

このカウンセリングは、患者さんの苦悩に共感し、心理的・治療的負担を軽くすることを主眼としています。その要点を下記に示します。これは、１型糖尿病に摂食障害を合併した患者さんへの治療のなかで生まれてきたものですが、糖尿病とうまく付き合えていない患者さん全般に対して、有

効であると思われます。心理的問題が比較的小さい場合、例えば、比較的軽症の《摂食障害》である〈むちゃ食い障害〉の患者さんは、一回のカウンセリングを契機に、食行動やHbA1cが改善していくことが少なくありません。

外来カウンセリング
1. 糖尿病への思い・恨みを引き出し、時間をかけて聞く。
2. 傷ついた自己評価の回復を援助する。
3. 悲観的すぎる糖尿病像を排し、希望が持て受け入れ易い糖尿病像を示す。
4. 糖尿病と楽に付き合うことの大切さを教える。
5. 家族とのコミュニケーションの回復・改善をはかる。
6. 患者の自主性を尊重し、患者なりのセルフケア法を見つけていくことを援助する。

〈むちゃ食い障害〉は〈神経性大食症〉と、過食を頻繁に行うという点では共通しています。しかし、Insulin omission や自己誘発性嘔吐など、体重増加を防ぐための不適切な代償行為を行わないという点が、異なっています。

入院治療 ── 行動療法的対応を含む統合的治療
〈神経性大食症〉など、より重症の摂食障害の患者さんは、上記の外来カウンセリングのみでは充分な改善が得られないことが多いのですが、彼女らのうち当科での入院治療を経験した患者さんの多くは、食行動および血糖コントロールの改善を認め、退院後も維持しています。

入院治療の要点は、①患者さんを責めず見守るサポーティブな環境の中での心身の休息、②食行動修正プログラムを施行し、食事や体重についての固定観念や歪んだ食行動などを、修正し適切なものにしていく、③無理な努力をしなくても良好な血糖コントロールが得られる体験に基づく、自己効力感(自信)の回復、糖尿病の受け入れ、④自分自身の心理的問題点や周囲との関係(とくに家族関係)について見直し修復していく、などです。

あせらず息の長い心理療法、環境調整

　元来のパーソナリティの問題が大きい患者さん、１型糖尿病がトラウマ的になっている患者さん、糖尿病の影響などで心理的発達が著しく遅れている患者さんなどは、当科での入院治療の後も、摂食障害や血糖コントロールの改善が容易ではないことが少なくありません。入院を複数回繰り返す場合もあります。これらの問題が改善していくには時間がかかり、心理的に成長できる環境を整えながら、変化を性急に求めず、待つ姿勢が重要だと考えています。

おわりに

1．糖尿病への《摂食障害》の併発は、糖尿病コントロールの著しい悪化や、糖尿病合併症の早期の発症・進展など、非常に重大な問題です。
2．《摂食障害》の徴候を、早期に発見し早期に対応することが重要です。
3．しかし、患者さんは《摂食障害》について秘密にしていることが多く、自ら治療を求めることもないため、治療を受ける機会を失してしまうことが非常に多いと思われます。
4．若い糖尿病患者さんに対し、過度の監視や干渉ではなく、糖尿病管理について家族が情報を共有し、必要なサポートをする必要があります。
5．《摂食障害》の徴候に周囲が気がつくことも、重要なサポートの一つです。
6．《摂食障害》は長い経過の疾患であり、専門的な治療がなければ改善しない患者さんも多く、糖尿病治療施設、《摂食障害》治療施設が協力して、患者さんへの組織的な援助の態勢を整えていく必要があります。
7．糖尿病への《摂食障害》の合併についてより深く知っていただくためには、患者さん自身の心の叫び、表現に触れていただくことが役立つと思われ、書物などを参照していただければ幸いです。[7,8]

（1）Rapaport WS, LaGreca Am, Levin P; Preventing eating disorders in young women with type 1 diabetes. in Anderson BJ, Rubin RR(eds), Practical Psychology for Diabetes Clinicians. *American Diabetes Association* 133-141, 1996.「1型糖尿病の若年女性における摂食障害の予防」中尾一和・石井均監訳『糖尿病診療のための臨床心理ガイド』メジカルビュー社, 147-156, 1997.
（2）Rodin GM, Olmsted MP, Rydall AC et al; Eating disorders in young women with type 1 diabetes mellitus. *J psychosom Res* 53:943-949, 2002.
（3）瀧井正人「1型糖尿病への摂食障害の合併」『日本臨床』59(3):497-502, 2001.
（4）Takii M, Komaki G, and Uchigata Y, et al; Differences between bulimia nervosa and binge-eating disorder in females with type 1 diabetes: the important role of insulin omission. *J Psychosom Res* 47:221-231, 1999.
（5）Takii M, Uchigata Y, Nozaki T, et al; Classification of type 1 diabetic females with bulimia nervosa into subgroups according to purging behavior. *Diabetes Care* 25(9):1571-1575, 2002.
（6）Takii M, Uchigata Y, Tokunaga S, et al; The duration of severe insulin omission is the factor most closely associated with the microvascular complications of type 1 diabetic females with clinical eating disorders. *Int Eat Disord* 41(3):259-264, 2008
（7）荻原友未・瀧井正人『ひとりぼっちを抱きしめて』医歯薬出版, 2001.
（8）増田さゆり・瀧井正人「糖尿病絵物語」『月刊糖尿病ライフさかえ』2007/1-2008/2連載.（『糖尿病 こころの絵物語―過食、孤独、そして母との葛藤』〔仮題〕として近日出版。時事通信出版局）
（9）American Psychiatric Association; *Diagnostic and Statistical Manual of Mental Disorders, Fourth Edition, Text Revision*, 2000.『DSM-IV-TR 精神疾患の診断・統計マニュアル』高橋三郎・大野裕・染矢俊幸訳, 医学書院, 2002.
（10）Polonsky WH, Aponte JE, Anderson BJ, et al; Insulin omission in women with IDDM. *Diabetes Care* 17:1178-1185, 1994.
（11）瀧井正人「Insulin omission について」『糖尿病』50(9):709, 2007.
（12）瀧井正人「心理的アプローチ」永渕正法他編『コメディカル・研修医・一般臨床医のための「糖尿病治療ガイドブック」―基本的な考え方とその実践・心理的アプローチ』〔仮題〕医学出版, 近日出版.
（13）Takii M, Uchigata Y, Komaki G, et al; A cognitive/behavioral approach to type 1 diabetic females with recurrent binge eating: A three-year follow-up study. in Tatjana Sivik, Don Byrne, Don R. Lipsitt, George N. Christodoulou, Harris Dienstrey(eds); *Psycho-Neuro-Endocrino-Immunology* 291-296, 2002.
（14）Takii M, Uchigata Y, Komaki G, et al; An integrated inpatient therapy for type 1 diabetic females with bulimia nervosa: A three-year follow-up study. *J Psychosom Res* 55:349-356, 2003.

瀧井 正人　（九州大学病院）

Chapter 1-4

糖尿病患者の看護

大倉 瑞代・任 和子

はじめに

　糖尿病は、人の一生にわたって発現し、その発症から生涯を通して血糖コントロールを行う必要のある慢性疾患です。糖尿病とともに生きる人々は、その周囲にいる家族も含めて、病気と折り合いをつけながら自分の人生を生きています。病気と折り合いをつけながら生きていく過程では、さまざまな出来事や障壁にぶつかると考えられますが、自分なりに何とか対処して乗り越えていきます。

　看護師の実践活動は、「その人が可能なかぎり自己の最良の人間的能力を発揮して、よく生きることができるように、健康上の条件を整えるのを援助すること」を目的としています。したがって、よりよく生きるために、患者が生活や身体の変化に適切に対処し、糖尿病を"マネジメント"できるように支援することが、糖尿病患者の看護の基本となります。

　糖尿病患者の看護では、ライフステージの特徴や、1型糖尿病や2型糖尿病などの病型に合わせて、また、糖尿病の発症を予防する段階から、早期発見と進行予防、合併症発現や進行、身体障害予防のすべての段階において、生活調整や支援をします。生活にかかわる支援はきわめて個別性が高いため、目の前にいる患者がどのような困難や障壁を感じて、どのような思いを抱えているのかを知ることが何よりも重要です。

　患者の感じている気持ちや実際の生活を患者から聴くことから看護が始まります。そこで本稿では、日々糖尿病患者と関わるなかで患者から発せられた言葉を軸に、糖尿病患者の看護の実際を紹介します。

糖尿病である自分を受容することの支援

　患者から、糖尿病に対し感じていることを、次のような言葉で聞きます。

・『血糖値を良くするためインスリンの使用量が多くなると、体重が増えるのよ。糖尿病なので、肥って醜くなったと思う。姉妹はみんな痩せているのに、家族のなかで私だけが肥っていて醜いのよ。糖尿病のせいだと思う。』〔1型糖尿病・女性／32歳〕
・『発症したときは子供だったので、病気がどういうものか、よくわからなかったけど、「みんなと違う」ということが嫌だった。インスリンを注射したり、みんなと違う行動をしなければいけないでしょ。友人には糖尿病であることを話したくなかった。』〔1型糖尿病・女性／36歳〕
・『インスリン注射や血糖測定や低血糖になったときなど、みんなに気を使われることが嫌です。自分は病気なのだと感じます。』〔1型糖尿病・女性／20歳〕
・『糖尿病が発症したとき、親が泣きました。「親を泣かせるような自分になってしまったんだ」と思いました。』〔1型糖尿病・女性／15歳時に発症〕
・『女性としての将来が心配です。ふつうに結婚してふつうに子供を産んで子育てをして、平凡な人生を送りたいけれど、できるのですか？　恋人ができてもいいのですか？』〔1型糖尿病・女性／16歳〕
・『糖尿病になって嫌だったことは、学校で体育祭を見学しなければいけなかったり、コンクールに参加できなかったことです。せっかく練習したのに、糖尿病のせいで参加できなかったことが悔しい。達成できなかったことが嫌。』〔1型糖尿病・女性／36歳〕
・『糖尿病が発症し、職場の上司に「会社の重要なときに体調を崩されることは困るから、昇進はあきらめてくれ」と言われた。』〔1型糖尿病・男性／30歳〕
・『生活習慣病といわれ、自分の今までの生活や人生を否定されてしまった気持ちになりました。』〔2型糖尿病・女性／56歳〕

　このように、患者は糖尿病である自分を受け入れることができず、葛藤しています。自分で自分自身を否認し、理想とする自分になれない原因が糖尿病であることだと感じたりします。このようなことを患者が語ってくれたときは、患者の言葉を否定したり、評価したり、アドバイスをするこ

とはせず、ありのままに聴くことで、看護師が患者を受け入れている姿勢を示すことが大切です。
　また、このように話す患者もいます。

・『糖尿病であることで我慢しなければいけないことがあるの？』〔1型糖尿病・女性／15歳〕
・『糖尿病だけの人生は嫌。血糖コントロールだけで人生を費やしてしまうことは嫌。』〔2型糖尿病・女性／42歳〕
・『サークル活動や就職など、やりたいことを途中であきらめることをしたくない。できなかったことを糖尿病のせいにしたくない。』〔1型糖尿病・女性／30歳〕

　やりたいことがあるときやライフイベントのときに糖尿病を"セルフマネジメント"する経験を生活のなかで一つずつ積み重ねることで、糖尿病とともに生きていく自信をもつことができます。看護師は、できるかぎり患者と同じ視点に立ち、やりたいことがあるときやライフイベントのときに"糖尿病セルフマネジメント"が上手にできるように一緒に考えるということが重要です。

無力感からの自己否認に対して

　糖尿病とともに生きることは、容易なことではありません。患者が日々の生活のなかで精いっぱい実行している"糖尿病セルフマネジメント"の効果が患者自身で感じることができない場合には、時には自尊心が低下し、「燃え尽き状態」に結びつきます。「燃え尽き状態」は"糖尿病セルフマネジメント"の継続への意欲を喪失させ、コントロール不良となることがあります。
　患者が「無力感」を感じているとアセスメントできる患者の言葉の例を以下に示します。

・『食事療法がうまくできないです。どうしても空腹感に負けてしまって食べてしまうのです。私は意志が弱い人間です。』〔2型糖尿病・男性／56歳〕

- 『糖尿病になってから、我慢ができなくなりました。食事時間が遅れたりすることが我慢できなくて、昼食時にイライラして他人に八つ当たりしてしまう。』〔2型糖尿病・女性／66歳〕
- 『ストレスのはけ口が「食べること」になって、どかっと食べてしまうことがあります。せっかく頑張って体重を減らしたのに、また増えてしまうと思うと、がっかりします。』〔2型糖尿病・女性／58歳〕
- 『間食やインスリン注射や血糖測定のことなど、糖尿病のことを友人に心配されると、自分自身のセルフマネジメントができていないように思い、情けないと感じます。「自分のことも自分でできないのか」と思うと情けない。』〔2型糖尿病・男性／48歳〕
- 『日中に疲れて、寝る前のインスリン注射を忘れることがある。翌朝、気がついて「コントロールが悪くなるんだろうなぁ」とか「採血結果が悪くなるだろうなぁ」と感じ、がっかりします。』〔2型糖尿病・男性／43歳〕
- 『もっと、がんばらないといけないのですね。』〔2型糖尿病・女性／60歳〕

　このように"セルフケア"に「無力感」を感じている患者に対しては、話を充分に聴くだけでなく、客観的に考えることを支援することも必要です。低血糖の状態が空腹感を増強させていることもあって患者が"セルフマネジメント"できない状況となっていることも考えられるため、医師や栄養士とも連携してかかわります。

　患者には、精神的な状態も血糖値に影響することを説明し、患者が努力していることを認めることが大切です。現実離れした高いレベルの目標を立ててしまったことで目標に到達できず無力感につながっている場合もあるので、看護師は、達成できるレベルの目標に決定するように支援することが重要です。患者が効果の少ない方法でエネルギーを費やして燃え尽きていないか、がんばりすぎていないかを観察しながら援助していくことが大切です。

　患者が"自己管理"がうまくできていると感じると『血糖のコントロールが良くなると気が楽になり、前向きになれる』という言葉が聞かれるようになります。血糖コントロールだけでなく「できたことに対する達成感」が次のステップへの原動力になるでしょう。

コントロール感を得るために

　人は「自分でコントロールしたい」という欲求を持っているといわれます。患者からは、糖尿病の"コントロール感"に関して、次のような言葉が聞かれます。

・『糖尿病のセルフケアができない、自分のことが自分でコントロールできないことは、情けないと感じます。』〔2型糖尿病・女性／50歳〕
・『自分で自分の体のことがわからない。』〔2型糖尿病・男性／52歳〕

　自分自身の身体をコントロールできないということは、「無力感」につながり、自尊心の低下に影響し、セルフケアに対し投げやりになる傾向になります。自分自身の血糖の変化のパターンを見つけセルフケアに活用することで、"コントロール感"をより高めることができます。血糖値のデータだけに着目するのではなく、患者の生活の視点に立ち、患者の気持ちに近づいて、患者と一緒に血糖の変化パターンを見つける支援が大切です。

・『血糖値を見てインスリン注射の量を調節する練習をしました。外食とかいろいろなパターンをしてみました。インスリンを上手に使えば、普通に生活できるんだと感じました。』〔2型糖尿病・男性／40歳〕
・『だいたいだけど、血糖値の変化が予測できるようになりました。それで、インスリンの調節ができるようになって、調子がいいです。』〔2型糖尿病・男性／56歳〕
・『就職活動とか卒業試験の準備で忙しくて、低血糖は何回かあったけど、予測できない低血糖はなかったです。落ち着いて対応できました。』〔1型糖尿病・男性／22歳〕

　患者の"糖尿病セルフケア行動"がうまくできたときは患者にフィードバックし成功体験を強化し、うまくできなかったときは「看護者のケアが不充分だった」という、縁の下の力持ちのような支援の姿勢が大切だと感じます。時には、患者の言い訳も聴き、精神的に追い詰めないように逃げ道をつくることも必要です。また、患者の主体性を重要視するあまり、自

己決定することで患者の負担感を増強させていないか配慮をし、ともにに考えて方向性を決定する支援が大切です。

おわりに

　このように、糖尿病患者の看護においては、患者の言葉や表情から、心理状態を的確にとらえ、タイミングを考え、適切に支援することが何より重要です。

　患者が"セルフマネジメント"をするうえでは知識も必要です。しかし、看護師をはじめとする医療従事者は、ともすれば単なる知識の習得のみに時間をかけてしまいがちです。一方的に教えるという教育・講義形式は、知識の向上には役立っても、実際の実践にはつながりません。情報を提供する際は、「いま必要な知識は何か」を見きわめて、その人に伝わりやすい方法で伝達しなければなりません。

　自分の生活と糖尿病をもつ生活の折り合いをつけ、糖尿病とともに生きるその人の人生が輝けば最高です。そのために、黒子となって患者やその家族の傍らに立ち続けることが、看護師の役割といえるでしょう。

大倉 瑞代　（京都大学医学部附属病院）
任　和子　（京都大学医学部附属病院）

Chapter 1-5

糖尿病診療に有用な心理アセスメント

原 祐子・二宮 ひとみ・岡田 弘司

心理アセスメントとは

　糖尿病の治療は、食事のとり方や運動の行い方など、日常の営みそのものに関わるものが多く、患者には、日々のセルフケア（自己管理）に努め、治療に適した生活を行うことが求められます。しかし、長年続けてきた生活習慣はなかなか変えがたいものであると同時に、さまざまな個人的事情から、治療に必要な行動を思いどおりに行えないことも多いと思われます。したがって、糖尿病の臨床では、病気や治療についての正しい知識を提供するだけでは不充分で、患者の性格や考え方、ストレスの程度などを明らかにし、患者が無理なく治療を続けられるように援助することが重要になります。

　臨床心理学の分野では、患者の心理状態や性格などの特徴を客観的に明らかにすることを《心理アセスメント》といいます。その方法には「患者に面接を行う（面接）」「患者の行動を観察する（行動観察）」「患者の生活史を吟味する（生活記録）」「患者に心理テストを行う」などがあります。これらの手段で得られた結果を総合的に評価することが正確な見立てにつながり、なかでも心理テストは、評価する側の先入観が入りにくく、アセスメントの客観性を保つうえで重要になります。そこで本稿では、心理アセスメントの主要なツールとなる心理テストについて概説し、糖尿病臨床での有用性について考えます。

糖尿病臨床の心理テストについて

　心理テストの概要

　心理テストとは、検査課題への反応の仕方に基づいて患者の心理状態を理解しようとする体系的な方法であり、その方法の違いなどによってさまざまなテストがあります。個々のテストで測定できることには限界があるため、多角的に患者の心理状態を把握するには、「テスト・バッテリー」として、いくつかの心理テストを組み合わせる必要があります。また、テストを実施する際に検査者は、患者の緊張を和らげ、患者とのあいだに充分なラポール（心のつながり）を形成し、テストを行う目的をわかりやすく伝えます。さらに、決められた手順に従って実施するとともに、検査中の患者の表情や仕草といった非言語的情報にも充分に注意を払い、結果の解釈に役立てます。

　性格テスト

　性格テストには「質問紙法」と「投影法」があります。「質問紙法」は、あらかじめ決められた質問に対して"はい／いいえ"などで回答するもので、実施や結果の判定を簡便に行いやすい特徴があります。一方「投影法」は、曖昧な課題に対する患者の自由な応答様式や応答内容を捉えて心理的特徴を明らかにするものです。投影法は質問紙法に比べて、患者自身が普段意識していない側面を表しやすいので、性格を深く幅広く捉えることができる反面、実施や解釈には検査者の熟練を要します。

　①質問紙法による性格テスト ── 糖尿病臨床でよく用いられる質問紙法のテストの一つに、〈新版ＴＥＧⅡ〉があります。E. Berneの交流分析理論に基づいて作成されており、心の機能を5種類に分けて測定します。このテストの特徴は、正常か否かを判定するのではなく、心のはたらき具合をよく見極めて、行動パターンの変化を試みたり、対人関係の改善に役立てたりすることにあります。結果が棒グラフで表されるので、目で見て捉えやすく、心のはたらきへの理解が促されるのも特徴です。

　このほかに、5類型と12特性によって性格特徴を捉える〈Ｙ－Ｇ性格検

査〉や、神経症傾向と内向性－外向性を捉える〈MPI〉などがあります[(2)]。

　②投影法による性格テスト ── ここでは、投影法のなかでも糖尿病臨床に用いられやすいテストを紹介します。

　〈SCT〉[(2)]は、文章の冒頭部分が記されており、後に続く文章を思いつくままに書くテストです。書かれた内容や表現の仕方から、心理状態を幅広く評価できると同時に、場合によっては病気や治療などに対する思いも捉えることができます。

　〈ロールシャッハ・テスト〉[(2)]は、インクのしみでできた図版を見せ、何に見えるかを回答するテストです。性格の全体像を把握することが可能である反面、実施にはおよそ60～90分を要します。

　〈描画テスト〉[(2)]は、鉛筆や色鉛筆などの筆記具を与え、用紙に絵を描くもので、描く課題の違いによってさまざまなテストが考案されています。患者の抵抗感が生じにくく、比較的短時間で施行できることから、小児期や思春期の糖尿病患児にも用いやすいテストです。

精神状態に関する心理テスト

　患者の神経症傾向やうつ状態を捉えるには、「スクリーニングテスト」が有用です。スクリーニングとは「ふりわけ・選別」を意味し、一定の基準を満たすと神経症やうつ状態などが疑われます。もちろん、テストの判定結果がそのまま診断に結びつくわけではなく、専門医による診察や、さらに詳しいテストを行う必要性を判断するための参考資料として用います。

　〈SDS〉[(3)]は、うつ状態の評価に用いられます。うつ状態は、患者のセルフケアを停滞させ、血糖コントロールの不良や、合併症のリスクを増加させる要因となります。糖尿病は、うつを合併しやすいと指摘されており、患者のうつ状態を早期に明らかにし、適切な治療を行うことが大切です[(4)]。

　また〈CMI〉[(2)]は、身体的自覚症状と精神的自覚症状を捉えるとともに、これらの自覚症状から神経症傾向を判定します。さらに〈GHQ60〉[(5)]は、「身体的症状」「不安と不眠」「社会的活動障害」「うつ傾向」の程度を明らかにしたうえで、神経症傾向を調べることができます。

QOLに関する心理テスト

患者がセルフケアを継続するには、安定した気持ちを保ち、QOL *quality of life* を高めることが重要です。糖尿病患者に特有の気持ちの問題やQOLを評価するためのテストが開発されており、糖尿病の治療に関する感情的負担度を測定する〈PAID（糖尿病問題領域質問表）〉もその一つです。ジョスリン糖尿病センターのW. Polansky, によって開発され、その日本版が石井らによって作成されました。[6]20項目で構成されており、点数が高いほど感情的負担度が高いことを表します。患者がどの治療に対して感情的負担を感じているかを捉えやすく、臨床現場でよく用いられています。

この他にも〈DTSQ（糖尿病治療満足度質問表）〉[7]〈DQOL（糖尿病患者のQOL測定尺度）〉[8]〈ITR-QOL（インスリン治療に関するQOL質問表）〉[9]などがあり、それぞれ臨床上の有用性が明らかにされています。

セルフケアに影響を与える要因の心理テスト

患者のセルフケアの遂行に影響を与える要因として「ストレス対処行動」「セルフ・エフィカシー（自己効力感）」「ソーシャルサポート」などがあげられます。ここでは、これらの要因を評価する心理テストを紹介します。

糖尿病患者は、病名告知のショックに始まり、治療を進めていく際に、多くのストレスに直面します。このため、患者がいかにストレスに対処しているのかを知ることが援助を考えるうえで役立ちます。ストレス対処行動を測定する心理テストに、N.S. Endlerらが開発した尺度をもとにした〈CISS尺度日本語版〉があります。[10]ストレス対処行動のパターンを明らかにすることで、治療上の課題を患者が取り組みやすいように工夫したり、患者に合った心理教育の方法を検討したりすることが可能となります。

また、長期にわたる糖尿病治療では、セルフケアが常に順調に続けられるとは限らず、時にはスランプに陥ることもあると思われますが、このとき、自信を失ったり諦めたりすると治療が進まなくなってしまいます。セルフケアを行ううえでは、「自分にはそのことができる」という認識、すなわち「セルフ・エフィカシー」をもつことが重要であり、[11]セルフ・エフィカシーを測定するためのテストが開発されています。糖尿病臨床では、慢性疾患患者向けに開発された〈健康行動に対するセルフ・エフィカシー尺

度〉(12)が有用です。このテストは、健康行動を実践する確信の程度を明らかにするとともに、「疾患に対する対処行動の積極性」と「健康に対する統制感」の二つの側面を評価します。

　さらに「ソーシャルサポート（社会的支援）」は、ストレス反応を軽減し心身の健康を保つ機能があると指摘されています。とくに、生活の流れのなかで治療を実践していかなければならない糖尿病患者は、家庭や職場などいろいろな場面で対人関係の支えが必要になります。慢性疾患患者や糖尿病患者のソーシャルサポートを測定する尺度は、主にどのようなサポートを、誰から受けるのかといった観点で開発が進んでいます。(13,14)患者に不足しているサポートの内容や人的資源などを明らかにして、生活指導や環境調整を行うとよいでしょう。

　高齢患者に用いられる心理テスト
　社会全体の高齢化に伴い、高齢糖尿病患者も増加しています。高齢糖尿病患者では、身体機能や認知機能の低下によってセルフケアに支障をきたしたり、家族の高齢化によってソーシャルサポートが不充分になり、治療の継続が困難になる場合もあります。そこで近年、糖尿病臨床に〈CGA（高齢者総合的機能評価）〉を導入する必要性が指摘されています。(15)CGAでは「身体機能」「認知機能」「生活活動能力」「社会的状況」「心理状態」などを総合的に評価した結果に基づいて、治療法を検討したり、介護サービスなどの社会資源の活用をはかることができ、患者の実状に即した援助が可能になります。CGAでよく用いられる心理テストには〈MMSE〉〈GDS〉〈PGCモラール・スケール〉があります。

　〈MMSE〉は、M.F. Folstein らによって開発された認知機能障害のスクリーニングテストです。(16)「見当識」「記銘」「計算」「図形模写」などによって認知機能を評価し、基準点を下回ると認知症などが疑われます。〈GDS〉は、J.A. Yesavage が開発した高齢者向けのうつ病のスクリーニングテストで、30項目で構成されていますが、回答の負担を軽くするよう短縮版のGDS－15やGDS－5も開発されています。(17)また〈PGCモラール・スケール〉は心理的安定や老いについての態度など、高齢者の生きがいを測定するために開発されたテストです。(18)

心理アセスメントの有用性について

　ここで紹介した以外にも、糖尿病臨床に有用と思われるさまざまな心理テストがあります。いずれの心理テストも、検査者の興味本位で安易に行うのではなく、目的を明確にしたうえで実施しなければなりません。

　実施にあたっては、各テストの実施法や解釈法に精通することはもちろん、基本となるテスト理論やパーソナリティ理論を知っておく必要があります。また、初めにも述べたとおり、心理アセスメントを行う際には、心理テストの結果だけではなく、面接や行動観察、生活記録、医学的検査などの情報も集約して、さまざまな角度から評価することが重要になります。

　このようにして得られた結果を患者に伝える際には、充分な時間をとり、患者が不必要なショックを受けないように配慮しながら、わかりやすい言葉で説明することを心がけます。糖尿病臨床における心理テストの有用性は、医療スタッフと患者とが問題点を共有する機会になったり、患者がセルフケアに対する意欲を増してＱＯＬの向上をはかる一助になることにあると言えます。

(1) 東京大学医学部心療内科ＴＥＧ研究会編『新版：ＴＥＧⅡ―解説とエゴグラム・パターン』金子書房, 2006.
(2) 岡堂哲雄編『増補新版：心理検査学―臨床心理査定の基本』垣内出版, 1993.
(3) 福田一彦・小林重雄『日本版ＳＤＳ使用手引』三京房, 1983.
(4) 平井完史・鈴木進「糖尿病と『うつ』」*Diabetes Frontier* 16(1): 19-29, 2005.
(5) 中川泰彬・大坊郁夫『日本版ＧＨＱ精神健康調査票手引』日本文化科学社, 1985.
(6) 石井均「疾患特異的尺度3：糖尿病」池上直己・福原俊一・下妻晃二郎ほか編『臨床のためのＱＯＬ評価ハンドブック』医学書院, 2001.
(7) 石井均, C Bradley, A Riazi ほか「糖尿病治療満足度質問表（ＤＴＳＱ）の日本語翻訳と評価に関する研究」『医学のあゆみ』192(7): 809-814, 2000.
(8) 浅尾啓子・松島雅人・佐野浩斎ほか「糖尿病患者における Quality of Life 評価の試み：第1報―ＤＱＯＬ (Diabetes Quality of Life) スケールを用いた基礎的検討」『糖尿病』43(12): 1085-1091, 2000.

（9）石井均・山本壽一・大橋靖雄「インスリン治療に関するＱＯＬ質問表（ITR-QOL）の開発」『糖尿病』44(1): 9-15, 2001.
(10) 古川壽亮・鈴木ありさ・斎藤由美ほか「ＣＩＳＳ（Coping Inventory for Stressful Situations）日本語版の信頼性と妥当性―対処行動の比較文化的研究への一寄与」『精神神経学雑誌』95(8): 602-621, 1993.
(11) 金外淑「糖尿病患者の自己管理」坂野雄二・前田基成編著『セルフ・エフィカシーの臨床心理学』北大路書房，2002.
(12) 金外淑・嶋田洋徳・坂野雄二「慢性疾患患者の健康行動に対するセルフ・エフィカシーとストレス反応との関連」『心身医学』36(6):499-505, 1996.
(13) 金外淑・嶋田洋徳・坂野雄二「慢性疾患患者におけるソーシャルサポートとセルフ・エフィカシーの心理的ストレス軽減効果」『心身医学』38(5):317-323, 1998.
(14) 岡田弘司・黒田健治・江村成就ほか「糖尿病治療におけるソーシャルサポートの効用」『大阪医科大学雑誌』60(2):103-108, 2001.
(15) 荒木厚「総合的機能評価を生かした初診外来―高齢者糖尿病ＣＧＡ外来」『Geriatric Medicine』42(2):167-171, 2004.
(16) 森悦朗・三谷洋子・山鳥重「神経疾患患者における日本語版 Mini-Mental State テストの有用性」『神経心理学』1(2):82-90, 1985.
(17) 遠藤英俊「うつの評価」鳥羽研二監修『高齢者総合的機能評価ガイドライン』厚生科学研究所，2003.
(18) 古谷野亘「生きがいの測定―改訂ＰＧＣモラール・スケールの分析」『老年社会科学』3:83-95, 1981.

原　祐子　（大阪医科大学）
二宮 ひとみ　（大阪医科大学）
岡田 弘司　（関西大学大学院）

Chapter 1-6

楽しい糖尿病教室

坂根 直樹

はじめに

本邦でも食生活やライフスタイルの近代化に伴い、糖尿病患者が増加しており、その対策が急務とされています。これは、自動車や洗濯機の普及とともに運動量や身体活動量が低下しているのも一因とされています。一方、糖尿病は「患者教育の病気」ともいわれています。しかし、食事や運動療法など日々の自己管理は難しいものです。日本人を対象としたDAWN研究〔2003年〕によると、薬物療法の遵守や定期的受診（治療を中断しない）に比べ、食事や運動療法の実践度がかなり低いことが報告されています【図1】。

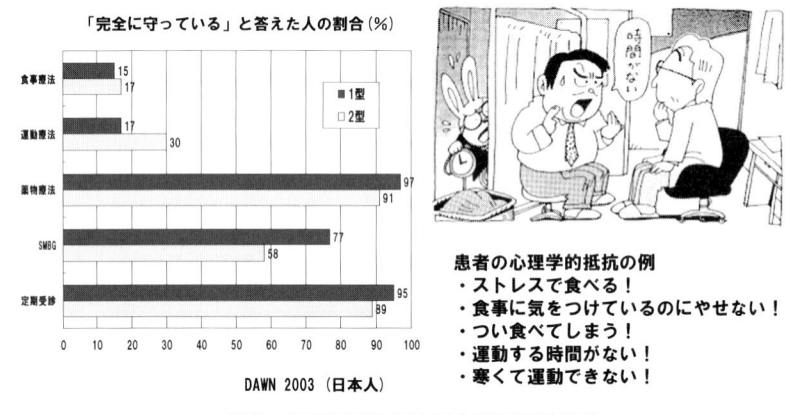

図1 自己管理実行度と患者の心理学的抵抗

この背景の一つに、テレビなどのマスコミの影響もかなり大きいようです。2002年に行われた糖尿病実態調査によると、糖尿病の予防や治療に関する情報源として、男性はテレビ・ラジオ63.7%／新聞33.0%、女性ではテレビ・ラジオ74.1%／新聞35.9%と、病院・診療所から情報を得ると答えた人（男性25.8%：女性20.8%）よりもかなり多い結果が出ました。テレビや雑誌などの誤った情報を信じてココア〔1996年〕や納豆〔2007年〕などがスーパーで売り切れたことも記憶に新しいと思います。
　そこで本稿では、楽しく糖尿病患者をやる気にさせる、グループ指導のコツについて概説したいと思います。

健康教育と糖尿病教育の歴史的変遷

　黎明期〔1940年代〕には、伝染病予防のための衛生教育が中心で専門家による知識の普及そのものが健康教育でした。確立期〔1950～60年代〕には、洗顔・歯磨きなど日常的予防行動が中心で、「知識の普及が態度の変容をもたらし、その結果として習慣や行動が変わる」とする〈KAPモデル——知識 Knowledge・態度 Attitude・習慣 Practice〉の考えが用いられてきました【表1】。ちなみに1969年の糖尿病習慣の当選標語は「糖尿病正しい食事と強い意思」でした。しかし、健康情報が氾濫している現代には、知識を与えるだけでは行動変容はなかなか起こらないこともよく経験します。
　発展期〔1970年代〕には、検診受診や予防接種など非日常的保健行動を推進するために「行動に影響するのは自らが感じる主観的な病気の脅威や対処行動の有益性である」とする〈保健信念モデル〉が用いられました。この保健信念モデルはRosenstock, 1966によって作られたもので、従来の糖尿病教育では、このモデルを用いて患者教育を行うことが多くみられました。すなわち、糖尿病の合併症の怖さを説き、「食事や運動療法などの治療をしっかりしないと合併症が出るぞ」と医学的に脅し、合併症に対する怖れを患者に植えつけ、行動変容を促す方法です。

表1 健康教育と糖尿病教育の歴史的変遷

時代	健康教育の変遷	糖尿病教育など
黎明期 (1940年代)	知識普及の時代 (衛生教育:伝染病の予防)	日本糖尿病学会創設 (1957)
確立期 (1950～60年代)	知識・態度・習慣の時代:KAPモデル (日常的予防行動:洗顔、歯磨き)	日本糖尿病協会創設 (1961)、糖尿病治療の手引き (1961)、サマーキャンプ (1963)、食品交換表 (1965) 「糖尿病正しい食事と強い意思」(1969)
発展期 (1970年代)	社会心理学の時代:保健信念モデル (非日常的保健行動:検診受診、予防接種)	「糖尿病早く見つけて軽いうち」(1975) 「身を正せ必ず長寿糖尿病」(1973)
成熟期 (1980年代)	教育診断・教育介入の時代 (MIDORIモデル、QOL:慢性疾患の予防、ライフスタイル改善)	インスリン自己注射 (1981)、老人保健法 (1982)、血糖自己測定 (1986) 「糖尿病あなたの努力と家庭の協力」(1980) 「節度ある暮らしで防げる糖尿病」(1988)
転換期 (1990年代)	学習援助の時代 (エンパワーメント、健康学習、動機付け面接)	「糖尿病招くも防ぐもあなたが主治医」(1994) 「心地よい汗で追い出す糖尿病」(1998)
現在～	テーラーメイドの時代 (エビデンス、自己発見型、自己開発型、自己責任型?)	日本糖尿病療養指導士認定制度 (2000)、カーボカウント、特定健診・保健指導 (2008) 「血糖値下げる食事にひと工夫」(2000)

「糖尿病週間当選標語」(年)

しかし、なんでも自分で調べることができる現代、〈保健信念モデル〉だけでは限界があることも知られています。教育診断・介入の時代〔1980年代〕には、慢性疾患の予防によるQOL改善や、「ライフスタイル改善」に焦点があてられました。転換期〔1990年代〕には、患者中心として考える「エンパワーメントアプローチ」「健康学習」「動機づけ面接」などが出てきました。現在はテーラーメイドの時代です。患者の価値観やライフスタイルも多様化しており、グループ指導でやる気を出させた後に、個人に合わせた教材の提供を行い、自己学習できるシステムの開発が望まれます。

個別指導の限界とグループ指導の併用

　個別指導で『腹八分目に』『体重を減らしなさい』『運動しなさい』『薬を飲みなさい』『血糖をきちんと測定しなさい』と一方的に指導しても、『食事には気をつけていますよ』『カロリー計算は面倒です』『外食が多いから食事療法ができないんです』『食べないと力が出ませんよ』『水を飲んでも肥る体質なんです』『仕事が忙しくて運動なんてできません』『血糖測定は面倒です』『なぜか薬が余るんです』などと言い訳されます。
　これを心理学では〈抵抗 Resistance〉とよんでいます。〈抵抗〉を示す患者

に対して、決して医学的な脅しで行動変容を迫ってはいけません。『放置しておくと、合併症がでますよ。あなたの面倒は誰がみるのですか？』と脅すと、『そんなこと、よくわかってます。自分のことは自分が一番よく知ってるんです。放っておいてください』と逆に〈抵抗〉が増すだけです。患者が〈抵抗〉を示した場合には、現在の療養指導がうまくいっていないサインだと考えましょう。グループ指導を併用するなど方法を変えるとよいでしょう[1,2]。

一方的な講義だけでは眠くなる

　第1回「糖尿病とは？」(医師の話)、第2回「糖尿病の食事療法——上手な食品交換表の使い方」(管理栄養士の話)、第3回「糖尿病の運動療法とフットケア」(看護師の話)、第4回「糖尿病の薬物療法」(薬剤師の話)などといった一方的な講義は、やる気のある患者には効果が高いのですが、やる気のない者に対しては効果が少ないとされています。地域や医療機関でせっかく糖尿病教室を開いても、最初のうちは参加人数が多いものの、次第に聴講者は減少してしまい効果的でないことも報告されています。

　それに対して、グループワークや体験学習をとり入れた糖尿病教室は糖尿病教育に効果が高いとされています[3]。「おいしく食べてダイエット」「3ヶ月で5kgやせる教室」「糖尿病がよくなる酒、悪くなる酒」「なるべく薬を使わずに糖尿病をよくする方法」など、魅力的なタイトルにすることで教室申込者は増えます。グループワークでは、他の患者の話をきくことで勘違いの修正ができ、また、糖尿病に対する不安が軽減する効果もあります【図2】。また、一緒に食事や運動療法に取り組むことで励ましあったり、競争したりする効果もあります。

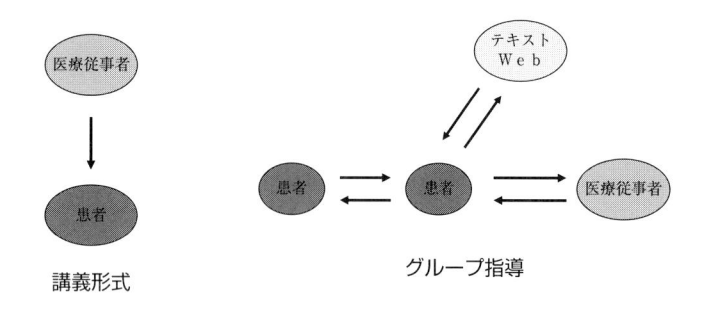

図2　講義形式とグループ指導の比較

講義形式
・一方的な指導
・講義形式
・医療従事者が行動目標を設定
・医療従事者が管理目標を設定

グループ指導
・自分に合ったテキストを選ぶ
・エビデンスに基づいた情報交換
・行動科学を用いた支援
・楽しく教えることで治療中断を防ぐ

　そのなかで、系統的に療養指導に役立つ知識を教えることが大切です。教室の中では講師（コーディネーター）は、患者が気楽に自由に話せるような雰囲気づくりに気を配ります。講師は喋りすぎないこと、質問に対して真摯に答えることが求められます。また、患者の本音が出るような設問を用意します。「近所のおばさんが1個500円のケーキをみやげに買ってきました。あなたらならどうする？」（選択肢：もちろん食べる／断る／半分食べる）、「他人におごってもらうなら何がいい？」（選択肢：洋食／和食／寿司／鍋）、「外食した場合、何を基準にメニューを選ぶ？」（選択肢：好み／値段／エネルギー／バランス）。

　より具体化するために、外食メニュー（値段がカロリーに相当するように工夫）・食品・小道具などを準備します【図3】。ロールプレイは、家庭・職場・宴会場でのやりとりを題材に用います。糖尿病の状態を駅【図4】や、血糖値を警察の電話番号（110番＝110mg/dl）、 HbA1cに30を足して体温（38℃だとかなり高熱）、三大合併症（神経障害・眼・腎症）の頭文字をとって「し・め・じ」と教えるなどの工夫が患者の糖尿病への理解を深めます[4,5]。

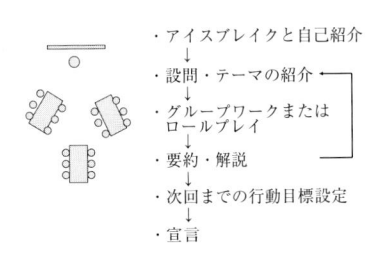

図3　楽しい糖尿病教室の流れ

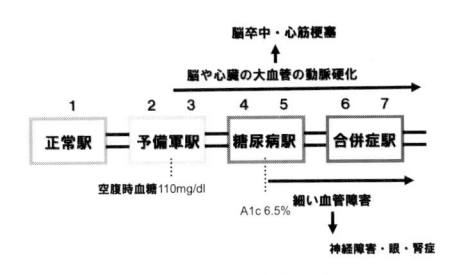

図4　糖尿病を駅に例えると……

変化のステージモデルと行動変容の技法

　糖尿病患者の心の準備状態に合わせて、行動変容の技法を使い分けるとよいでしょう。セルフモニタリングである歩数計をつけることで、歩数は約2000歩増加することが報告されています。減量を希望する患者には、一日2回（朝食前と夕食後）の体重測定を勧めることで、カレーライスや炭水化物の重ね食いなど太りやすい食べ物を発見することができます。[6,7]

　減量や検査結果の改善がみられたら、「頑張っていますね！」と賞賛します。これが〈オペラント強化法〉です。また、正常体重者は空腹になってから食べ物を探すのに対し、肥満者はおいしそうな刺激（視覚や嗅覚など）があると空腹でないのにも関わらず、ついつい食べてしまう傾向があります。「どうやったら、食べたくなる刺激を減らすことができると思いますか？」と尋ね、患者ができそうなことを一緒に探すのが〈刺激統制法〉です。

　グループワークを通じて、刺激を減らす方法を考えます。飲酒量が多い患者には「もしアルコールを減らすとしたら、一回に飲む量を減らしますか、それとも休肝日を作りますか？」と選択式の未来質問を用いて尋ねてみましょう。一回に飲む量を減らしたいと考えている患者には「缶ビールをまとめ買いせずに、1缶だけ買って帰る」「冷蔵庫に缶ビールを1本だけ冷やしておく」などを提案してみます。月曜日に休肝日を作りたいと思っている患者には「日曜は飲みすぎることもよくあると思いますので、月曜の朝には缶ビールを冷やしておかないことが大切ですね」などとアドバイスするのも具体的でよいでしょう。

おわりに

　外来患者数の増加に伴い、ゆっくりと患者教育できる時間がとれない場合も多くあります。情報化社会のなかでは、エビデンスに基づいた正しい糖尿病情報の提供と、行動科学に基づいたグループ指導が望まれます。しかしながら、楽しい糖尿病教室を開くには、まずチームを作ることが大切です。そして、グループ指導が上手にできるためには知識と技術を身につけることが大切です[8-10]。皆さんも楽しい糖尿病教室づくりにチャレンジしてみてください。

（1）坂根直樹ほか「グループワークやロールプレイを用いた糖尿病教室―患者のやる気・問題解決能力を引き出す技法」『糖尿病』42:867-870, 1999.
（2）坂根直樹・小路浩子『チームで成功！グループ支援でメタボ予防』診断と治療社, 2005.
（3）坂根直樹『患者を楽しくやる気にさせる糖尿病教育―体験型教室のススメ』日本医学出版, 2003.
（4）坂根直樹『目で見てわかる糖尿病①：もしも100人の糖尿病村があったら』診断と治療社, 2004.
（5）坂根直樹『糖尿病教育の裏技50』診断と治療社, 2005.
（6）坂根直樹『三日坊主のあなたもできるゆっくり確実ダイエット』診断と治療社, 2005.
（7）坂根直樹・小路浩子『腹出満雄の糖尿病を防ぐ生活改善3ヶ月』中災防新書, 2008.
（8）坂根直樹ほか「糖尿病教育ワークショップが糖尿病医療スタッフの意識や態度に与える影響について」『糖尿病』44:521-524, 2001.
（9）坂根直樹ほか「糖尿病患者に対する性格タイプ別アプローチ―ユング心理学の性格類型を用いた糖尿病教育研修会」『プラクティス』18:309-314, 2001.
（10）坂根直樹・佐野喜子監訳『糖尿病患者のためのカーボカウント完全ガイド』医歯薬出版, 2007.

坂根 直樹　（国立病院機構京都医療センター）

Chapter 1-7

糖尿病栄養指導のコツ

赤松 利恵

はじめに

　食事療法は、インスリン依存／非依存に関わらず、糖尿病治療の基本です。したがって、糖尿病患者はもちろん、糖尿病が疑われた人も、糖尿病予防改善の食生活を考えて生活を送る必要があります。《栄養指導》ではそのサポートを行います。ここでは、糖尿病予防改善のための《栄養指導》のポイントを解説します。

栄養指導の心構え

　「糖尿病と言われたら誰でも、食生活を見直そうと思うはずだ」という思い込みは捨てましょう。私たち保健医療従事者はそう思うのは当たり前かもしれませんが、クライアントとなる人の考え方はさまざまです。人それぞれ、いろいろな考え方があることを理解することが大切です。いまは糖尿病の治療より他に大切なことがあって専念できない人もいるかもしれません。糖尿病治療はしたいけれども食生活は変える気がないかもしれません。自分の考え方で、栄養指導を進める前に、まず、クライアントの考えを聞きましょう。
　また、「クライアントは自身の力で変わる」という考えがないと、《栄養指導》はうまく行きません。「この人は絶対に無理だ」と思った瞬間から、クライアントは変わりません。「クライアントは食生活を改善する」と信じてサポートを続けることが、《栄養指導》の担当者には必要です。

・糖尿病患者全員が治療を優先するわけではない
・糖尿病患者全員が食生活を変えたいと思っていない
・クライアントは習慣を変えることができる
・自分はクライアントが主体的に変わるサポートをする

食事療法の準備性の把握

　クライアントの自主性を尊重して栄養指導を進めるためには、まず、食生活を改善することについて、どれぐらい知識があり、関心があるかを把握する必要があります。行動を変えるために必要な知識や気持ちの状態のことを〈準備性（レディネス）〉と言います。[1]行動を変える重要性も自信も低い準備性の低いクライアントに対して、いきなり糖尿病交換表を使って指導を始めると、重要性や自信をさらに低くしてしまいます。逆に、重要性も自信も高い準備性の高いクライアントに対して、糖尿病の合併症の怖さについて一生懸命説明すると、「そんなこと知っている」とイライラされるかもしれません。このように〈準備性〉を無視して栄養指導を進めると、クライアントと信頼関係も築くことができず、指導は失敗に終わる可能性が高くなります。

　クライアントの〈準備性〉を把握する方法の一つとして、普段の日の食生活をお話し頂いたあとで『いま、お食事を振り返っていただき、なにか気づかれたことありますか？』と質問をする方法があります。ここで、専門家からみて幾つか問題があるにも関わらず、『べつに……』といった返事であれば、クライアントの〈準備性〉は低いと予想できます。

　『なにか気づかれたことはありますか？』のような"はい／いいえ"では答えられない質問のことを、「開いた質問」といいます。「開いた質問」によって、クライアントには自分自身で考える時間が与えられます。自主的な行動変容を促す場合に「開いた質問」は有効です。もし、クライアントにこのような質問するまえに、『いま、お話を伺ったところ、○○さんはお酒が多いようですね』と指導者が問題点を先に指摘すると、クライアントの自主性が失われるだけでなく、指導に対する抵抗を生むことになります。

食事療法の準備性が低い場合の対応

　専門家として感じる問題点と違う点をクライアントが挙げた場合（たとえば、おやつが多いのに、おやつのことに一切触れず、他のことを言うなど）、ただそのままクライアントの意向にあわせるのではなく、専門家としての意見を述べ、お互い話し合うことが必要です。糖尿病治療の食事療法では、あるべき姿が決まっており、その方向へ導くことが栄養指導には求められています。したがって、「クライアントが別のことに関心があるから、改善しなければいけない生活習慣に触れなかった」といった対応は、専門家としての責務を放棄したことになります。

　クライアントの食生活に対する考えを聞いたあとに、専門家として「どうすれば糖尿病が改善されると考えているか」を説明しましょう。そのなかで、出来そうなところがないか、探していくことが大切です。おやつを一切やめることは出来なくても、量や回数を減らすことは出来るかもしれません。目標のレベルを変えることで〈準備性〉が高まってくることもあります。お互い話し合って目標を決めることが大切です。

　クライアントが食生活を変えることに全く関心がない場合も、放っておくのではなく、専門家としての見解を説明します。このとき大切なことは、一般的な話ではなく、その人の病態・生活状況を踏まえて、具体的に説明することです。関心がない人では「自分自身のことだ」という実感が低い場合が多くみられます。とくに糖尿病は自覚症状があまりないため、病気の怖さや食生活と病気の関係を実感しにくいといわれています。統計的な話より、クライアントによく似た人（属性や生活状況など）の事例のほうが、クライアントの関心をひきます。また、「自分が病気になることで、周りに迷惑や心配をかける」と思うと、関心が高まるといわれています。「家族など周りの人はどう思うと思っていますか」という質問をしてもよいでしょう。

食事療法の自信が低い場合の対応

　〈準備性〉がまったくないわけでもない。つまり「わかっているけど、出来ない」というクライアントは糖尿病患者に一番多いといわれています。このように、食生活を変えることは重要だと思っているけど自信が低い場合は、まず、出来そうなところを見つけ、そこからスタートするのがポイントになります。目標が出来ないとき『どうして出来ないのですか？』という質問をよくします。この質問をすると、言い訳を言わせることになります。『どうやったら出来ると思いますか？』という質問に変えましょう。そういう質問を投げかけられることで、クライアントは「出来そうなこと」を考えます。「出来そうなこと」から始め、達成感を積み重ねることで、自信が高まります。

　「出来そうなこと」から始めることを〈スモールステップ法〉と言います。食生活はタバコのように一切やめるということが少なく、量や回数・内容のコントロールが重要になります。もし、おやつを一日3回とっていた場合、いきなり、すべてやめるのではなく、まず一日2回にする、おやつの内容を変えるといった目標から始めます。どういう内容だったら出来そうか、クライアントの意見を聞きながら、目標は決めましょう。もちろん、病状が悪い場合は、お菓子やアルコールなどの嗜好品は一切やめなければいけないこともあります。主治医の指示に従うことも重要です。

食事療法の準備性が高い場合の対応

　〈準備性〉が高いクライアントに対しては、具体的なアドバイスをします。糖尿病患者の場合、糖尿病交換表が栄養指導では基本的な教材となりますが、糖尿病交換表[2-4]を使いこなすためには、クライアントの準備性だけでなく、クライアントの生活状況が交換表の活用に合っているかといった条件も関係してきます。したがって、糖尿病交換表を紹介することは必要ですが、活用については、クライアントとよく話し合うことが大切です。

糖尿病交換表を使わなくても、いまよりカロリーを減らす方法は提案できます。たとえば、選ぶメニューを変えたり、調理の工夫をすることで、カロリーの調整は可能です[5-6]。クライアントの食生活を良く聞き、食生活にあった具体的なアドバイスをすることが求められます（たとえば、コンビニを活用する人では、コンビニでのメニューの選び方）。このような具体的な方法は、管理栄養士に対応してもらうと良いでしょう。

食べ方の工夫
　・よくかんで食べる
　・一口ずつ箸をおく
調理やメニュー選びの工夫
　・油で揚げたものより、炒めたもの、炒めたものより、煮たもの、蒸したものを選ぶ
　・油で揚げるとき、素材は大きいまま揚げる（表面積が大きい方が吸油率は高い）
食べない工夫
　・目に見えるところに食べ物を置かない
　・目標を思い出すよう、目標を冷蔵庫に貼る

　食事療法を始めようとしている人には、食事の具体的なアドバイス以外に、周りの人の協力を得るよう、アドバイスします。「人に知られずやりたい」と考えるクライアントもいますが、周りの人に理解・協力してもらうことが食事療法を続ける大きなポイントであることを、説明しましょう。とくに、働いている人では、つきあいなどの食事会で、カロリーコントロールが難しい場面が多くあります。そのようなとき、周りに理解してくれる人がいるかいないかは、食事療法の継続に関係します。

上手くいった場合といかなかった場合

　食事療法を始めて上手くいっている場合は、出来ていることをまず認めます。自分自身で出来ていると思っていても、専門家から『出来ていますね』『すごいですね』といった声をかけられると、クライアントの自信になり、さらに継続しようという気持ちになります。もし、ヘモグロビンA_{1C}や体重に変化が現れている場合は、そのことを報告し、食事療法が守れた結

果であることを説明しましょう。もし、このような数値に現れていない場合、食事療法を始めてまだ期間が短い（あるいは目標が適切でなかった）可能性が考えられます。いまの目標をもう少し続けるか、目標を変えるかは、クライアントと一緒に話し合います。食事療法の経過は、主治医に報告し、目標設定にアドバイスをもらうことも一つの方法です。

　食事療法が出来ていなかった場合、本人を責めるのではなく、目標の内容や目標を始める時期が悪かったと考え、新たな目標を考えます。ここで大切なのが、失敗を次の目標達成に活かすということです。どういうところで出来なくなってしまったのか聞きだし、その対策を一緒に考えましょう。たとえば「人に誘われると断れない」「イライラするとやめられない」など、人によって、失敗しそうな場面はさまざまです。今回の失敗から、クライアントの傾向を知り、あらかじめ充分な対策を考え、「これだったら大丈夫！」と自信をもって目標を再スタートできるよう、サポートしましょう。

グループでの指導

　糖尿病患者の《栄養指導》は、個別指導だけでなく、グループでの指導を取り入れるとより効果的です。その理由として、グループでの指導では、患者どうしお互い助け合う力が生まれる、ということが挙げられます。同じ悩みや心配ごとを抱えている患者が集まることで、安心感を得たり、他の患者がやって成功した対策を教えてもらい自信を得たり、専門家からのサポートとはまた違うサポートを得ることができます。

　ただ、グループでの指導は、グループが上手くまとまらないと、マイナスの面もあるということを忘れてはいけません。グループでの指導の場合、指導者は教育をするというより、コーディネーター的な立場で関わることが求められます。一グループ5～6人にし、グループに1人スタッフがつくと、細かい配慮ができます。

（1）ステファン・ロルニック、ピップ・メイソン、クリス・バトラー／（社）地域医療振興協会公衆衛生委員会ＰＭＰＣ研究グループ監訳『健康のための行動変容』法研, 2001.
（2）日本糖尿病学会編『糖尿病食事療法のための食品交換表：第6版』日本糖尿病協会・文光堂, 2002.
（3）日本糖尿病学会編『食品交換表を用いる糖尿病食事療法指導のてびき：第2版』文光堂, 2004.
（4）日本糖尿病学会編『糖尿病性腎症の食品交換表：第2版』日本糖尿病協会・文光堂, 2003.
（5）松岡健平監修『ダイエット、糖尿病治療のための外食コントロールブック：第3版』文光堂, 2003.
（6）牧野直子監修『エネルギー早わかり』女子栄養大学出版部, 1997.

赤松利恵　（お茶の水女子大学大学院）

Chapter 1-8

糖尿病運動指導のコツ

真田 将幸・林 功

はじめに

　一般に糖尿病治療において、非活動的になることや、暴飲暴食や飽食することなどの非健康的な行動を改めることは、非常に重要な意味をもちます。しかし、人を説得して、運動などの健康行動を良い方向へ変化させること（行動変容）は容易ではありません。

　では、どのようにすれば患者の行動変容が、効率的に起こるのでしょうか？　それにはまず、健康行動や非健康行動を含むすべての行動が「なぜ起こったのか？」という心理的要因について明らかにし、それを変化させるような指導を行うことが必要になります。このような考えに基づいた指導法は"心理行動科学的アプローチ"といわれており、欧米を中心にその有用性が検証されています。近年、我が国においても「健康づくりのための運動指針2006（エクササイズガイド2006）」や「特定健診・保健指導」などで、身体活動・運動推進法として"心理行動科学的アプローチ"を用いることが推奨されています。

　今回は、"心理行動科学的アプローチ"のなかでも、とくに近年盛んに用いられている《トランスセオレティカル・モデル *Transtheoretical Model: TTM*》を用いた運動指導のコツについて述べます。

TTMとは？

　TTMは[1,2]、行動変容の〈準備性〉を五つの行動変容ステージ【表1】に分

類し、各行動変容ステージに応じた介入を行うことが基本概念です。なぜなら、運動を行う意図のない患者と充分な運動を行っているような患者では、行動変容における準備性が異なるために、同等の内容の指導を行っても双方に充分な効果が得られにくいからです。

では次に、行動変容ステージ別にＴＴＭを用いた指導法のポイントと、活用する技法【表2, p.83】について述べます。

- **行動変容についての準備性**（行動変容ステージ）は、人によって異なります。
- **各行動変容ステージでの指導法は、若干異なります。**
- **効果的な指導を行うために、まずは行動変容ステージを把握しましょう！**

表1　運動における行動変容ステージの定義（文献1より引用）

前熟考期（無関心期）	不活動で、もっと活動的になろうと考えていない
熟考期（関心期）	不活動だが、もっと活動的になろうと考えている
準 備 期	何らかの運動を実践している
実 行 期	十分な身体活動を行っている＊
維 持 期	十分な身体活動を、6ヶ月以上継続して行っている

＊十分な身体活動とは、週に5日以上、1日合計30分以上の中等度の運動のこと

ＴＴＭを用いた指導法の実際

① 前熟考期（無関心期）

一般に［前熟考期］患者は「活動的になることで得られる身体的な恩恵などについて無知である」「行動変容を失敗することを避けている」などの理由から、非活動的で活動的になろうと全く考えていません[2]。この時期は、非活動でい続けた場合の健康への脅威に気づき（情動の喚起）、活動的になった場合と非活動でい続けた場合の自分自身に及ぼす影響を知り（自己の再評価）、活動的になった場合と非活動性でい続けた場合の家族・同僚・友人や恋人などに及ぼす影響を知る（環境の再評価）ことが重要です。したがって、上記の点について理解し気づかせるための病態や運動についての知識や、それらについて目を背けずに考えること、人と話すこと、情報を収集しようとすること（意識の高揚）が重要です[1,2]。

この時期は、心を開いてくれるまで多大な忍耐、援助や励ましが必要になってきます。また、無理やり行動をさせない、口やかましく言わない、あきらめないことが重要です。
・まず活動的にならないといけない理由や意義について充分に理解しましょう！
・非活動性が続き病態が悪化した場合自分自身や周囲の人に及ぼす影響を考えましょう！

　② 熟考期（関心期）
　一般に［熟考期（関心期）］患者は、現在まだ開始していないが健康行動を開始しようと思っています。しかし、行動変容に失敗するかもしれないとの思いから、行動開始を先延ばす傾向にあります。また、奇跡的に病態が改善するようなことを期待する場合もあります。この時期は［前熟考期］同様、意識の高揚、情動的喚起、自己の再評価、環境の再評価が重要です。その他、自分が活動的になることによって生じる利益と不利益についてのバランスを分析する（利益不利益分析）ことが重要です。利益不利益分析は、自分が活動的になることによって生じる利益（たとえば「血糖値や血圧が下がる」「減量できる」「爽快感が得られる」など）についての知識や実感を増やし、逆に不利益（たとえば「他の活動の時間が無くなる」「暑い・寒い」「忙しい」など）となるような問題を排除します。その問題の排除する方法は、①患者が活動的になることによって生じる不利益について明確にする。②その不利益が活動的になるうえでどんな問題になっているのかを明確にする。③その問題についての解決法を患者自身に考えてもらう。④その解決法をいつどのように実行するかを計画する。⑤最後に、その計画がどれほど順調かを分析します。
　この時期は、一日10分だけとか週に1回だけなど、わずかなことでも良いので何かを始めることが重要です。
・行動を開始しようと思っているのに開始していない理由を探査しましょう！
・利益を増やし、不利益を減しましょう！

　③ 準 備 期
　一般に［準備期］患者は、健康行動が変化しつつあり、充分とはいえないが何らかの健康行動に結びつくことを実践して行っています。この時期

は、［実行期］でさまざまな問題解決するために具体的な方法がとれるよう導くために必要な準備期間です[2]。この時期の患者にも、情動的喚起、自己の再評価、環境の再評価、利益不利益分析、目標設定が重要となります。他には、行動する意欲をもつことに加えて、「行動変容する能力がある」と信じることが重要です[1,2]。

　このような意欲と信念をもち、それを決意表明すること（コミットメント）で、患者の意志は強化されます。「行動変容に失敗したら恥ずかしい、かっこ悪い」などと思っている場合には、他人にコミットメントすることは無いでしょう。他人にコミットメントすることは、個人的に誓いを立てるよりも強い力があります。また、他人からの共感や理解も得られることが多いので、家族や同僚などへコミットメントすることが重要です。

・先のステージでしてきたことを再確認し、周囲へ決意表明してみましょう！

④ 実行期と維持期

　［実行期］は、充分な運動を行ってはいるが、ちょっとしたきっかけで習慣が逆戻りしやすい時期です。［維持期］は、充分な運動を6ヶ月以上続けており、逆戻りしにくい時期です。ただし、ライフスタイルが大きく変化してしまう場合などには、逆戻りしてしまうことがあります[4,5]。また患者は、問題行動を断ち切ったあとでも、その行動に長いあいだ魅力を感じています。また、過去の痛みや、行動変容するために大変な努力をしてきたことを忘れてしまい、昔の問題行動パターンへ逆戻りしていく場合もあります[2]。したがってこの時期の患者には、いかに逆戻りさせないかということが重要になります。

　この時期の患者には、利益不利益分析・目標設定・コミットメントが重要となります[1,2]。他には、天候不良時や仕事が忙しく運動が出来ない場合などに、代わりとなるような運動を行うこと（逆条件付け）や、非活動性を助長するようなテレビゲームなどを仕舞い、日頃から歩きやすい服装や靴を履くなどすること（環境統制）も重要です[1,2]。

　行動変容への取り組みを強化するために「褒美」が用いられます。褒美とは、金品を与えることだけでなく、「周囲からの励まし」「血糖値の低下や減量したことについて、医療者や家族などからの賞賛」、または「自分自身への賞賛」も含まれます[1,2]。

一般にこの時期は、今まで以上に周囲からの援助が必要（援助関係の利用）となってきます。自分の苦悩は、家族や同僚などが直感的にわかるはずがありません。したがって、自分がイライラしたり、精神的な疲労を感じたりしたときには、周囲の人に支援が必要であることを、あらかじめ知らせておく必要があります。

　運動習慣が逆戻りする要因としては、怪我や病気、就職・転勤・引越し、結婚・出産などの、ライフスタイルの変化などが挙げられます。このような状況をあらかじめ想定し、そういった場合の対策を立てておく（逆戻り予防法）ことも必要です。

・運動しているからといって安心しない。
・行動を強化するためのいくつかのテクニックを使いましょう！
・逆戻りしそうな要因に対し、予め対策を立てておきましょう！

表2　運動指導に活用する技法（文献1, 2, 3より引用一部改変）

行動変容技法	内　容
意識の高揚	健康問題、病態、運動に関する意識と知識を高める。
情動的喚起	行動変容しないことでの健康への脅威に関して気づくこと。
自己の再評価	不健康行動を続けた場合と、健康行動を継続して行うことが自分にとってどういう影響を及ぼすのかを再評価する。
環境の再評価	不健康行動を続けた場合と、健康行動を継続して行うことが周囲の人にとってどういう影響を及ぼすのかを再評価する。
コミィトメント	行動変容することを決意表明する。
逆条件付け	不健康行動の代わりとなるような、考えや行動を取り入れる。
環境統制	問題行動のきっかけを排除し、健康行動のきっかけになる刺激を増やす。
褒　美	自分自身や他人から、健康行動を行ったごほうびをもらう。
援助関係の利用	周囲の人から支援を取りつける。
利益不利益分析	運動における利益と不利益を検討する。利益に関する感情や知識を増やし、不利益の少ない運動目標を立てる。
逆戻り予防	運動を止めてしまいそうになる機会を予測し、あらかじめその対策を立てておくこと。

重要な目標設定

　運動目標の設定は、一般的に［熟考期（関心期）］より行います。［熟考期（関心期）］の場合には、わずかなことでも良いので継続できそうな運動量を設定することが必要です。［準備期］以降では、［熟考期（関心期）］で設定した運動量をもとに、「短期目標」「中期目標」「長期目標」などと段階づけ、各患者の体力やライフスタイルなどに応じ少しずつ運動量を増加させる（シェイピング）ことが重要です。とくに、今まで活動性が低かったにもかかわらず、突然高い運動目標を設定してしまう場合などには、充分なシェイピングを用いる必要があります。

　運動を行う自信の程度は、各患者によって異なります。たとえば、早朝がよいのか晩がよいのか。公園で行うのかスポーツジムで行うのか。グループで行うのか個人で行うのか。ウォーキングが好きなのかスイミングが好きなのか。一日合計で30分間の連続した運動は無理だが10分間の運動を3回に分けてなら行えそうなど、「いつ、どこで、誰と、どんな、どれ程の運動を行うか」で、継続して行える自信は異なります。したがって運動は、患者が行う自信（セルフ・エフィカシー）が高いものを、話し合って設定する必要があります。そして何ヵ月もしくは何年かかってもよいので、糖尿病治療における運動療法の最終目標である運動強度が中等度（少し息がはずむ程度）で、持続時間が20〜60分程度の運動を毎日、少なくとも週3〜5日間は行うことが出来るようになることが望まれます。

・つらくて、楽しくないことは長続きしません。
・まずは、ゆっくりと少しずつ始めて、徐々に時間や強度を増やしましょう！
・「これなら出来そうだ」「楽しそうだ」といった運動を設定しましょう！

おわりに

　ステージが低いうちは、おもに、活動的にならないといけない理由や意義について充分に理解させ、自分が活動的になることによって生じる利益

を増やし不利益を軽減させます。要するに「なぜ運動しなければならないのか？」「運動することでどんな利点が自分自身に得られるのか？」といった考えに関することを充分に理解させ、無理のない運動目標を設定する必要があります。次に、ステージが高くなれば、行動を効果的に行うことが出来るようないくつかのテクニックを用いて、充分な量の運動を行うことが目標になります。

　一般に患者は、「とにかく頑張って行ってください！」とだけ指導されても、継続して行うことは困難です。指導者は「なぜ行動が起きないのか？」「なぜ行動が起こったのか？」といった視点で、患者とともに解決策を模索することが重要であると思われます。

（1）Marcus BH et al／下光輝一ほか監訳『行動科学を活かした身体活動・運動支援』大修館書店, 2006.
（2）Prochaska JO et al／中村正和監訳『チェンジング・フォー・グッド』法研, 2005.
（3）松本千明『医療・保健スタッフのための健康行動理論の基礎―生活習慣病を中心に』医歯薬出版, 2006.
（4）井上茂ほか「行動科学からみた運動療法」『臨床栄養』104:532-538, 2004.
（5）井上茂ほか「身体活動推進のための行動医学的アプローチ―トランスセオレティカルモデルの応用」『日本臨床』58:538-544, 2000.
（6）日本糖尿病学会編『科学的根拠に基づく糖尿病診療ガイドライン：改訂第2版』南江堂, 2007.

　　　　　　　　　　　　　　　　　　　　　　　　真田　将幸　（市立吹田市民病院）
　　　　　　　　　　　　　　　　　　　　　　　　林　　功　　（関西労災病院）

chapter 1-a

カウンセリング

安藤 美華代

はじめに

　糖尿病治療の主眼は、良好な血糖コントロールを維持し、糖尿病の合併症を予防することです。しかし、健康で自由なライフスタイルの喪失、糖尿病治療におけるセルフケアや継続の必要性など、心理的負担は重く、心理的支援が有用と考えます[1,2]。

　筆者は、事例研究[3-6]・調査研究[3,7]・実践研究[5,8]を行い、検討を重ねながら、臨床心理士として糖尿病患者への心理的支援に取り組んでいます。これまでの検討から、個別の継続的なカウンセリング、個別のシングルセッション・カウンセリング、心理グループワークといった三つの方法を実施しています。各取り組みについて述べたいと思います。

継続的なカウンセリング

　対象は、心理社会的および環境的な問題が糖尿病治療行動に影響を与えている方、うつ状態や不安の強い方、パーソナリティに課題を有している方、がんに関する心理的負担感を有している方、高度肥満症の方、血糖コントロールが不安定だったり、急激に悪化したり、改善の兆しが見えにくい方、インスリン療法など治療拒否や中断経験のある方、シングルセッション・カウンセリングや心理グループワークからの継続の方などです。

　おおむね月1回の糖尿病外来受診日に合わせて、1回50分でお会いしています。このカウンセリングでは、クライエントが糖尿病をもつ自分を大切にし、自分らしく生きていくのを支援することを目的としています。心理面の支援を基盤に、身体面・生活面・環境面にも配慮しながら、糖尿病を包括的

に理解し、クライエントの心がけや取り組みを支持していきます。また、面接を重ねるなかで語られるテーマについて、じっくり取り組んでいきます。

【事例1】　Aさんは、夫とともに自営業をしながら子育てをしている40歳代の女性で、数年前から2型糖尿病、パニック発作があり、最近動悸や高血糖状態が続いたため、入院することになりました。その際、主治医の勧めで心理相談室に来られました。筆者は、Aさんの不安や困難さに寄り添いながら、Aさんの健康的な力を尊重し、糖尿病やパニック発作を含む生活（人生）に配慮した継続的な心理的支援をしていこうと考え、月1回50分、糖尿病外来受診日にお会いしました。

面接初期の頃は、パニック発作がひどくなり仕事を休むようになった経緯、パニック発作による食事作りの苦悩、高血糖・低血糖の心配やインスリン療法の不安など、病気について語られました。面接を重ねるうちに、これまで職業人として、母親として「がむしゃらにやってきた」自分に気づかれ、「心配は尽きないけれど、やり過ぎず、やらな過ぎずにやっていこうと思います」と、これからの生き方を語られました。

このような関わりを通して、Aさんは段階的に職場や家庭の仕事に復帰しました。パニック発作の頻度や程度は日常生活に支障をきたさない程度に減少し、体重減少に成功しインスリン療法を中止しました。その後も、血糖コントロールは良好な状態を維持しています。Aさんは、糖尿病悪化を契機に、これまでの人生を振り返り、新たな生き方を模索し、自分に合った生活（人生）を獲得していったと考えます。

シングルセッション・カウンセリング

主な対象は、血糖コントロールが不良で糖尿病教育入院中の方です。特に、1型糖尿病と診断された直後、2型糖尿病でインスリン療法を導入する際に、糖尿病の受容・糖尿病治療へのモチベーションや自己効力感の向上を主な目的に、1時間のシングルセッション・カウンセリングを行っています。場合によっては、心理社会的問題への支援、緩和ケアへつなぐなど、継続面接になることもあります。

このカウンセリングでも、クライエントの糖尿病への思いを共感的に傾聴し、糖尿病における苦悩を理解する姿勢で取り組みます。さらに、これまでの生活（人生）について、情緒面・認知面・行動面から振り返り、困難を乗り越えて「できた」成功体験や糖尿病治療によい影響を与えているライフスタイルに着目し、それらを支持していきます。そして、クライエントの問題

解決力を引き出し、具体的な糖尿病治療実践の方法を考えていきます。さらにセッション終了後、他の糖尿病医療スタッフに対して、心理的支援のポイントを示唆します。

【事例2】 Bさんは40歳代女性で、十年ほど前の健診で2型糖尿病と診断され、数年前より薬物療法を開始しました。最近は病院へ行くのをやめて代替療法をしていたのですが、体調が思わしくなく病院を受診したところ、HbA1cが15.0％と高く、インスリン療法を導入するために、入院しました。その際主治医の勧めで、心理相談室に来られました。

　筆者はまず、ご自身が糖尿病であることを知ってから現在までの気持ちと行動についてお聴きしました。Bさんは「糖尿病は生活習慣と関係しているので、自分が責められているよう」と語られ、糖尿病やインスリン療法を受け入れることへの大変な負担が伝わってきました。筆者は、糖尿病治療における苦悩に共感し、糖尿病をもって生きる心情に寄り添いながら、Bさんをより理解したいとの思いで、糖尿病以前のBさんについてお聴きしました。筆者は、Bさんの葛藤しながらも自分らしい生き方を貫いてきた青年期時代のエピソードに共感し、支持しました。

　セッションの終りにBさんは、現状を踏まえた今後の生活への心がけを語られました。一方で、「退院後の生活が不安」とのことでしたので、Bさんのペースに合わせて、数カ月に1回の間隔でお会いすることになりました。主治医には、面接中に出てきたインスリン療法に関する疑問への回答、心理的ストレスへの配慮をお願いしました。糖尿病外来には、月に1回定期通院し、血糖コントロールは良好な状態を維持しています。

心理グループワーク

　対象は、糖尿病患者とその家族です。糖尿病教育プログラムの1セッションで、一回1時間、5〜10名程度で実施しています。ここでは、問題解決型アプローチやストレスマネージメントを基盤に、糖尿病への思いを語り合い、糖尿病と心理社会的要因のつながりについて理解を深め、糖尿病治療における実践目標やストレス対処法を立案することを目的としています。

　セッションは、「提案！健康的ライフスタイル」という自作のワークシートを用いて行います。最初に、糖尿病における心の健康の大切さについて、簡単に話をします。そして、血糖、合併症、定期的な受診など糖尿病に関する気がかりなことや心配なことを思い浮かべます。次に、それらに影響して

いる日常生活について、情緒面、認知面、行動面から振り返り、参加者で共有します。また、糖尿病治療のために日頃心がけたり実践していること、自分自身や環境のよいところや好きなところなど肯定的な面について振り返り、参加者で共有します。

そして、参加者の語りのなかから、できるだけ共通のテーマを取り上げて、苦悩や葛藤、困難を乗り越えたときの気持ちのもち方や実践のコツなどを語り合い、糖尿病への理解を深めていきます。最後に、これからも続けたい行動を再確認するとともに、チャレンジしてみようと思う現実可能な実践目標、目標をできるだけ少ない負担で続けるための気分転換を各自でシートに書き、それを発表し、参加者みんなで支持します。

糖尿病カウンセリング

以上、筆者が取り組んでいる糖尿病カウンセリングについて、事例を含めて述べました。また、心理グループワークのみに参加した群と、さらにシングルセッション・カウンセリングも行った群の心理面と身体面の変化について検討したところ、両群とも健康観、糖尿病のセルフマネージメントに対する自己効力感、活力の向上、空腹時血糖値、HbA_{1c}、体重の減少が見られました。二つの取り組みに参加した群は、怒り－敵意の減少も見られました。[8] これらより、心理的支援は、健康状態、糖尿病のセルフマネージメント、情緒の安定に建設的な影響を与える可能性があると考えられました。

糖尿病カウンセリングにおいても、心理カウンセリングにおける基本的心構えを大切にしていく姿勢が肝要です。[9,10] そのうえで、このカウンセリングに固有の特徴を挙げるとすれば、精神障害として積極的に治療の対象となりにくいと考えられるものの、糖尿病治療の障害となりうる、うつ状態、過度な不安、パーソナリティの課題をもつ方に対して、心理面への関わりを基盤としつつ、身体面・生活面・環境面にも配慮した包括的な心理的支援を行うことだと考えます。

そのためには、臨床心理学的視点に加え、生涯発達心理学的な視点をもち、さらに糖尿病やその治療、なかでも自己管理に関する知識をもっておくことが望まれます。それらを基盤に、クライエントにさりげなく寄り添い、糖尿病の状態を気遣い、取り組みを支持し、合併症の出現や治療の変更など困難な局面へ必要に応じて対応し、支援し続けていくことが大切だと考えます。

そして、糖尿病の受容、糖尿病治療やライフスタイルに対する自己効力感の向上、治療の実践と、その人の人生とをつなげていく関わりをしていきたいと思います。

（1）Ismail K, Winkley K & Rabe-Hesketh S; Systematic review and meta-analysis of randomised controlled trials of psychological interventions to improve glycaemic control in patients with type 2 diabetes. *Lancet* 363(9421):1589–1597, 2004.
（2）Winkle K, Ismail K, Landau S et al; Psychological interventions to improve glycemic control in patients with type 1 diabetes: Systematic review and meta-analysis of randomized controlled trials. *BMJ* 333(8):65–68, 2006.
（3）安藤美華代・安藤晋一郎・竹内俊明「糖尿病患者の心理療法」『心理臨床学研究』13:288-299, 1995.
（4）安藤美華代・安藤晋一郎「糖尿病医療における心理的インターベンション」『日本遺伝カウンセリング学会誌』25:41-47, 2004.
（5）安藤美華代「健康行動学的アプローチに基づいた包括的糖尿病カウンセリング―健康的なライフスタイルをめざして」石井均・久保克彦編『実践 糖尿病の心理臨床』(pp.49-58) 医歯薬出版, 2006.
（6）安藤美華代「糖尿病をもつ人への心理的支援―シングルセッション・カウンセリングでの関わり」『心理・教育臨床の実践研究』6:21-29, 2008.
（7）Ando M, Ando S & Takeuchi T; Preliminary study of psychological factors affecting clinic attendance and glycemic control of Japanese patients with type 2 diabetes mellitus. *Psychological Reports* 96:129–132, 2005.
（8）安藤美華代・安藤晋一郎「個人カウンセリングとグループワークによる糖尿病患者への心理学的介入」『心身医学』47:273-282, 2007.
（9）成田善弘『精神療法家の仕事―面接と面接者』金剛出版, 2003.
(10) Talmon M; Single Session Therapy, Jossey-Bass, 1990.／青木安輝訳『シングル・セッション・セラピー』金剛出版, 2001.

安藤 美華代　　（岡山大学大学院）

chapter 1-b

認知行動療法

足達 淑子

はじめに

《認知行動療法》〔以下、行動療法〕には、複数の基礎的理論と多くの技法があります。それらの技法のなかには明確で使いやすいものも含まれるために、「行動技法の適用イコール行動療法」と誤解されやすい面があります。しかし、行動技法を対象者の特徴に合わせて正しく使いこなすためには、《行動療法》におけるものの見方や分析の仕方を理解しておくことが大切です。正しく使わなければ効果が半減してしまうのは、他の治療法と同じでしょう。

そこで本稿では、一般理論や技法の紹介は他に譲り、実際のアプローチにおいて筆者が現在最も重要と考えている点を簡単に述べたいと思います。

具体的なセルフケア行動を必要なスキルとみなす

「満腹まで食べたい」「甘味・高脂肪・高塩分を美味しく感じる」「食事は慰めや楽しみ」などは、誰にも共通する食行動の特徴です。一方、動く方では、私たちの多くは「より早く、より楽に、より便利に」移動できる手段を好み、ふつうは目的がなければうろうろ動きません。現在は、昔のような肉体労働や歩行の機会が減り、健康維持に必要なレベルの身体活動ですら、意識的に行なわないと確保しにくくなりました。

このような、誰もが食べすぎと運動不足になりがちな環境下で、糖尿病の患者さんは、上記のような行動特性（本能）に逆らって節食・節酒し、「一万歩以上歩く」などの自制を強いられます。それだけではなく、定期的な通院・検査、病状によっては服薬、インスリン自己注射や透析も必要です。理解すべき知識は複雑で多く、長期のセルフケアには気持ちを前向きに保つことも

不可欠です。「糖尿病管理は99％がセルフケア」といわれるほど、患者さん自身の行動が鍵を握ります。ですから、療養指導の目的は「患者さんが必要な行動がとれるようになること」といえます。

行動療法では、前述の"セルフケア行動"をひとまとめではなく、細かな具体的な課題に砕き、一つひとつを「患者さんが習得すべきスキル」とみなして形成・強化します。一見難しそうな行動も、シンプルな行動の鎖に分けることができ、小さな行動の実践を繰り返すことで、ゆっくりと、少しずつ身につけることができるようになります。このように「欲張らず、できるところから実践しながら、少しずつ獲得できるように、具体的に援助する」というところは、行動療法の特徴の一つといえるでしょう。

> DM患者の望ましい行動とは
> 受療行動の継続（きちんと通院する）
> 基礎知識の習得（何をどうすればよいかわかる）
> セルフケアへの意欲の保持（やる気を保つ）
> 固有のスキル・自己管理スキル・対処スキル（行動）
> 食事や運動習慣の改善（行動を変える）
> これらを、患者が習得すべき行動（スキル）とみなす
> 　　　　　　　　　　　　99％がセルフケア
> 　　　　　↓
> 治療者がとるべき行動が明確に、具体的になる

図1　糖尿病のヘルスケア

糖尿病ケアで最も有効な心理的アプローチ

例えば有名な米国の糖尿病予防プログラム（DPP）で、薬物よりも効果があった生活習慣改善プログラムは、《行動療法》そのものです。「半年後に初期体重の7％減少、および一週間に消費エネルギー700kcal分に当たる身体活動の増加」という明確なゴール設定の下に、セルフモニタリングや問題解決などの技法を、集団教育と担当のコーチによる指導で習得させました。問題解決の例として、「16回の学習会への出席確保」という課題に対しては、次のような方法がとられました。「欠席したら直後に電話で予約させる。予約が四日以降の場合は前日にも電話する。介護や赤ちゃんの世話で出席しにくい人には、雇用のためのお金を渡す。訪問する、家庭訪問を嫌う人には、別な場所で面接する」などです。一人数千ドルという巨額の費用を投じた研究ならではの綿密さでしょうが、問題解決法として非常に具体的です。そし

てその結果90％以上の出席率が確保できています。

　このプログラムは予防目的だったので生活習慣改善が中心でしたが、米国の糖尿病協会による患者用の『糖尿病セルフケアガイド』も、筆者の目からは《行動療法》の基本姿勢で貫かれているようにみえます。食事や運動はもとより、病気への心構えや心の健康の保ち方まで、実にシンプルかつ具体的です。副題が「前向きに生きるための知恵とテクニック」とあるように、糖尿病では「長期の精神保健」が鍵を握ると思われます。そして、ここでの心の健康についての具体的方法は、精神科臨床で実際に用いられる行動療法の技法でもあります。

刺激と反応の関係で問題行動をとらえ
仮説をたてて具体的に接近する

　行動療法の思考法は「目の前の人は今どんな気持ちで、どんなことに価値を抱き、どのようなことをできそうと考え、それを行わせるには、どう条件を整えるのがよいか」というものです。

　そのために、問題となる行動が実際にどのような環境や刺激条件の下で生じるのかを、細かく把握します。このように「刺激と反応」の図式で問題行動を理解することを〈行動分析〉あるいは〈行動アセスメント〉といいます。一言でいうと「問題行動の刺激－反応分析」であり、ここまでが診断です。

　次に、これに基づき、効果があり実行できそうな行動を具体的に提案しますが、これが治療です。このプロセスを主に面接によって行います。実際の臨床では「言うは易く、行うは難し」を痛感しますが、この関係を絵に描いたようなうつ病の患者さんを経験したので、それをご紹介します。

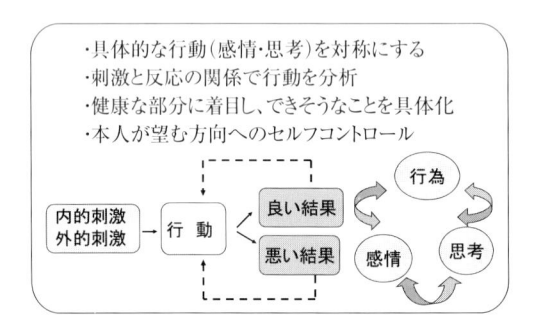

図2　（認知）行動療法の特徴

姑に嫉妬していたうつ病の母親の経過

① 初診時の問題点
　40歳の女性で、夫とその両親、三児の七人家族です。第二子妊娠中から十数年来のうつ状態を経、X−1年から精神科病院に、うつ病の診断で通院治療を開始しました。しかし病状は一向に改善せず、数ヵ月後のX年、実母の勧めで筆者が非常勤で勤務する内科診療所に転院を希望してきました。
　初診時は辛うじて家事の一部が行える状態で、発作的に生じる苦悶状の不安と悲哀感を訴えました。そのような発作が起きると「パニックになり夫に八つ当たりする」そうで、他に焦燥感と不眠、思考制止と食欲亢進があり、3ヶ月で14〜5kg体重が増加していました。転院を希望する直接の理由は「心理士との面談が苦痛」とのことでした。添書もなく予約制の診療への割り込みだったので、正直、尻込みしました。でも一人で通院すると言うので、とりあえず抗うつ薬を整理し、発作様の不安が起きそうなときは抗不安薬を、不眠には睡眠導入剤を服用するよう指示し、休養が必要と説明しました。

② その後の経過と問題行動の分析
　1週後には睡眠が改善し食欲も落ち着きました。が、不安・焦燥は依然として強くあったので抗うつ薬を増量し、家族の理解が必要と考え、夫の同伴を求めました。2週後に渋々来院した夫に病状を説明した頃から、改善の兆しがはっきりし、3週後には不安の回数が減り、家事も少し楽になりました。「薬物が効いてきた」と喜んでいたものの、次の週には一転して沈み込み、夫と来院しました。理由は、前日に例の「パニック」が起き、夫だけではなく中学生の長女に暴言を吐いたことでした。そのことを本人は強く後悔し自分を責めており、夫は困惑状態で妻を「わがままで強情、思いどおりにならないと興奮する」と表現しました。
　そこで、本人から「どんなことが発作的不安のきっかけになるのか」「初診時から話していた『姑に子を盗られる、無視される』と感じるのは、どんな時なのか」を具体的に聞きとりました。前日のエピソードの直接のきっかけは、長女が学校用品のことで患者の意見に逆らったことでした。また嫉妬心は、姑が本人に無断で保育園の送迎や入浴など孫の世話をする時に生じていました。

③ 仮説と実行できそうなことの提案
　この話から筆者は次のように考えました——「長年、充分な育児や家事ができないため、姑が手助けをしている。そのことに常に引け目を感じており、何かで母親・主婦としての自信のなさを刺激されると、強い不安が生じ、そこから自己制御不能な恐慌状態になり、夫や子どもに暴言を吐き暴れてしまう。その後、興奮が鎮まると後悔し、自分を責め、うつ状態が強くなる」。
　そこで、まず長女には「本心ではなかった」と謝ること、そして相性が良いと

いう次女と二人きりで一日最低30分過ごすよう提案しました。それが自責感の軽減と、母親としての自信の回復に役立つかもしれないと考えたからです。次の週、患者さんは「二階で子どもと一緒に寝るようにした、それが楽しみで朝の苦痛も減り楽になった」と報告し、これを契機に病状は急速に改善し、2ヵ月後には「みんな良い家族で感謝している」と述べました。

おわりに

　上の症例では、子どもとの交流や母親の役割を果たせることが、患者さんにとって励ましであり喜びであったと考えられます。このような行動を強くする刺激を《行動療法》では正の強化子といいます。「良い結果（強化子）が生じると行動は強くなる」という応用行動分析理論の大原則を踏まえながら、個々の患者さんの現状を刺激と反応の関係で見ていくことが肝要です。糖尿病では、ストレス対処や問題行動のセルフコントロールも大切な課題になります。そのようなときの接近法として参考になれば幸いです。

（1）山上敏子『方法としての行動療法』金剛出版, 2007.
（2）足達淑子編著『ライフスタイル療法Ⅰ：生活習慣改善のための行動療法』医歯薬出版, 2006.
（3）American Diabetes Association; *Type 2 Diabetes: Your healthy living guide* (3rd Ed), ADA, 2000. ／清野裕監訳『糖尿病セルフケアガイド』医歯薬出版, 2002.
（4）American Association of Diabetes Educators; *A Core Curriculum for Diabetes Education* (3rd Ed), AADE, 1998.
（5）*Practical Psychology for Diabetes Clinicians*, American Diabetes Association, 1996. ／中尾一和・石井均監訳『ＡＤＡ：糖尿病診療のための臨床心理ガイド』メジカルレビュー社, 1997.

　　　　　　　　　　　　　　　　　　　　　　　　足達 淑子　（あだち健康行動学研究所）

chapter 1-c

エンパワーメント

久保 克彦

はじめに

　エンパワーメント empowerment という言葉は、本来は「権限を与える、能力を与える」という意味でしたが、その後、「人間が奪われた力を取り戻して、自立していくプロセス」という意味も付け加えられました。そのため現在では、医療や看護、社会福祉、教育などの様々な領域において、「個人が自らの生活をコントロールし、自己決定していく能力を開発するプロセス」を表す概念として、用いられるようになっています。

　近年、米国において、慢性疾患を管理していく方法として、この《エンパワーメント》という考え方が注目されています。なかでも糖尿病は代表的な慢性疾患であり、一度発症すると完治することは望めず、病気をうまくコントロールしていくことが求められます。血糖コントロール不良のまま年月が経過すると、神経障害や網膜症、腎症、動脈硬化性疾患などの合併症を発症する危険性が高くなります。そこで、糖尿病治療においては、患者自身が積極的に自己管理（セルフケア）に取り組む姿勢が不可欠となります。

　しかし、この自己管理は、食事療法や運動療法、服薬、血糖測定、インスリン注射など複雑多岐にわたっており、患者は困難な課題に直面させられることとなります。そのため、まったく自己管理にやる気をみせない患者も多くなっています。このような無気力（パワーレス）状態に陥った患者に対しては、医師や看護師、栄養士などの医療スタッフが患者と一緒に治療を進めていく「パートナーシップ関係」を形成したり、患者の成長する力や自己決定する力を尊重するなどの《エンパワーメント・アプローチ》によって、治療意欲を回復させることが必要となるのです。

エンパワーメント・アプローチの実際

　糖尿病患者が自己管理行動に取り組むように支援する方法としては、《エンパワーメント・アプローチ》が有効です。つまり、患者の行動変化の過程を、5つのステップを用いて援助するのです（この5つのステップについては、次の事例"エンパワーメント・アプローチによる栄養カウンセリング"に基づいて説明します）。

（初回指導より2ヵ月後の食事指導）
D (Dietitian: 栄養士) 1：　前回の食事記録と比べると、間食のせいで摂取エネルギーがだいぶ増えていますね。前回はほとんど1600カロリー前後で頑張っておられたのに。
Pt (Patient: 患者) 1：　自分では随分頑張ったと思うんですけど、最初の頃のようにはいかなくって……。
D2：　食べたいものも食べずに、頑張り続けるのって、たいへんですものね。食事は毎日のことだから。今、一番困っていることは、どんなことですか？
Pt2：　そうなんですね。うーん、今、一番困っているのは、この間食のどら焼きですね。これは自分で買ったものじゃないんです。手土産にどら焼きを箱に戴いたんです。でも、主人は食べてくれないし、捨てるわけにもいかないし……。
D3：　それは困りましたね。たくさん食べたらいけないし、でも捨てるのはもったいないって、悩んでしまうんですね。つらいですね。
Pt3：　そう、そう。それで、結局は、私が全部食べてしまうことになるんです。長いこと悩んで、食べるのを我慢してたら、食べたい気持ちを抑えきれなくなってしまって……。
D4：　確かにそうなりますよね。それに、このどら焼き以外には、間食はしておられませんものね。
Pt4：　ええ、そう。おやつの買い置きはしないようにしてましたしね。孫たちが来た時は、その時に一緒に買いに行くようにして……。
D5：　ご自分できちんと間食をしないようにする対策を考えておられるんですね。ところで、このどら焼きのカロリーですけど、ごはん一杯分くらいになるんです。今後、こんな戴き物があったら、どうしようと思いますか？
Pt5：　そうね。日持ちのするものなら、孫たちが来た時に持って帰ってもらおうと思います。でも、どら焼きとか生菓子の時ですよね。食べないに越したことはないだろうけど、やっぱり食べたいんです。ごはんと同じくらいのカロリーなら、主食のごはんを減らしたら、どうかしら？

D6：　そう、それもひとつの方法ですね。三食食べるのが基本ですけど、甘いものって楽しみでもありますからね。たまにっていうことであれば、自分へのご褒美という形にしてもいいかもしれませんね。他に、こうしてみようと考えておられる具体的な方法はありますか？
Pt6：　食後にきちんと血糖を下げることを考えるなら、食事と食事の間に食べないで、食事に続けて少しだけ食べるようにしようかしら。それに、食後のウォーキングを今より15分ほど長めにするのは、どうかしら？
D7：　血糖値のことをしっかり考えておられますね。おやつの摂り方を工夫できると、気持ちの負担も減りますよね。
Pt7：　ええ。実はどら焼きのことがずっと気になってたんです。叱られるかなと思って。
D8：　叱られる？
Pt8：　「自分の病気なんだから、食事療法はきちんと守ってしてくださいね」って、言われるのかと思ってました。
D9：　病気や食事のことは、ご自分が一番問題意識を持っておられたってことですね。
Pt9：　そういうことよね（笑）。
D10：　今回は、間食についてかなり具体的な対策を考えていただいたのですが、次回は、どうなっていれば、うまくいったことになりますか？
Pt10：　そうですね。間食が入っても1600カロリーで抑えられたらいいですよね。それと、食事記録にウォーキングの時間も書くようにしますので、それも見てくださいね。
D11：　はい、もちろんです。楽しみにしています。

① 問題を特定する

　糖尿病患者の行動変化の過程の第一歩は、問題を明らかにすることです。糖尿病を抱えながら生きている患者が、どのようなことを問題と捉えているかを明らかにする必要があります。患者が抱えている問題を明らかにしていくためには、患者の話をしっかり傾聴して、心のなかにあるものを上手に聴くことが大切です。また、患者が自分自身の問題を表現しやすくなるような適切な質問を行うことも必要になります（事例のD2）。

【患者が問題を特定する手助けとなる質問】
・糖尿病を治療するうえで、何が最も難しいですか？
・何が問題をそんなに難しくさせていると思いますか？
・一番心配なことは、どんなことですか？

② 感情を明らかにする

《エンパワーメント・アプローチ》の第二段階では、患者が糖尿病であることや、患者自身が変えたいと思っている行動（または問題）について、どのように感じているかを明らかにするように援助します（事例のD3）。感情や考え方を重視するのは、患者は「どう感じているか」「何を考えているか」を行動にあらわすからです。糖尿病であることに怒りを感じている患者が自己管理に取り組むことができないように、強い陰性感情は、糖尿病治療にとって大きな障害となります。

【患者が感情を明らかにしていくための質問】
・○○について、どのように感じていますか？
・○○について、どのように考えていますか？
・あなたが○○を感じているのは、どういう理由からですか？

③ 目標を設定する

糖尿病患者教育においては、患者と一緒に目標を設定することが大切です。目標設定とは、医療スタッフの期待を押しつけるものではなく、患者がどのような選択をするかを一緒に考えていく過程です（事例のD5）。患者が本当に言いたいことに耳を傾け、患者がその利益と損失を比較検討していくことを援助するのです。目標には、患者が一番変えたいと願っている長期的目標（例えば、体重を減らしたい）と、それに関連した段階的行動変化である短期的目標（例えば、ご飯を一杯だけにする）がありますが、患者がひとたび目標を設定できれば、その目標に到達するための方法や技術を提供することができます。

【患者が長期的目標を明らかにするための質問】
・どんなことがしたいですか？
・状況を改善するために、行動を起こす気持ちはありますか？
・変化することによって、どんな利益と損失がありますか？

④ 計画を立てる

第四段階では、患者が自分自身の行動計画を立てられるよう援助します。長期的目標の設定は比較的容易ですが、その目標に到達するための一連の具体的方法を特定しない限り、目標の達成は不可能です。そこで、行動計画を作成する方法としては、まず患者に、自分の目標達成につながりそうな具体

的方法を、可能な限りたくさん考えてもらいます（事例のD6）。そのなかから、実行が難しい方法は削除し、残りの方法に優先順位をつけてもらい、実行に移します。大切なことは、医療スタッフが目標達成の方法を提案する前に、患者に可能な限り多くの具体的方法を考えてもらうことであり、患者が自分で問題解決できるということに気づいてもらうことです。

【目標達成のための具体的方法を特定するための質問】
・効果がありそうな具体的方法について、何かいい考えはありませんか？
・望んでいる状態に近づくために使える方法は、どんなものがありますか？
・それがうまくいった、あるいはいかなかったのは、なぜだと思いますか？

⑤ 結果を評価する

　行動変化の過程を評価するのは、最初と最後のところで行うのがよいでしょう。医療スタッフの重要な役割は、患者が具体的方法を実行するのを見守ることと、患者が選んだ具体的方法の効果を評価できるように援助することです（事例のD10）。効果がないようにみえる方法も、効果があった方法と同じくらい価値があります。なぜなら、その経験を次の自己管理の経験に活かせるからです。

【行動変化のための具体的方法の結果を振り返るための質問】
・この具体的方法の結果から、何を学びましたか？
・この目標を達成しようとしたことから、何を学びましたか？
・次は、どんな違った方法を試してみようと思いますか？

おわりに

　Funnellは、《エンパワーメント・アプローチ》とは「患者が自分の力で糖尿病をコントロールできることに気づくよう援助すること」であるとし、医療スタッフの役割は「患者が十分な情報を持ち、自発的に決定をして、問題解決するように教育すること」であるとしています。

（1）Anderson B, Funnell M: *The Art of Empowerment* (2nd edition), American Diabetes Association, 2005.／石井均監訳・久保克彦ほか訳『糖尿病エンパワーメント：第2版』医歯薬出版, 2008.
（2）Funnell M「新しい患者教育—エンパワーメント法とは」第1回糖尿病・心理と行動研究会, 2001.
（3）久保克彦「糖尿病患者に対するエンパワーメント・カウンセリング」石井均・久保克彦編著『実践 糖尿病の心理臨床』医歯薬出版, 2006.
（4）久保克彦「栄養カウンセリングのための基本的技術」石井均編『栄養士のためのカウンセリング論』建帛社, 2002.
（5）久保克彦「糖尿病教育入院へのグループ療法導入の試み」『心理臨床学研究』22:337-346, 2004.

久保 克彦　（京都学園大学）

chapter 1-d

ナラティヴ・アプローチ

杉本 正毅

はじめに

　〈エンパワーメントアプローチ〉に出会って以来、筆者はずっと「患者中心主義」にこだわって、糖尿病診療の"心理行動科学的アプローチ"を追い求めてきました。しかし、Evidence Based Medicine（ＥＢＭ──根拠に基づいた医療）に忠実な診療を追求すればするほど、「患者のための良質な医療の実現」と「患者中心主義」を両立することが難しいと感じるようになりました。また、エンパワーメントや認知行動療法だけでは解決できない症例も多く、行き詰まりを感じていました。

　そんなとき筆者はNarrative Based Medicine（ＮＢＭ──対話に基づく医療）に出会いました。《ナラティヴ・アプローチ》〔以下、ＮＡ〕では、常に医学的な観点と臨床心理学的観点の両方から診るという姿勢が求められます。つまり、医学的観点と患者の視点の両立が求められるわけです。しかし、この二つの立場はしばしば相反することを要求するため、自分自身のなかに矛盾・葛藤を抱えることになります。それをどう克服するかということを自らの課題として、日常診療を行ってきました。そして、ＮＡの実践を心がけ、社会構成主義（後述）の実践方法を学んでいくうちに、少しずつですが、この矛盾・葛藤が小さくなっていくのを感じています。

　また、糖尿病の生物医学モデルに精通した内科医によって行われるＮＡの実践には、精神科医や臨床心理士にも代わることのできない役割があると感じています。さらにＮＡは、糖尿病療養指導の理論的なバックボーンとなり、療養指導の技術を高め、その概念をさらに拡げ、深めていくことができる概念を有しています。

ＮＢＭが生まれた背景

　1990年以降、ＥＢＭ *Evidence Based Medicine* が医療界を席巻しています。ＥＢＭでは患者は「ひとりの病者」から「対象」と呼ばれるようになり、一人の患者の経過を掘り下げる"症例報告"の評価は急速に低下しました。
これ以降の臨床研究は、ある疾病をもった「患者個人」を掘り下げることよりも、ある「疾病集団」を対象に、統計学的手法を用いて一般的な傾向を証明することの方が価値ある研究だと考えられるようになりました。もちろんＥＢＭは、その後の医学の発展に大きく貢献しています。しかし、医療の確率・統計化によって、医師は人間のもつ属性のなかでも、量的解析が可能な部分にばかり注目するようになり、病気中心・データ中心・医師中心の医療が展開されるようになったという、ＥＢＭがもたらした負の側面も指摘されています。

　本来、患者は病人である前にひとりの人間であり、測定可能な部分だけから成り立っているわけではありません。むしろ、測定不可能な部分こそが個性を形づくっているといえます。(1)こうした医療における「科学中心的なパラダイム」を相対化しようとする流れが生まれました。

ＥＢＭからＮＢＭへの流れ
① 科学的根拠に基づいた医療（*Evidence Based Medicine*）
　　医療の「確率・統計化」
② 患者中心医療（*Patient-centered medicine*）
　　患者の「主体性」「インフォームド・チョイス」「自己決定権」が尊重される医療
③ 物語に基づく医療（*Narrative Based Medicine*）
　　ＥＢＭの発展によって「医師中心」「データ中心」「医療統計学中心」「病気中心」に傾いてしまった医療を「患者中心」に引き戻すために生まれてきた。患者の「主観」「価値観」を尊重する医療。病いを抱えた人間全体を見る医療——「脱専門性」。

　この流れは Trisha Greenhalgh, Brian Hurwitz らによって Narrative Based Medicine としてまとめられました。(2)このＮＢＭは、人間の測定不可能な部分に焦点を当て、「実証性」よりも患者の「行動の解釈」を、「イベント」よりも「出来事の連鎖全体の意味づけ」に焦点を当て、ＥＢＭによってこぼれ落ちてしまった"病を抱えた個人の背景"に注目し、「個々の患者が病（糖

尿病）をどう生きているか」に配慮することの重要性を主張します。

EBM	NBM
病いは「問題」と捉えられる	病いは「物語」と捉えられる
患者は「対象」と考えられる	患者は物語の「主人公」と考えられる
常に「実証的」であることが重要視される	事象をあらゆる角度から「解釈する」ことが重んじられる
患者や医療者の文脈は制限される	文脈は物語の一部とみなされる
「イベント」に焦点が当てられる	出来事の連鎖全体が示す「意味づけ」に焦点が当てられる
常に「一般化」が求められる	病いの物語は「ユニーク」で個人的なものとされる

〔2004年東京大学における T.Greenhalgh 先生の講演スライドから引用〕

　このようにNBMは、EBMの台頭によって顕著になった医学における科学中心主義的なパラダイムを相対化する流れとして興ってきました。EBMとNBMはちょうど相補的な関係にあり、我々医療者は、疾病中心モードと患者中心モードを行きつ戻りつしながら、ひとりの患者を統合して理解していくスキルが求められています【図1】。

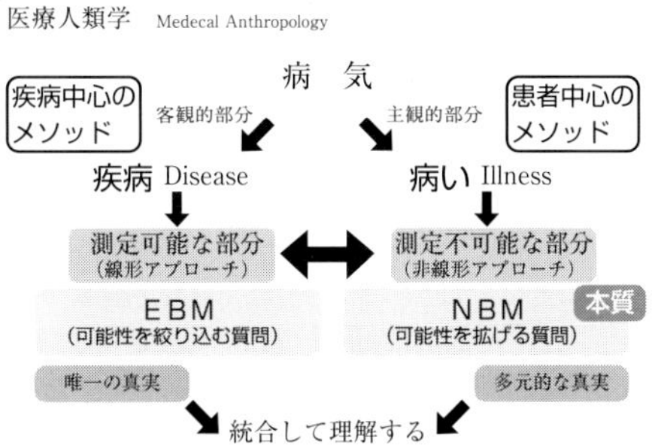

図1　二つのアプローチを両立させる

ナラティヴ・アプローチの背景

　NAをもっとも特徴づけているのは〈社会構成主義〉という哲学的立場です。〈社会構成主義〉とは、私たちが自明のこととして信じてきた近代的な諸概念、二元論的世界観（「モダニズム」と呼びます）を、歴史的な産物として相対化するところから、「ポストモダニズム」とも呼ばれています。それ

ゆえ、筆者がここで用いるＮＡとは「社会構成主義に基づく医療実践」を意味します。一口に〈社会構成主義〉といっても非常に広範な内容を有していますが、次のように表現することができます──「私たちの現実は少なくとも知覚と言語に制限されて構成されている」。

現実が知覚と言語に制限されているという認識に立つと、私たちが現実であると認識しているものは実はリアルにそのものを反映したものではなく、実際には外からの影響を受けながら、私たちの内的な構造に従って構成されたものと考えることができます。これから、次の二つの考え方が生まれます。① 特定の共同体を超えて普遍的に当てはまる「唯一の正しい答え」など存在しない（多義性、多元的視座）。② 人間はどこまでいっても、価値中立的な、客観的な考えに立つことはできない（絶対相対主義）。

この他、ＮＡは、医療人類学・文化人類学・臨床心理学・社会心理学など、多くの学問的背景を有しています。

ナラティヴ・アプローチにおける
ストーリーの意義

ＮＡではしばしば「ストーリー」という言葉が使われます。Ｄ・エプストンは「ストーリーとは『自分の経験を枠づける意味のまとまり』である」と述べています。つまりストーリーは人間理解の枠組みとも言えます。私たちは、自分の人生において経験したことを、自分なりに解釈して、それに自分なりの「意味」を付与し、時間軸上に並べて、一塊の経験として捉え、語ります。つまり、「人生とは、経験をストーリー化することであり、また自分のストーリーを演じることでもある」と考えられます。

このような理由からＮＡにおいては、ストーリーこそが、人々の生々しい経験を組織立てて理解するための基本的枠組みを提供してくれると考えます。そして私たち治療者は、自分の経験と想像力を駆使しながら、患者のストーリーを聞き出し、それを自分なりの言葉に「翻訳」し、患者の体験を共有することの重要性を説きます。

ＮＡでは、ストーリーには二つの意義があると考えます。第一の意義は〈人生の見方を決定する内的なレンズ〉、つまり個人の内部にある解釈システムとして機能すること、第二の意義は〈行為の導き役となる内的モデル〉、つまり行為の仕方を決定するモデルとして機能するというものです。[3]

ナラティヴ・アプローチの臨床実践

社会構成主義に基づいて、以下のような実践をめざします。

① 生物医学的視点（disease——医療人類学では病の客観的な部分を disease と言います）だけでなく、患者の視点（illness——医療人類学では病の主観的な部分を illness と言います）を尊重します。「人が行為を決定するのは、自分を取り囲む世界がどのように存在しているかではなく、その患者の中でどのように体験されているかに基づいている」と考え、患者が医療者の指示に従わない場合でも、患者の生きる世界を探求する姿勢を重視します。

② 医学的な観点を相対化します。患者が医療者の指示に同意しなくても、医療者の考えだけが正しくて、患者は間違っているとは考えず、両者の視点を対等に扱います。「医療者の指示に従うか、それとも従わないか」といった二者択一を患者に迫るのではなく、お互いの立場の違いを理解し合うことを重視します。

③ 人間理解の手段として「言語」を重視し、治療者と患者が相互に「語り」を共有することを、治療の重要な一部と考えます。つまり、説得する医療（医療者の論理を押しつける医療）から患者の生きる世界を共有する医療への転換をめざします。

④ 基本的に非線形アプローチ（非因果論的アプローチ——原因－結果という因果論的な思考に束縛されない考え方）です。ＮＡでは、糖尿病患者の問題解決をめざす際、「病気」だけに焦点を合わせるのではなく、「問題」に焦点を当て、「原因の探求とその除去」という単純な発想から、「複数の仮説に基づく多角的視点」を重視します。

「医師（医療者）－患者関係」はどう変わるのか？

モダニズムにおける医師と患者の役割

医師は、正しい診断と病態仮説に基づいて、患者に的確な指導と治療計画を提示します。患者はこうした専門家の指示を尊重し、それに従うことによって、健康を取り戻すことができると考えます。もしも患者が医師の指示に同

意できないと感じた場合、患者は自らの責任で、医師に疑問を投げかけ、納得できるまで議論し、合意が形成されない場合、両者は互いに妥協点を求めていくことで解決を図ります。

ポストモダニズム（NA）における医師と患者の役割

医師は医学の専門家ですが、患者の人生に対しては無知です。このため、対話を通じて、病を抱えた患者の生きる世界を探求し、相互交流・相互検索を通じて、互いに意味を共有し合うことを目指します。すなわち、ポストモダニズムにおける専門家の役割は、患者を「正しい知へ導くこと」ではなく、患者と協力しながら、「意味生成的な対話」を生み出していくことであると考えます。治療方針は、こうした対話を通じて形成されるものと考えます。すなわちNAの場合、医療者と患者の考え方が対立したとしても、妥協点を見出すことを目的とするのではなく、互いに理解し合うことを目的とする対話を目指します。妥協点はあくまでその結果としてついてくるものであると考えます。以上の説明を【表1】にまとめました。

表1 医師と患者の役割

	モダニズム	ポストモダニズム
医師	医師は、正しい診断と病態仮説に基づいて、患者に的確な指導と治療計画を提示する。	患者を「正しい知へ導くこと」ではなく、患者と協力しながら「意味生成的な対話」を生み出していく。
患者	患者は、専門家の指示を尊重し、それに従うことによって、健康を取り戻すことができる。	対話、相互交流・相互検索を通じて、医師と協力しながら、自分に相応しい治療計画を決める。
両者の関係	患者が医師の指示に同意できないと感じた場合、患者は自らの責任で、医師に疑問を投げかけ、納得できるまで議論し、合意が形成されない場合、両者は互いに妥協点を求めていくことで解決を図る。	医療者と患者の考え方が対立したとしても、妥協点を見いだすことを目的とするのではなく、互いに理解し合うことを目的とする対話を目指す。妥協点はあくまで、その結果としてついてくるものと考える。

ナラティヴ・アプローチに求められる態度

① 無知の姿勢

「私は医療の専門家ですが、あなたの人生については何も知りません。それゆえ、あなたの生きる世界を教えてください」といった姿勢を指します。

こうした姿勢が、専門家－非専門家の上下関係を打ち砕きます。ＮＡでは、患者との間に、職業的役割を取り払った真に水平的な人間関係を構築することを目指します。若い頃から常に診療の責任者として、患者やスタッフから尊敬される立場を演じてきた医師にとって、この姿勢を身につけることは決して容易いことではありませんが、ＮＡのもっとも重要なスキルですので、ぜひ自らを律して訓練していただきたいと思います。

② 語りを溢れさせるための受け身的態度
　ＮＡは、患者の語りを媒介として診療を進めるため、治療者には患者の語りを溢れさせるような受け身的なスキルが必要になります。つまり「聴き方」と「訊き方」の訓練が必要になります。

③ 強い好奇心
　私たちは学生時代、患者に対しては冷静でクールに振舞うように指導されました。医師は何事においても冷静沈着で、客観的な態度でなければならないと教えられました。しかしＮＡは、これとは反対の姿勢を奨励します。すなわち、「患者のことをもっと知りたい、もっと深く理解したい」という思いが溢れるような態度で臨むことが求められます。このような態度を示す医師に対して、患者は自然に多くを語るようになるからです。

おわりに

　糖尿病は患者が治療の主体者であり、彼らの糖尿病は彼らのものです。それゆえ、生物医学的論理だけではアウトカムの改善は望めません。それ故、まさにＮＡが最適な領域であると言えます。紙面の関係で述べることができませんでしたが、ＮＡにはさまざまなスキルがあります。社会構成主義から派生したセラピーで用いられている〈相対化手法〉、家族療法のなかで用いられる〈システムズ・アプローチ〉、Ｍ・ホワイト、Ｄ・エプストンらによる〈ナラティヴ・セラピー〉とここから生まれた〈外在化手法〉などです。
　ＮＡでは「病気」だけに焦点を当てるのではなく、患者の糖尿病を管理することを困難にしている「問題」に焦点を当てます。ただし、それゆえに科学的エビデンスが軽視されても良いというものでは決してありません。むしろ、患者のストーリーにある一定の方向づけを維持するための羅針盤として、

常に「生物医学モデル」が機能していることが重要であることを最後に強調したいと思います。

(1) 岸本寛史『癌と心理療法』誠心書房, 2000.
(2) グリーンハル, ハーウィッツ／斉藤清二・山本和利・岸本寛史監訳『ナラティブ・ベイスト・メディスン―臨床における物語と対話』金剛出版, 2001.
(3) マクナミー, ガーゲン編／野口裕二・野村直樹訳『ナラティヴ・セラピー―社会構成主義の実践』金剛出版, 2004.
(4) ガーゲン／東村知子訳『あなたへの社会構成主義』ナカニシヤ出版, 2005.

杉本 正毅　（糖尿病心理研究所）

chapter 1-e

肯定的アプローチ

濱田 恭子

はじめに

　医療機関へコミュニケーション指導に伺った際、患者さんに対する治療者側のこのような言葉をよく聞きます――「こんなに一生懸命説明しているのに、どうして頑張らないんだろう。自分のためなのに！　頑張れば快適な生活も送れるし、恐ろしいことにもならないのに」。とくに治療者の良くなってほしいという願いや思いが強いほど、この声が大きくなるようです。もちろん、自分のために頑張れる患者さんもおられますが、治療者の願いとは裏腹に、自分のために頑張れない患者さんがおられるのも現実です。

　自分のために頑張ることのできない方に、頑張ることを指導するのは容易ではありません。けれども、患者さんに頑張ってもらわないと、幸福や健康を手に入れてもらうサポートは出来ません。ご自身に頑張って行動していただき、現在の生活を変えてもらう必要があります。本稿では、筆者が日々の臨床のなかで行っている「頑張ってもらう工夫と技術」を紹介します。そして、このことを患者さんの援助に少しでも役立てていただければ幸いです。

頑張れない人たち

　心理療法を求めて来られる人の多くは、頑張りたくても頑張れない人たちです。たとえば、不登校の中学生の男子は朝七時半に起きさえすれば学校に行けるのですが、それが出来ません。過食症の高校生の女子はスナック菓子を食べなければ、嘔吐することもなく、罪悪感に襲われることもないのに、食べないことが出来ないのです。「こうすれば良い」ということがわかっていても、患者さんたちには出来ないことばかりです。効果や方法を具体的な

説明で理解していただいても出来ません。糖尿病で食事療法や運動の効果や大切さ、方法を丁寧に指導しても励行されない患者さん方も同じで、頑張りたくても頑張れない人たちなのかもしれません。

けれどもなかには、丁寧に指導すれば一生懸命に頑張る方もおられます。心理療法を求めて来院される方には「頑張れない人」が多いのですが、糖尿病で来院される方のなかには「頑張れる人」も多いのかもしれません。それでは、「頑張れる人」と「頑張れない人」との違いは何でしょうか。

筆者の経験では、「頑張れる人」は、精神的に安定していて、喜びや嬉しさがあり、信頼できる人がいて、不安があっても未来に希望をもてる状態の人で、反対に「頑張れない人」は、精神的に不安定で、喜びや嬉しさがなく、そばに誰かが居ても信頼はなく、未来に希望をもてない状態の人であるようです。そして、「頑張れない人」の状態でも「頑張れる人」の状態へとサポートすると、自然にゆっくりと、頑張ってくれるようになります。ですから「頑張れる人」の状態の方には、今の問題を解決するための方法を丁寧に指導、説明し、学びながら実行してもらいます。そして「頑張れない人」の状態に方には、今の問題を解決するための方法を丁寧に説明はしますが、「未来への希望」「喜びや嬉しさ」「精神的な安定」のサポートを優先します。

「頑張れない人」の状態の方へのサポート

「頑張れる人」の状態へとサポートするために、未来への希望・喜びや嬉しさ・精神的な安定をもってもらえる方法を具体的に紹介します。

まず「未来への希望をもつ」とは「自分の良い未来を想像することができる」ということです。人は今の自分を少しでもヨシとできれば、少し良い未来を見れます。たとえば「今の自分も何とか少しはやれている、だから、これからも何とかやっていけるかも知れない」と思えます。しかし今の自分をダメと思っていると「自分はダメな人間だ。今だって最悪なのに、これから先、何かができるわけがない。だから頑張ったって仕方がない。辛いだけなのに生きていてもしょうがない」となり、良い未来は想像できないのです。

ですから、まず今の自分をヨシと思えるようになってもらいます。それは、自分を肯定できるようになることです。治療者はそのサポートをします。具体的には治療者が先に患者さんを肯定し、患者さんの自己肯定感を上げていくのです。まず患者さんの一言一言を患者さんが受け入れられる言葉で肯定

するコミュニケーションを繰り返し続けます。実際の会話の例で説明します。

肯定的アプローチの例

　ある内科の診察室での事例です。糖尿病と高脂血症で指導入院後も、食事のコントロールができず、落ち込んだ状態で、インシュリンを受け取るために診察に来ました。揚げ物と甘い缶コーヒーが大好きな45歳の独身男性で、長距離トラック運転手。データ結果は以前より悪い状態でした。

患者さん『コンビニの唐揚げ弁当もやめて、蕎麦にしたし、ドライブインでも豚カツ定食を我慢して、ざる蕎麦にしているのに、いろいろ我慢してるのに、どうして結果が悪いんですか？　なんでダメなのかなあ？　もう、どうしたらいいのかわかりません。もう、うんざりです。』
治療者『なぜでしょうね？　まだ缶コーヒー飲んでますか？』
患者さん『前は10本飲んでたけど、今は食事の後と間に5本だけですよ』(怒)
治療者『えー！　まだやめてないんですか。まだ一日に5本も飲んでるの！　缶コーヒーはやめないとダメですよ！』
患者さん『……』(落胆)
治療者『揚げ物も本当に食べてませんか？』
患者さん『夜、どうしても我慢出来ないとき、ちょっとだけ。』(落ち込む)
治療者『やっぱり！　油を減らさないと、体重は減りませんよ。それから、缶コーヒーは絶対にやめて下さい！』
患者さん『……』(落胆)

　この会話で、治療者に患者さんを落胆させようという意図はありません。「早く良い状態になってほしい」という思いがあるので、正しい情報を伝えているのですが、患者さんは落胆してしまいます。ここでの正しい情報は「今のままではダメ」というメッセージになります。治療者には頑張っているように見えなくても、患者さんなりには頑張っているので、「今のままではダメ」というメッセージを伝えてしまうと、自棄を起こし、今できていることもできなくなります。人が落ち込んだ状態で「なんで自分はダメなのか？」と問うときは、「もう八方手を尽くしてやってみた。もうできない。もう疲れた。もう頑張れない」という意味の場合が多く、「未来への希望」がまったく無い状態なのです。

次に、同じ状況で、肯定する会話を紹介します。患者さんの一言一言を、患者さんが受け入れられる言葉で肯定することを繰り返す例です。

患者さん『コンビニの唐揚げ弁当もやめて、蕎麦にしたし、ドライブインでも豚カツ定食を我慢して、ざる蕎麦にしているのに、いろいろ我慢してるのに、どうして結果が悪いんですか？　なんでダメなのかなあ？　もう、どうしたらいいのかわかりません。もう、うんざりです。』

治療者『まだ結果が出てないのは残念ですが、揚げ物がすごく好きなのに、よく蕎麦に変えられましたね。偉いですよ。蕎麦は血糖値が上がりにくいからとてもいいですね。よく頑張ってますね。豚カツは大好物でしょ。よく我慢しましたね。まだ結果には出ていませんが、頑張っておられるので、大変だけど続けていくと必ずいい結果が出ますよ。』

患者さん『そうですか（ホッとした表情）ありがとうございます。缶コーヒーも、前は一日に10本飲んでたけど、今は食事の後と間に5本だけですよ！　我慢してます（嬉しそうに）。』

治療者『ヘエー！　偉いですね。1ヵ月で5本も減らせたなんてスゴイですよ。よく頑張ってますね（笑）。』

患者さん『（嬉しそうに）ありがとうございます。……でも、もう少し減らしたほうがいいですよね（落ち込む）。……揚げ物も我慢してるんですが、夜どうしても我慢できないとき、ちょっとだけ食べてしまうんです（落ち込む）。』

治療者『働いていたらストレスも溜まるでしょう。そんななかで好きな物を我慢するのは大変なことです。本当に頑張っておられますね。ちょっとだけ食べてしまったことを反省されたり、缶コーヒーをもっと減らそうと考えられたり、いつも忘れず「我慢しなきゃ」って思ってらっしゃることが偉いです。頑張ってますね。応援していますよ。』

患者さん『ありがとうございます（嬉しそうに）。なんとかまた頑張ってみます！』

　このようなコミュニケーションを続けると、患者さんは「今の自分も、少しはできているのかも知れない。だから、もう少し頑張ったら、少しはましな状態になるかもしれない」と、少し「未来への希望」をもてる状態になります。また、頑張っていることを治療者に認めてもらえたことで少しの「喜びや嬉しさ」も感じることができ、治療者を「信頼できる存在」として認めることも出来始めるでしょう。そしてこのコミュニケーションを続けていくと、患者さんは自分自身を少しずつ肯定できるようになり、精神的にも少しずつ安定してきます。そして「頑張れる人」の状態に変化していくのです。

肯定するコツ

　肯定するコミュニケーションを繰り返すことで「頑張れる人」の状態にサポートできます。けれども、「もっと頑張らなければいけない」と思っている患者さんに対して肯定する言葉がけを行うのは難しくトレーニングが必要です。患者さんの思いより大きく肯定してしまうと、否定されたと受け取られることが多く、強く否定するよりも傷つけてしまいます。また治療者の価値観で肯定してしまうと、患者さんに無理な指示を与えることになります。

　肯定するときのコツは、治療者の価値観で肯定するのではなく、患者さん自身が良いと思っていたり、少し頑張っていると感じていることを、大き過ぎず、小さ過ぎず、患者さんが心地よく受け取れるフィットしたサイズで肯定することです。それには患者さんの表情をよく見て心地よく思われているかどうかを慎重に観察しながら言葉を選ぶことが大切です。そして注意しながら少しずつ肯定します。よく観察すると努力されていたり、頑張ろうとされているところは必ずあります。それを見つけて肯定するのです。それから、「何が正しくて、何が間違いか」の議論を患者さんとはしないことです。

　糖尿病のように厳しい状態では、「頑張らないといけない」と思えば思うほど、頑張れなくなるものです。大切なことは、患者さんに「喜びや嬉しさ」を感じてもらい「未来への希望」をもてる状態をつくり、治療者を「信頼」してもらえるようにアプローチし、「精神的な安定」を保つことです。

　このことを、告知・情報提供・生活指導・家族支援などの際に役立てていただけると幸いです。

文献　濱田恭子「拒食と過食のブリーフセラピー」『こころの科学』112, 日本評論社, 2003.

濱田 恭子　（カウンセリングルーム Co.koro）

chapter 1-f

システムズアプローチ

吉川 悟

摂食という日常と家族のつながり

　多くの人は、日常的に食事を家族とともに摂っています。食卓を囲む場合もあれば、それぞれが独立して一人で食事を摂ることもあるでしょう。しかし、食事を摂ることを考えた場合、家族とのコミュニケーションが最も頻繁に行われる場として「食卓」という場が存在しています。

　糖尿病であれば、「食事を摂取すること＝治療的意味のある行為」として位置づけられます。他の摂食障害や内臓の機能異常を伴う心身症でも、食事を摂ることそのものが治療的意味のある行為として位置づけられます。その一つとして「栄養指導」がなされますが、多くはクライエントだけでなく、その家族を含めて指導がなされています。多くの事例は医師の指導に従った食事制限を行うことで、身体的改善を目指そうとします。しかし、一部のクライエントに見られるのは「わかってはいるけれど、日常行動を改善できない」という矛盾です。

　これまでの心身医学領域において、これらの難治性の疾患に対しては、「症状否認、症状への無理解、耐性に対する脆弱性、self-esteem の低さ」などが問題とされ、クライエントの性格的特性・人格的問題として扱われてきました。しかし、人にとっての環境的要因を軽視し、人を環境的要因から独立した存在として見なすこれまでの行動科学の考え方とは異なり、人をその置かれている状況で把握し、変化を導入しようとする考え方が《システムズアプローチ》なのです。

　ただ、クライエントの置かれている環境的要因の一つである〈家族〉といえども、すべての家族が異なる特徴を持っているため、それぞれの家族の持ち味を充分に知ることが必要となります。そして、場合によっては、クライ

エントの職場関係者や友人関係なども環境的要因の重要な側面となる場合もあるのです。

本論では、難治性・慢性の糖尿病のクライエントへの対応を、その環境的要因の一つとして「食卓」を考え、家族の持ち味を最大限に活用することが、効果的で有益な援助となることについて、《システムズアプローチ》の視点から述べたいと思います。

システムズアプローチの考え方とは

《システムズアプローチ》では、クライエントの環境要因の一つとして"家族"を考える立場をとります。その家族に対する視点は、「家族に問題があるから、その改善を目的とした治療を行う」という意味ではなく、「クライエントの日常に深く関与している家族の持ち味を用いて、クライエントの行動変容を目的とした改善の協力を得て、治療を行うこと」です。《システムズアプローチ》に基づかない1960-70年代の家族療法では、「家族に問題があるから、クライエントに問題が生じる」という立場の考え方を基礎としていましたが、現在ではこの考え方は有効でないとされています。

《システムズアプローチ》では、これまでの個人を対象とした行動科学や心理学の考え方とは異なり、以下のような特徴的な考え方をします。[1]

特徴① 家族とクライエントに対する視点

日常的で親密な人間関係が存在する集団においては、「日常的にやりやすい行動で、周りが許容してくれる行為を繰り返し行い、結果的に意識しないうちに、決まった行動特性を獲得している」と考えます。したがって、これを"家族"に置き換えれば、親密な血族的集まりである家族においては、クライエントの非治療的な行動でさえ、家族によって許容された結果として持続しているのです。なぜなら、それがいかに危機的で危険な行動であったとしても、それまでの日常によって維持されてきた行動特性は、容易には変化しないため、表面的にクライエントが「問題を意識した」としても、これまでの日常的な行動特性を容易には変化させられないからです。また家族も、それを「意識して」許容しているのではなく、これまでの日常的な何気ないやりとりによる相互作用が固定しているため、その一部分を変えることができなくなっているからです。

こうした"家族"という環境のなかでは、クライエントが食事制限を意識したとしても家族が協力しなければ効果がないことは、よく知られています。しかし逆に、あるクライエントが食事制限を意識していなければ、その家族はどう協力して良いかがわからず、結果的に「食卓」でのトラブルが多発することになります。そのためその家族は、トラブルを回避するために問題を先送りしたり、これまでと同様の日常に埋没し、結果的にクライエントの行動変容の阻害要因となりかねません。このような家族が「非治療的な、非協力的な家族」として医療関係者から見なされていることが少なくありません。

　特徴②　**家族の特徴を把握する**
　"家族"という集団に特徴的な把握のポイントは「日常的にやりやすい相互作用を繰り返していること」です。これは、よほどのことがない限り「いつも同じような関わり方」ができていることを示しています。そのため、「食卓」で起こっている相互作用は、「食卓」だけではなく、ある程度の信頼関係ができて緊張が解ければ、医師の診察場面でも「食卓と同じ相互作用」が見られます。
　ただし、この視点の獲得には少し、従来の「個人の発言」を把握することと異なる〈コミュニケーション理論〉の考え方が必要になります。[2]〈コミュニケーション理論〉とは、簡潔に述べるなら、「コミュニケーションを相手の行動を規制するための手段」として捉え、「コミュニケーションには、内容・報告と関係・文脈のメッセージが同時に含まれている」と考えることです。具体的にいうと、クライエントや家族の診察や食卓での話題の内容 content だけではなく、その話題が医師や家族にどのような要求や関係を要請する意味を持つかという文脈 context を考慮する、ということです。
　〈コミュニケーション理論〉は、複雑で多様な"家族"のあり方を汎化し理解するためのガイドラインです。したがって「家族が意図的にこのような決まった特徴的なコミュニケーションや相互作用を繰り返している」と考えるものではありません。あくまでも《システムズアプローチ》を実践するための視点であることに留意し、合目的的理論であることを理解してもらいたいと思います。

　特徴③　**問題解決の方向性**
　《システムズアプローチ》は、柔道の極意「押さば引け、引かば押せ」に

喩えられることが多いのですが、それは、"家族"には日常があり、その維持のためには最もやりやすい相互作用がすでに備わっているので、それに一致しない方法は拒否されるからです。したがって、家族の「持ち味」を積極的に活用することが最優先されます。

どのような"家族"にも見られるいくつかの特徴的な「持ち味」を示しておきましょう。たとえば「他者との対話での主導権は、誰が握るのか？」「決定した出来事の実行にあたって、誰が主体的に活動するのか？」「予定に反することが起こったときに、誰がどのような修正・対応・放棄をするのか？」などです。加えて、医療的な場面であれば、「物事の決定をするのが誰で、それがどのような検討の仕方によって決まるのか？」は多くの家族で決定しているため、それに準じた対応が求められることとなります。

このようないくつかの"家族の特徴"を把握し、それに準じた対応をするだけで、クライエントには備わっていない「食事制限の耐性」を改善することが容易にできることとなります。また、家族の日常全体に対する相互作用が変わるように働きかければ、その家族のなかで「健康の維持」が最優先課題として扱われることも少なくありません。その一例が、「夫婦での散歩」によって日常生活が改善した事例などでしょう。ただしこれは、結果的に生じた変化であって、意図的な変化を引き起こす場合には、家族の中心的な相互作用に変化を起こすことが治療的に求められます。

家族にかかわる際の留意点

実際の難治性のクライエントとその"家族"との臨床的な面接においては、以下の点を留意することが重要です。

ひとつは、「家族の問題点を見つけるより、有効な相互作用を探す」ことです。"家族"は有効な部分を活用しようとはしますが、否定的な部分の改善に対しては消極的です。

つぎに、「家族の対立的場面は、問題を改善するための原動力」と考えることです。対立的な会話は苦痛を伴いますが、同時に、先送りしてきたことを解消するためには不可欠のものだということを了解しておく必要があります。そして「どんな家族の葛藤でも、その家族には緩和・解消する機能がある」ということをよく知っておくことです。複数を対象とした面接では、対立や葛藤が表示されることを怖がる専門家が多いようですが、それは何の介

入をせずとも、放置しておくだけで「いつもの出来事」として解消されるものであり、さほど心配する必要はないものです。

　最後に、「何気ない対話に第三者が立ち入ることは、会話の可能性を広げる」と考えることです。家族だけの会話は、すでに膠着化されており、どのような立場であっても、その家族とおつき合いをすることによって、家族には変化の可能性が高くなるのです。

（1）吉川悟・東豊『システムズアプローチによる家族療法のすすめ方』ミネルヴァ書房，2001．
（2）吉川悟「少し視点の違う『意識』と『無意識』―人の日常の中に見られる『わがままな様』と『何気ない様』」氏原寛・成田善弘編『意識と無意識』人文書院，2006．
（3）吉川悟『セラピーをスリムにする―ブリーフセラピー入門』金剛出版，2004．
（4）吉川悟「古典的家族療法と現代の家族療法」牧原浩監・東豊編『家族療法のヒント』金剛出版，2006．

吉川　悟　（龍谷大学）

chapter 1-g

コーチング

山本 美保

はじめに

《コーチング》とは一言でいうと、会話を通じて相手の能力を最大限に引き出し、コーチとクライアントの対等な関係のもとに"自己実現"をサポートする、コミュニケーションのスキルです。

コーチングが糖尿病診療に有効な理由

アメリカの心理学者マズローの〈人間の欲求の五段階説〉というものがあります【図1】。《コーチング》はこれらの欲求に対して、効果的なアプローチをします。その結果、患者が治療に対して受け身で否定感のある状態から、主体性を持ち責任ある積極的なあり方で指示・指導に取り組む状態にすることで、治療効果を高め、クレームなどの減少などにつながります。

まず、コーチ（コーチングをする人）とプレイヤー（コーチングを受ける人）の関係で始まりますが、これは上下の関係ではなく、対等なパートナーシップのもとに始まります。コーチ（医療従事者・患者の家族）は常に、プレイヤー（患者）に起きることを"受け取り"つづける居場所になります。

糖尿病患者というのは、不治の慢性疾患を抱えていることになり、たとえ理性によって病気の本質を充分に理解していたとしても、不治であるがゆえに、心は

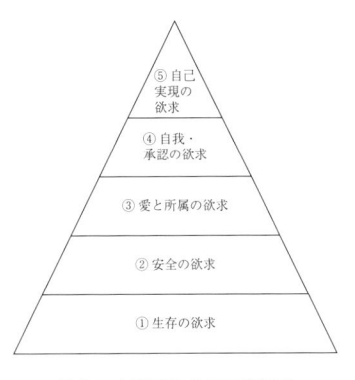

図1　人間の欲求の五段階説

⑤自己実現の欲求
④自我・承認の欲求
③愛と所属の欲求
②安全の欲求
①生存の欲求

揺れ動き、治療を拒否したり、自暴自棄になったり、気分的に落ち込んだりと、さまざまな反応を示すことも少なくなく、また、自分が糖尿病であるということさえ受け入れられない人がいても、患者にとってはもっともなことなのです。誰しも、自分が不治の病になってしまったら、それを簡単には受け取れないものです。まして糖尿病は、何が原因かは人によって違うにもかかわらず、どこか世の中には「本人の行いのせいでそうなった」というような風潮があります。それが患者をいっそう苦しめる要因の一つにもなっています。

　だからこそ、そのような不安定な状態の患者の気持ちや考えをそのまま"受け取り"つづける安心な居場所があることが、患者にとっては心の救いになり、自分を受け入れてくれる「愛と所属の欲求」【図1の③】を満たすことになります。

　そして、コーチ（医療従事者・患者の家族）は、プレイヤー（患者）を「良い」とか「悪い」とかと評価するのではなく、ただ"承認"しつづけます。この"承認"が、患者を力づけるのです。患者の行いが「出来ている／出来ていない」というような二元論的な裁判官の眼ではなく、患者に寄り添う在り方で、その患者の"承認"すべきところ（患者がつくった成果や結果に対して、患者の能力や行動・様子・発言・気持ちに対して、患者自身の存在に対してなど）をあらゆる角度から探し出し、伝えつづけることで、患者は「自我・承認の欲求」【図1の④】を満たすことができます。

　そこまでくると、患者は「自己実現の欲求」【図1の⑤】へ向けて歩み始められるのです。ここでの"自己実現"は、患者の治療に対する前向きな姿勢と行動の継続になります。そしてコーチは患者の感情を受け取りますが、コーチが焦点を当てて扱う対象は患者の「行動」なので、「感情」と「行動」を分別して、「行動」をコーチしていくのです。コーチングが前進や結果につながるのは、カウンセリングと違って、常に「行動」を扱っているからです。以前と「行動」に違いが出来ると、患者は自分の望む結果に大きく近づきます。コーチは、コミュニケーションを通して、患者の目的や目標の達成に向けて、患者の能力や行動を引き出しながら、サポートしていきます。

　コーチングが「人間の欲求③④⑤」を満たすということは、糖尿病患者によく見られる「食欲への欲求」を自然に抑えることにもつながりますし、運動習慣の強化や生活習慣の改善を、自分自身の"自己実現"の目標にして、達成していくこともできるのです。

パートナーシップが創る患者の自主性

　先に「コーチとプレイヤーの関係が対等なパートナーシップのもとで始まる」と述べましたが、対等であるがゆえに、患者の自主性が発揮されていく背景が創られてゆくのです。
　例えば、医師 – 患者という上下の関係であると、通常、患者は医師に「何とかして治してください」という状態にあります。この関係性は、自分ではなく相手に何とかして欲しいという、相手に対しての依存をつくり出しやすいのです。また糖尿病という病は、医師がどんなに優秀な診療をしても、患者がその後、医師の指導を適切に守らなければ効果が現れません。そこがこの病の特徴でもあります。
　だからこそ、患者が「やらされている」「やらないといけない」というような受け身的な関係、また主従関係のもとでは、効果的な診療が進まないのです。そこで、患者との対等な関係のなかでパートナーシップを築き、患者が自主的に取り組み出すと、しっかりと自分で指導を守り、適切な行動をとるようになるのです。

病に対するパラダイム

　誰もが各々長年にわたって築き上げてきた自分の生活習慣というパラダイム（価値観の枠組み）をもっていて、そのパラダイムが病をつくったり、増長したりしていると、《コーチング》的な観点から捉えることができます。
　そこで、病を改善していくために、既存のパラダイムの形を変える、突破する、もしくは新しいパラダイムを創ることが、病への改善にもつながります。それを創り出すのが、コーチングによるコミュニケーションなのです。

コーチングの４つのステップ【図2参照】

　《コーチング》の〈第１のステップ〉は、「依頼と約束」から始まります。YESもNOも言える対等な立場で「依頼と約束」をし、「結果を出す」ために、お互いに何でも言い合える関係を最初に創ります。〈第２のステップ〉は、「ルールとスタイル」を決めます。スタイルは、プレイヤーの段階に合わせ

て変化させていきます。〈第3のステップ〉は、ゴールを明確化します。漠然としたものを具体的にし、明確な意図が結果を創ります。ゴールをプロジェクトにすると機能します。〈第4のステップ〉は、日々のコーチングをスタートします。日々、コミットメント（自分が発する宣言。掲げることで自分を引っ張ってくれるもの）を行い、出だしはローギアの計画でスタートし、踏み出した後の計画は、ギアをまたチェンジしていきます。

```
第1のステップ                    コーチングスキル
依頼と約束からスタートする          クリアリング
                                Be With
        ↓
第2のステップ
ルールとスタイルを決める
                                コーチングスキル
※第2のステップと第                 プロジェクト
3のステップは入れ替                 意図
わることがある。         ↓         可能
                                アップセット
                                分別
                                Ｉメッセージ
第3のステップ                      質問
ゴールを明確化する
        ↓
                                コーチングスキル
第4のステップ                      承認
日々のコーチングをスタートする        エンロール
                                責任・損失
                                完了・創作
```

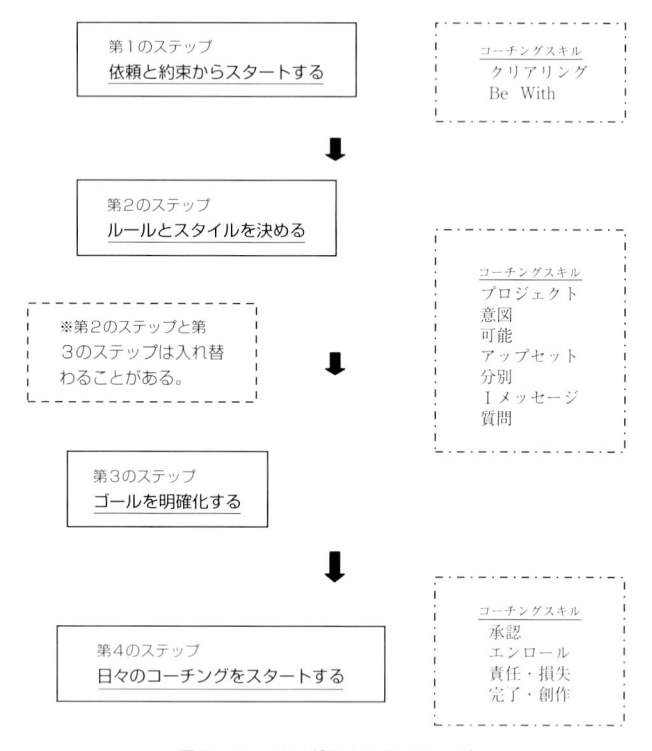

図2　コーチングの4つのステップ

シンプルなコミュニケーション―（不動）

　《コーチング》によるコミュニケーションはシンプルです。「相手を聴き（質問し）、自分を伝える」というこの組み合わせのなかで、相手に新しい変化を創り出していくことができるのです。なお、認知行動療法とコーチングが

混同されやすいので、その違いをお伝えしておきます。
- 認知行動療法の「行動」のなかには感情や思考が入っていますが、コーチングは「行動」と感情・思考は分別して、「行動」を扱います。
- 認知行動療法は反応を分析（診断）しますが、コーチングは分析（診断）するのではなく、ただ受け止めます。
- 認知行動療法は実行できそうな行動を具体的に提案しますが、コーチングは「実行できそうかどうか」ではなく、「するかしないか」を扱います。提案することはありますが、基本的にコーチの質問によって、その人自身が編み出していくのです。

コーチングは治療ではないので、医師でなくてもできるコミュニケーションスキルです。

おわりに

本稿のなかでは具体的な《コーチング》の使い方までお伝えすることはできませんでしたが、ぜひ《コーチング》というコミュニケーションを体感してください。コミュニケーションは使ってこそ価値があります。机上論に終わらせることなく、ここから皆さまがお使いいただきます一歩につながれば幸いです。

筆者は、病を背負った患者の心的負担、その患者をサポートする家族・医療従事者の方の心的負担が軽減し、診療がより効果的になるため、《コーチング》というコミュニケーションを使って、皆さまをサポートしていくことを自分の使命として活動しています。なにかございましたら、いつでもお気軽にコミュニケーションをしてきてください。

（1）米国糖尿病学会／中尾一和・石井均監訳『糖尿病診療のための臨床心理ガイド』メジカルビュー社，1997．
（2）岸英光『エンパワーメントコミュニケーション』あさ出版，2003．
（3）岸英光『プロコーチのコーチングセンスが身につくスキル』あさ出版，2008．

本稿監修：岸　英光　（ビジネスコーチ）

山本　美保　（New とらる co.）

chapter 1-h

向精神薬による薬物療法

黒田 健治

はじめに

　リエゾン精神医学の広がりにより、身体科の診療場面でも精神科医がかかわりを要請されることが多くなっています。身体疾患に伴う精神疾患も多岐にわたっており、うつ病・うつ状態などは一般人口に比べ高率にみられます。当然、糖尿病に罹患している方も、精神疾患を併発してくることは稀ではありません。うつ状態やうつ病などは、糖尿病の3割に出現してくると言われています。

　糖尿病はさまざまな心理社会的因子によって代謝コントロールが変化し、セルフケア行動が代謝コントロールにも影響を与えることも指摘されています。糖尿病に高頻度で起こってくる精神疾患が、セルフケア行動のレベルをさらに低下させ、血糖コントロールは悪化するといった悪循環が生じてきます。したがって、糖尿病に併発してくる精神疾患を治療することは、糖尿病患者のQOLにとっても大変重要なことです。

　本稿では「糖尿病患者に併発してくる精神疾患」として、《気分障害》《不安障害》をとりあげ、その薬物療法について解説し、また、最近精神科領域で問題となってきている非定型抗精神病薬と糖尿病の関係についても言及したいと思います。

気 分 障 害

うつ病と糖尿病の関係

　糖尿病患者に併発する精神疾患として高頻度に見られるものが気分障害です。気分障害のなかでも〈うつ病〉〈うつ状態〉は糖尿病の方の30％に出現

すると報告されています。我々が以前報告したものではＤＳＭ－Ⅳで気分障害に該当したものは11％でした。さらに適応障害のなかの「抑うつ」を加えると30％近くの方が糖尿病に〈うつ病〉〈うつ状態〉を併発していました。

　糖尿病に抑うつ状態が合併しやすい機序はよくわかっていませんが、〈うつ病〉ではインスリン抵抗性が増大しているという説や、中枢性のセロトニン欠乏が関与しているという説などが述べられています。また、うつ病者に対して経口耐糖能テストを行うと、うつ病者では耐糖能の低下が認められたが、抗うつ薬治療で改善したと報告されています。いずれにしても糖尿病患者に〈うつ病〉が併発しやすいことには、心理社会的な要因のみならず、生理学的な関与も考えられています。

　このように、糖尿病患者に〈うつ病〉が併発しやすいことはすでに承知されていますが、一方、糖尿病のタイプや持続期間、糖尿病治療の方法などが〈うつ病〉に関連しているのかどうかについては、まだ一定の結論は出ていません。

治　療（薬物療法）

　糖尿病などの身体疾患を基礎にもつ場合でも、〈うつ病〉〈うつ状態〉を治療していく際には、精神療法的なアプローチと、抗うつ薬を中心にした薬物療法を組み合わせて行います。しかし薬物療法を行うにあたり、抗うつ薬を選択する場合、抗うつ薬の副作用を充分に把握し、抗うつ薬が基礎疾患に与える影響や薬剤の相互作用なども、理解して選択していくことが大切です。従来わが国で用いられていた抗うつ薬は「三環系抗うつ薬」「四環系抗うつ薬」の他、トラゾドン、スルピリドなどです。しかし最近では、世界的にも広く用いられている抗うつ薬は「選択的セロトニン再取り込み阻害薬 SSRI」や「セロトニン・ノルアドレナリン再取り込み阻害薬 SNRI」と呼ばれる薬剤です。

　日本で現在使用可能なSSRIはパロキセチン〔商品名パキシル〕、フルボキサミン〔デプロメール・ルボックス〕、サートラリン〔ジェイゾロフト〕ですが、そのなかではパロキセチンの使用頻度が高いです。SNRIはミルナシプラン〔トレドミン〕が日本で使用可能です。

　「三環系抗うつ薬」はノルアドレナリン神経に作用することにより、糖新生を促進して高血糖を引き起こしたり、食欲亢進・体重増加などが見られることがあり、糖尿病患者さんに対してはあまり好ましくないと言われています。さらに三環系抗うつ薬は抗コリン作用などの副作用も多く、さまざまな合併症が起こっている糖尿病患者さんでは投与することが難しい薬剤です。

「選択的セロトニン再取り込み阻害薬 SSRI」は、インスリン分泌には影響を与えずに血糖値を低下させる作用があると報告されています。また SSRI には体重増加が見られず、食欲を抑制する作用があるとも言われています。現在では以上のことから、糖尿病に合併した〈うつ病〉〈うつ状態〉に対する抗うつ薬の選択は SSRI を第一にするべきであると考えられています。しかし一方で「三環系抗うつ薬」などの古典的な抗うつ薬は、血糖のコントロールという意味では前述のように血糖上昇をもたらすこともありますが、抗うつ作用によってうつ状態を改善し、そのためにむしろ糖尿病のコントロールや生活の質が改善されたという報告もあり、個々に応じた治療が必要であることも主張されています。

このように、糖尿病に併発した〈うつ病〉に対する抗うつ薬の効果については未だ充分とはいえず、今後の検討が必要ですが、実際の臨床場面では、糖尿病専門医と精神科医が協力してリエゾン精神医学的な治療をしていくことが大切だと考えられています。

不安障害

不安と糖尿病の関係

〈不安〉の症状には身体症状と精神症状があります。身体症状には「動悸」「息苦しさ」「発汗」「震え」などがよく現れ、精神症状では「落ち着きのなさ」「いらいら感」「些細なことが気になりリラックスできない」「物事に集中できない」といった症状が現れてきます。

糖尿病患者では《気分障害》と同様《不安障害》も多発します。この《気分障害》と《不安障害》が、糖尿病を対象としたリエゾン精神医学の現場で最もよく見られる状態ですが、精神疾患には〈適応障害〉という診断項目があります。〈適応障害〉の症状としては「抑うつ」や「不安」が主な症状であり、「抑うつ」や「不安」といった症状だけを捉えると、糖尿病をはじめとした身体疾患には高頻度で精神的な問題が起こっています。

糖尿病患者さんでは、低血糖に対する恐怖や合併症に対する恐怖など、比較的対象が明らかな不安障害から、漠然とした不安や全般性の不安障害と診断されるものまで見られます。当然〈パニック障害〉も糖尿病患者さんでも現れてきます。今のところ「不安」と代謝コントロールとの関連については、低血糖などに関連した神経学的変化や心因反応的なものなどが述べられてい

ますが、一定の結論は得られていません。

治療（薬物療法）

糖尿病患者さんに併発してきた不安障害に対しての治療は、薬物療法と精神療法を組み合わせて行うことが重要です。薬物療法としては、糖尿病患者さんに特定したような不安障害の薬物療法は充分に検証されていません。なかには「ベンゾディアゼピン系抗不安薬」が不安と代謝コントロールを改善したという報告もあり、一般的な臨床で用いられるさまざまな「ベンゾディアゼピン系抗不安薬」が用いられており、有効な治療薬になっています。またその他に「選択的セロトニン再取り込み阻害薬 SSRI」を《不安障害》に用いることも多くなってきています。

非定型抗精神病薬と糖尿病

非定型抗精神病薬と糖尿病との関係

身体科医にとって、統合失調症を治療対象にすることは少ないですが、身体科で治療を行っている患者さんに出現する「不眠」や軽い「せん妄状態」「不穏」に対して〈非定型抗精神病薬〉を使用することは稀なことではありません。とくに、精神科医にコンサルトを受けるような場合には〈非定型抗精神病薬〉の使用を勧められることも多いと思います。

〈非定型抗精神病薬〉は従来の定型抗精神病薬に比べ、錐体外路症状や高プロラクチン血症などの副作用は少ないですが、体重増加や糖・脂質代謝異常などの副作用が発現しやすい薬剤です。なかでも耐糖能異常との関連が注目されています。現在本邦で使用できる非定型抗精神病薬は、リスペリドン〔商品名リスパダール〕・ペロスピロン〔ルーラン〕・クエチアピン〔セロクエル〕・オランザピン〔ジプレキサ〕・アリピピラゾール〔エビリファイ〕・ロセナリン〔ロナセン〕の六種類です。このうちオランザピン〔ジプレキサ〕は2002年4月に、薬剤投与との関連性が否定できない重篤な高血糖の発現が認められたことから、糖尿病合併あるいは既往を有する患者への投与が禁忌となりました。また2002年11月にはクエチアピン〔セロクエル〕が同様の理由から禁忌となっています。

非定型抗精神病薬と糖尿病発症の機序

〈非定型抗精神病薬〉が糖尿病発症リスクを高める機序としては、体重増

加やインスリン抵抗性との関連が示唆されています。体重増加に関しては、〈非定型抗精神病薬〉のなかには体重増加が認められない薬剤もあることなどから、影響は薬剤により異なると理解されています。またインスリン抵抗性に関しては、今のところ慎重に考える必要があります。

　いずれにしても〈非定型抗精神病薬〉の使用に関しては、糖尿病への影響を充分に検討したうえで、慎重に用いることが大切だと思います。

（1）北岡治子編『わかりやすい糖尿病患者メンタルヘルスケア』診断と治療社，2002.
（2）堀川直史・黒澤亜希子・松本秀幸「精神疾患を持つ糖尿病患者の治療」『糖尿病診療マスター』3（1），2005.
（3）河盛隆造「精神科薬物療法と糖代謝異常」『臨床精神薬理』10（3），2007.

　　　　　　　　　　　　　　　　　　　　　　　　　　　黒田 健治　（阪南病院）

chapter 1-i

糖尿病の漢方治療

吉田 麻美

はじめに

　糖尿病の治療の目標は、高血糖症状を除いて、合併症の発症と増悪を阻止し、糖尿病患者さんが健康な人と変わらない日常生活の質（QOL）を維持し、健康な人と変わらない寿命を確保することです。近年のDCCT, UKPDS, Kumamoto study など大規模臨床試験の結果から、厳格な血糖コントロールが、合併症の発症進展の抑制、寿命の確保につながることが明白となりました。

　したがって糖尿病治療では、まず厳格な血糖のコントロール状態の維持が必要なのですが、糖尿病は、病因や病態が多様なので、個々の臨床像を西洋医学的に充分解析し、最新のエビデンスに従って対応しなければなりません。血糖コントロールについては、日本糖尿病学会の指標に従って西洋医学的に対応することが肝要です。そのうえで《漢方治療》の役割は、合併症の進展阻止、また自覚症状の改善にあります【図1】。

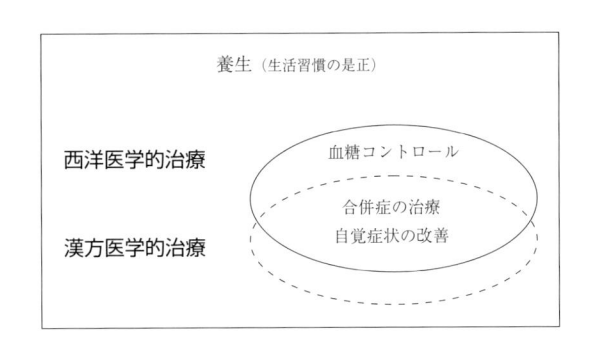

図1　糖尿病の治療

《漢方治療》に際しては、漢方医学的診断に基づいて治療を行います。つまり、陰陽・虚実・表裏・寒熱・六病位・気血水・五臓など漢方特有の概念に拠って「証」を決定し、その人に合った養生を勧め、方剤を選択することになります。西洋医学の科学的手法による分析的・臓器別的なアプローチによる「疾患治療」とはまったく異なる「随証治療」なのです。たとえば、発熱・悪寒・咳嗽などの症状を訴える患者さんには、西洋医学では「感冒」と病名を診断し、病気の治療を行いますが、漢方では、陽証では「葛根湯証」、陰証では「真武湯証」などと、患者さんの体力や状態によって全く違う方剤や病態を表す「証」を診断し、治療を行います。

糖尿病の漢方治療

《漢方医学》では、糖尿病は"消渇"という疾患概念で捉えられています。BC200年頃の『黄帝内経素問』に「此れ肥美の発する所なり……転じて消渇を為す」と、脂っこいものやおいしい物の食べすぎで"消渇"になると記載され、AC200年頃の『金匱要略』には「男子消渇、小便反て多く、一斗を飲むを以て、小便一斗なるは、腎気丸之を主る」と、"消渇"には腎気丸（八味地黄丸）が適応と書かれています。

糖尿病治療では西洋医学でも、特殊なケースを除いて、まず食事・運動療法の指導を徹底し、生活習慣の改善が必須ですが、これは《漢方医学》でも正しい養生にあたります。665年頃の『千金要方』にも「食治第一」と、食養生がもっとも大切であること、それでもだめなときに薬と書かれています。

漢方の生薬のなかには、葛根・栝楼根・桔梗・粳米・山茱萸・山薬・地黄・車前子・朮・桑白皮・沢瀉・知母・茶葉・当帰・人参・麦門冬・茯苓・附子・麻黄・麻子仁など、血糖降下作用を有するものは少なくありませんが、実際の血糖コントロールには充分な効果を期待できないため、血糖値については、西洋医学的に対応する必要があります。

糖尿病に特有な合併症に対して

糖尿病性神経障害による異常感覚（しびれ感・ジンジン感・冷感）や疼痛・感覚鈍麻などの自覚症状について充分な効果をもつ西洋薬は少なく、実際の糖尿病治療にあたって最も《漢方治療》が威力を発揮するところで、エビデンスも蓄積されつつあります。

八味地黄丸に牛膝と車前子を加えた〈牛車腎気丸〉は、しびれに対する有効率は69.8％にもなります。脊髄内Kオピオイド受容体の刺激による中枢性鎮痛作用、NO産生増加を介した末梢性鎮痛作用などの作用機序も明らかにされています。この他〈桂枝加朮附湯〉〈疎経活血湯〉〈桂枝茯苓丸〉なども頻用処方です。また、糖尿病に多いこむらがえりに対して〈芍薬甘草湯〉は、多くの場合、証に関係なく劇的な効果を示します。

自律神経障害による症状でも西洋医学的対応に苦慮する場合が少なくないなか、起立性低血圧に〈苓桂朮甘湯〉〈真武湯〉、糖尿病性下痢症に〈桂枝加芍薬湯〉〈人参湯〉〈真武湯〉などが奏効することをしばしば経験します。糖尿病性腎症に対しても、〈柴苓湯〉で尿中アルブミン排泄改善作用や、〈牛車腎気丸〉でBUNの有意な低下など、有用性が報告されています。

大血管障害に対して

糖尿病はすでに境界型の時期から、肥満とくに内臓肥満や高血圧、脂質代謝異常などと相まって動脈硬化を引き起こすため、最近ではメタボリックシンドロームとしてより総合的な視点での対応の必要性が提唱されています。

「内臓肥満」に対しては現時点では西洋医学的な特効薬はなく、食事・運動療法による減量が第一ですが、〈防風通聖散〉では麻黄のエフェドリンの交感神経活性作用、甘草・荊芥・連翹のフォスフォディエステラーゼ阻害など作用機序も明らかにされています。我々の経験では、運動療法の困難な内臓肥満型糖尿病患者に〈防已黄耆湯〉を6ヵ月間用いて、174±56から134±41cm²と有意な内臓脂肪減少をみています。また、内臓肥満を伴う2型糖尿病患者さんに、西洋薬による血糖コントロールを行ったうえで漢方治療を行い、〈防風通聖散〉〈防已黄耆湯〉〈大柴胡湯〉〈桃核承気湯〉〈加味逍遥散〉を投与して7年間にわたって非漢方治療群との間で比較検討したところ、内臓脂肪面積は、漢方治療群で137±46.7から99.1±26.5、非治療群で149.1±50.9から127±55.6cm²と、どちらも有意な改善をみましたが、リバウンドは漢方治療群で軽度でした。

自覚症状などに対して

漢方医学は、先人の経験に基づいて病人をグローバルに捉える心身一如のアプローチで、病名診断ではなく「証」の診断から随証治療を行うため、西洋医学が苦手とする「生体機能の異常による症候」にも対応可能となります。

最近「笑い」が血糖値を下げることが報告されていますが、ストレス管理は、生涯にわたる糖尿病の自己管理には欠かせないものです。心理的ストレスには、柴胡を含む方剤〈柴胡加竜骨牡蠣湯〉〈柴胡桂枝乾姜湯〉〈加味逍遥散〉などが効果的です。ストレスから過食に陥ってしまう患者さんには〈加味逍遥散〉、また易疲労感に対しては〈人参湯〉〈六君子湯〉〈補中益気湯〉など補剤での対応が可能です。

　漢方治療によって糖尿病に対する漠然とした不安やストレスから自己管理が可能となり、血糖コントロールの改善につながることをしばしば経験します。補剤には免疫力増強効果もあり、〈補中益気湯〉では寝たきりの糖尿病患者で、MRSA感染の改善や難治性感染性褥創の改善を経験することがあります。我々の検討では、漢方治療を通常の糖尿病治療と併用することで、生命予後を改善する可能性が示唆されています。[8]

糖尿病発症予防の可能性

　現在、2型糖尿病発症の高リスク群「耐糖能障害（ＩＧＴ）」に対して生活習慣介入や薬物介入試験による一次予防が試みられていますが、肥満ＩＧＴ者における大規模介入試験（米国のDPPやフィンランドのDPSなど）から、生活習慣改善が糖尿病の発症を有意に抑制することが示されています。我々も、生活習慣の是正だけでなく〈防風通聖散〉を併用することで、肥満を伴うＩＧＴから2型糖尿病への進展抑制に有用なことを経験しています。[9]

　一方、〈人参湯〉がNOD（Non-obese diabetic）マウスでIL-4の産生抑制を介して膵島の破壊を阻止し、糖尿病の発症を予防すること[10]、また〈麻黄湯〉がSTZ投与で破壊された膵島の再生を促すとの報告などがみられ[11]、《漢方治療》によって糖尿病の発症そのものを抑えられる可能性もあるのです。

おわりに

　『黄帝内経素問』に「聖人は未病を治す」とありますが、ＩＧＴはもとより、糖尿病も、ごく初期の状態は、メタボリックシンドロームのなかでのまさに「未病」と考えられます。漢方医学を必要に応じて西洋医学に上手く取り入れて、いまや「国民病」というべき糖尿病をできれば未然に防ぎ、糖尿病であっても、ひとりでも多くの方が「未病」の状態で過ごされ、健康な寿

命をまっとうしていただきたいものです。

(1) 坂本信夫・佐藤祐造・後藤由夫ほか「糖尿病神経障害の東洋医学的治療—牛車腎気丸とメコバラミンの比較検討」『糖尿病』30(8):729-737, 1987.
(2) 吉田麻美・北岡治子・大澤仲昭ほか「糖尿病患者における有痛性痙攣(こむらかえり)に対する芍薬甘草湯の効果の検討」『日本東洋医学会雑誌』49:249-256, 1998.
(3) 村上透・大野悦・杉本恒明ほか「微量アルブミン尿陽性時糖尿病性腎症合併インスリン非依存性糖尿病例における柴苓湯の尿中アルブミン排泄および臨床因子に及ぼす影響についての検討」Progress.Med 14:1743-1747, 1994.
(4) 井田隆・松田治・丸茂文昭ほか「糖尿病性腎症に対する牛車腎気丸の投与効果」『腎と透析』34(1):115-117, 1993.
(5) Yoshida T, Sakane N, Kondo M et al; Thermogenic antiobesiy effects of bofu-tsusho-san in MSG-obese mice. Int J Obes 19:711-722, 1995.
(6) 吉田麻美・高松順太・大澤仲昭ほか「内臓肥満型糖尿病患者に対する防巳黄耆湯の効果」『日本東洋医学会雑誌』49:249-256, 1998.
(7) 吉田麻美「メタボリックシンドロームの治療:メタボリックシンドロームに対する漢方薬の臨床的有用性—防風通聖散・防巳黄耆湯を中心に—」『日本東洋医学会雑誌』59:614-619, 2008.
(8) 吉田麻美・大澤仲昭・花房俊昭「糖尿病患者の生命予後に対する漢方治療の効果—5年間の研究から」『日経メデイカル』10月号別冊, 2002.
(9) 吉田麻美・大澤仲昭・花房俊昭ほか「防風通聖散は耐糖能異常からの糖尿病発症を抑制しうる—3年間の検討から」『日本東洋医学会雑誌』54 Suppl:225, 2003.
(10) Kobayashi T, Song QH, Cyong JC et al; Preventive effect of Ninjin-to, a Kampo formula on spontaneous autoimmune diabetes in non-obese. Microbiol.Immunol 44:299-305, 1999.
(11) Kobayashi T, Song QH, Cyong JC et al; Antihyperglycemic effects of Mao-to, a Kampo herbal formulation in streptozotocin-induced diabetic mice. J Trad Med 16:183-189, 1999.

吉田 麻美　(藍野病院)

column 1
糖尿病診療における
心理行動学的アプローチの目的

　糖尿病診療において"心理行動学的アプローチ"が必要となるのは、主に三つの目的のためだと思います。ひとつは、患者さんに《行動変容》をうながすため。もうひとつは、患者さんの《メンタルヘルス》のため。そして最後に、患者さんの《真のＱＯＬ向上》のためです。

　まず《行動変容》ですが、患者さんに生活習慣を変えてもらわなければならない場合、なによりも「やる気」を起こしてもらわなければなりません。糖尿病についての情報を提供するだけで「やる気」を起こしてくれる方もいれば、それだけではなかなか行動を起こされない方もいます。後者の場合、時機を見てタイミングよく、その患者さんに適したアプローチを見つけなくてはなりません。
　たとえば〈Transtheoretical Model〉は、どの時点でどういった方法をとるのがよいのかを示していますし、〈エンパワーメントアプローチ〉は、患者さんの潜在能力を引き出すための医療者のとるべき基本的姿勢を教えてくれます。すべてのケースでうまくいくとは限りませんが、いろいろなモデルやツールを試してみることが必要です。
　また、特別なライフイベントが起こったときも《行動変容》を起こす機会となることを、医療者は心得ておくべきです。たとえば女性の場合は「妊娠」です。「妊娠」は血糖を増悪させる要因にもなりますが、血糖コントロールをよくするための極めて高い動機づけになります。また、身近な人の「発病」や「死別」も、ストレスや心理的ショックで血糖が乱れることもありますが、自分の病気に対する認識が変わる機会にもなります。特別なライフイベントが起こったとき、良い方向にも悪い方向にも変わる可能性のあることに

留意して、患者さんの心のケアにあたる必要があります。

　次に《メンタルヘルス》です。糖尿病の患者さんでは、健康な方と比べて「うつ病」を合併する率が2～3倍高いといわれています。合併率が高い理由はよくわかっていませんが、糖尿病に「うつ」が合併すると、セルフケア行動がうまくできなくなり、血糖コントロールが乱れます。血糖が悪くなると、そのことがまた患者さんの心理的なストレスとなり「うつ」を悪くする、といった悪循環に陥ります。「うつ」が疑われれば、早めに専門医に相談したり、セルフケア行動の目標レベルを少しさげてストレスを軽減したりすることが必要です。
　「うつ」に限らず、「不安障害」や「摂食障害」を合併する場合もあります。〈心理アセスメント〉は、こうした患者さんの心理状態を把握したうえで無理のない療養指導を行うために有用です。

　最後に、患者さんの《真のQOL向上》です。糖尿病治療の最終目標を再確認しましょう。糖尿病治療において血糖コントロールは手段であって、目的ではありません。最終目標は「できるだけ健常人と変わらぬ日常生活を送り、QOLを保ち、合併症を未然に防いで、健康寿命をのばすこと」です。合併症の発症リスクがそれほど高くない場合に、必要以上に厳しいセルフケア行動を強いて、患者さんの「真のQOL」を損なってしまうケースもあります。
　患者さんの年齢やその時々の合併症の状態、心理状態、社会的背景、さらに患者さんの価値観をも踏まえたうえで、マスを対象にして得られたエビデンスに基づく治療目標だけにとらわれず、「個」に基づいた〈NBM（ナラティブアプローチ）〉も実践していくことが、患者さんの《真のQOL向上》のためには大切なことだと思います。

　　　　　　　　　　　　　　　　　　　　岩橋 博見　（大阪大学大学院）

第 2 章

甲状腺疾患の心理行動科学

Chapter 2-1

甲状腺機能亢進症における心理と行動

深尾 篤嗣・高松 順太

はじめに

「驚愕バセドウ *Schreck-Basedow*」や「戦争バセドウ *Krieg-Basedow*」という言葉が残っているように、《バセドウ病甲状腺機能亢進症》の発症や経過には、精神的ショックや戦争などの心理社会的要因が関連していることが示唆されてきました。一方、本症では多彩な精神症状を呈しやすいことが知られており、これらは〈バセドウ精神病〉と総称されています。

以上のことより《バセドウ病》は seven holy diseases にも含まれる「古典的心身症」の代表とされてきました。〈バセドウ精神病〉については本書の別稿【甲状腺疾患と精神障害】で詳しく述べられるため、本稿では、最近の国内外でなされた研究結果をもとに、本症の発症と経過における心理社会的要因の影響についてのエビデンスと"心理行動科学的アプローチ"の基本について述べます。

バセドウ病の病態と治療

バセドウ病は、わが国の〈甲状腺機能亢進症〉(甲状腺ホルモンが過剰に産生される病態の総称) の原因として最も多い疾患です。女性に多く〔男女比は約1：5〕、200〜300人に1人の割合で認められます。症状としては「メルゼブルグの三徴候」(甲状腺腫・眼球突出・心悸亢進) が典型的ですが、現在では「甲状腺腫」や「眼球突出」が目立たない軽症例が多く存在することがわかっています。

バセドウ病は〈甲状腺刺激ホルモン受容体に対する自己抗体〉〔ＴＳＨ受容体抗体——以下TRAb〕が原因の自己免疫疾患であることが判明しています。

治療法としては「抗甲状腺薬」（チアマゾール〔商品名メルカゾール〕、プロピオチオウラシル〔チウラジールまたはプロパジール〕）「放射性ヨード療法」「外科手術」の三つが主なものです。後二者は、甲状腺を破壊または摘除することによりTRAbとは関係なく強制的に甲状腺機能の正常化を図る治療法です。「抗甲状腺薬」には免疫抑制作用の存在が示唆されているため、最も病因治療に近いはずですが、2年間の治療で寛解（投薬を中止しても甲状腺機能正常が持続できる状態）が得られるのは約3割に過ぎません。治療前の甲状腺腫が大きい例、甲状腺機能が正常化してからもT_3/T_4比高値〔20以上〕が持続する例、TRAbが低下しにくかったり変動する例、若年例では寛解しにくいというエビデンスがあります。[2]

しかし、これら「身体要因」のみでは難治化の説明がつかない例も多く、そのなかに心身症が多く含まれていると想定されます。

発症と心理社会的要因

バセドウ病の発症と心理社会的要因との関連については、長いあいだ逸話的なものに過ぎず、初期の研究にはさまざまな方法論的問題が含まれていました。

そのような状況のなか、Winsaら[3]によって画期的な疫学的研究がなされました。彼女らは、新しく診断されたバセドウ病患者と性比・生まれた日・現住所などをマッチさせた健常者を対象にして、質問紙による「ストレス」と本症発症の関連についての症例対象研究の結果を発表しました。それによると、診断を受ける前12ヶ月間のどの月を比べても、患者群では健常対照者群よりも「ネガティブライフイベント」（否定的な人生上の事件——たとえば肉親との死別、離婚・倒産など）が有意に多く報告され、オッズ比にして6.3倍の差がありました。一方「ポジティブライフイベント」（肯定的な人生上の事件——たとえば結婚・昇進など）については統計学的に有意な差がありませんでした。

その後、この研究を皮切りにして同様の症例対象研究が多数発表され、

ほとんどの研究でバセドウ病の発症と心理社会的要因の関連について、ポジティブな結果が見出されています。[4]

　Soninoらは、甲状腺機能が正常化した状態にある患者に対して半構造化面接（あらかじめ決めた心理社会的要因について質問をしていく面接）を行った結果、客観的にネガティブインパクトのあるライフイベント、および病気の結果とは独立したライフイベントがともに健常対照者より有意に多いことを報告しました。Kunは、新しく診断された患者と健常対照者を対象にした質問紙による研究で、診断12ヵ月前のネガティブライフイベントと日常苛立ち事が、ともに健常対照者群より有意に多いことを報告しました。ポジティブライフイベントと中立的ライフイベントには有意な差はありませんでした。Radosaljevicらは、新しく診断された患者と健常対照者を対象に半構造化面接を行いました。その結果、診断を受けた12ヵ月前にはストレスフルなライフイベント、なかでも仕事・人間関係・別離、および経済的問題が健常対照群より有意に多いことを報告しました。Yoshiuchiらは、新しく診断された患者と健常対照者を対象にした質問紙による研究を行いました。彼らは女性患者では診断12ヵ月前のストレスの多いライフイベントが発症のリスクと関係があることを見出しましたが、男性では否定的でした。また、Kunの結果とは異なり、日常苛立ち事は、男女とも健常対照群と有意差がありませんでした。Matos-Santosらは、バセドウ病患者、甲状腺機能性結節患者（甲状腺内のしこりから過剰な甲状腺ホルモンが産出されている疾患）、健常対照者を対象に、面接を用いた研究を行いました。その結果、バセドウ病患者群において、診断を受けた12ヵ月前のストレスの多いライフイベントが他の二群に比べて有意に多かったのに対して、甲状腺機能性結節患者群と健常対照群の間には有意な差はありませんでした。

治療経過と心理社会的要因

　バセドウ病の治療経過と心理社会的要因の関連についての研究は少なく、いずれも本邦からの報告です。

　Yoshiuchi[5]らは、新しく診断された患者を対象にして、抗甲状腺薬治療

開始12ヵ月後の治療予後とストレスの関係について、質問紙と多変量解析を用いて調べました。その結果、女性患者では、治療開始6ヵ月目の日常苛立ち事が、治療開始12ヵ月後の甲状腺機能亢進と独立に関連していました（男性患者はサンプルが少なすぎて有意な影響が示されませんでした）。筆者らは[6]、2年以上抗甲状腺薬治療中の患者を対象にして、薬剤中止後の治療予後とストレスおよび心理特性の関係について質問紙を用いて調べた結果、再発群は寛解群や健常対照者群に比べて日常苛立ち事が有意に多いことを見出しました。また、バセドウ病の精神症状は従来、甲状腺中毒症（甲状腺ホルモンが血中に過剰にある状態）によるものと考えられてきましたが、治療後、甲状腺機能が正常になってもなお多くの患者に精神障害が残存し、とくに再発群で顕著であること〔人格検査ＭＭＰⅠの心気症・抑うつ性・神経衰弱性尺度が、寛解群・健常対照群に比べて有意に高値〕を見出しました。さらに筆者らは[7]、新しく診断された患者を対象にして、抗甲状腺薬治療開始3年目の治療予後と自我状態・抑うつ傾向およびアレキシサイミア傾向（失感情言語症 alexithymia——自らの内的な感情への気づきと表現が乏しい性格傾向）との関連について質問紙〔ＴＥＧ、ＳＤＳ、ＴＡＳ-20〕を用いて調べました。その結果、合理的判断力〔A尺度〕や感情表出力が低い〔ＦＣ尺度がＡＣ尺度より低い〕自我状態、抑うつ傾向、アレキシサイミア傾向が、甲状腺機能亢進症の難治化に関連していることが見出されました。

　以上の症例対照研究から見出されたバセドウ病の「発症」「経過」に影響する心理社会的要因を次にまとめておきましょう。これらの要因がバセドウ病の発症や経過に影響する機序についてはいまだ不明ですが、近年の精神神経免疫内分泌学の進歩により[4]、それらが解き明かされる日も近いと思われます。

　①バセドウ病の「発症」に影響する心理社会的要因
　　・ライフイベント
　　　（とくに仕事、人間関係、別離、経済的問題などのネガティブライフイベント）
　　・日常苛立ち事
　②バセドウ病の「経過」に影響する心理社会的要因
　　【増悪させる要因】
　　・日常苛立ち事
　　・心気症、抑うつ性、神経衰弱性（ＭＭＰⅠおよびＳＤＳによる）

- アレキシサイミア（失感情言語症）
- 過剰適応傾向（エゴグラムのＡＣ尺度）

【改善させる要因】
- 合理的判断力（エゴグラムのＡ尺度）
- 感情表出力（エゴグラムのＦＣ尺度）

心理行動科学的アプローチ

　「甲状腺中毒」状態が精神状態に影響するため、まずは抗甲状腺薬などによって甲状腺機能を正常化することが重要です。その際にβブロッカー（交感神経の興奮状態を遮断する薬剤）を併用することが、不安、動悸、手足のふるえなどの症状改善に有用です。甲状腺機能正常化後にも精神症状が残存した場合や、２年以上の抗甲状腺薬治療によっても寛解が得られない場合には、心理社会的要因の関与を考える必要があります。

　患者の話を傾聴して心理社会的背景の情報を集めたり、各種心理テストを用いて抑うつ、不安、アレキシサイミア傾向や自我状態の評価をします。患者の抱えるストレスについて受容的に傾聴・共感すること自体に、簡易精神療法としての効果が期待できるほか、有用な精神療法として、カウンセリング、ユング心理学、プロセス指向心理学などがあります。

　薬物療法としては、精神病像に応じて、抗不安薬・抗うつ薬・睡眠薬・向精神薬・漢方薬などを身体的治療に併用します。最近、筆者らは、抑うつ合併により10年間の「抗甲状腺薬」治療でも寛解し得なかった本症患者において、ＳＳＲＩ（パロキセチン〔パキシル〕）を併用することで、抑うつ症状の改善とともに甲状腺機能亢進症の寛解が得られた例を経験しています。

　　＊　文中の心理テスト、精神療法、薬物療法の詳細については、別項を御参照ください。

(1) Whybrow PC & Bauer M; Behavioral and psychiatric aspects of thyrotoxicosis. in Werner and Ingbar's *The Thyroid*－9 th ed－, edited by Braverman LE & Utiger RD Lippincott-Raven Publishers, 2005.
(2) 浜田昇「バセドウ病薬物治療の中止―2.予後予測因子」日本甲状腺学会編『バセドウ病薬物治療のガイドライン：2006』南江堂, 2006.
(3) Winsa B, Adami HO, Bergstrom R et al; Stressful life events and Graves' disease. *Lancet* 338:1475-1479, 1991.
(4) Mizokami T, Wu Li A, El-Kassi S et al; Stress and thyroid autoimmunity. *Thyroid* 14:1047-1055, 2004.
(5) Yoshiuchi K, Kumano H, Nomura S et al; Psychosocial factors influencing the short term outocome of antithyroid drug therapy in Graves' disease. *Psychosom Med* 60:592-596, 1998.
(6) Fukao A, Takamatsu J, Murakami Y et al; The relationship of psychological factors to the prognosis of hyperthyroidism in antithyroid drug-treated patients with Graves' disease. *Clin Endocrinol* (Oxf) 58:550-555, 2003.
(7) 深尾篤嗣・高松順太・小牧元ほか「バセドウ病患者の自我状態と、抑うつ傾向、アレキシサイミア傾向、および治療予後との関連についての前向き検討」『心身医学』42:644-652, 2002.
(8) 深尾篤嗣・藤見幸雄・後山尚久ほか「プロセス指向心理学と心身医学―東洋と西洋の新たな出会い」『健康回復』6:2-11, 2007.
(9) Benvenga, S; Benzodiazepine and remission of Graves' disease. *Thyroid* 6:659-660, 1996.
(10) 深尾篤嗣・岡山征史朗・高松順太ほか「パロキセチンにより抑うつ症状の改善とともに甲状腺機能亢進症の寛解がみられたバセドウ病患者の一例」*Pharma Medica* 25:119-122, 2007.

深尾 篤嗣　（藍野学院短期大学）
高松 順太　（高松内科クリニック）

Chapter 2-2

甲状腺機能低下症における心理と行動

窪田 純久

はじめに

　《甲状腺機能低下症》とは、血液中の甲状腺ホルモンが減少した結果、全身の代謝が低下している状態です。「体重増加」「寒がり」「浮腫」「無気力」「便秘」「脱毛」などの臨床症状を示します。脳の機能が低下するため、精神機能にも影響を与えます。高齢者においては重度の《甲状腺機能低下症》患者が、痴呆と診断されていることもあります。また、うつ病をイメージさせるため、《甲状腺機能低下症》に対しては甲状腺機能亢進症に比べて悪い印象を抱いている方が多いようです。本稿では《甲状腺機能低下症》における心理と行動に関する諸問題について述べます。

原因と治療

　最も多く見られる原因疾患は〈慢性甲状腺炎（橋本病）〉で、これは、甲状腺に対する自己免疫異常が原因で、甲状腺の働きが徐々に失われていく疾患です。橋本病の予備軍は一般人口の17％にも存在しています。バセドウ病に対する治療法である放射性ヨード内用療法や甲状腺の手術も原因のひとつです。数は少ないのですが、先天性の《甲状腺機能低下症》もあります。
　治療法は甲状腺ホルモン剤を一日１回内服するだけです。適正な量を内服すると、血液中の甲状腺ホルモン濃度が正常に保たれ、健康な人と全く変わりのない状態になります。甲状腺ホルモン剤にはほとんど副作用がな

く、非常に安全な薬です。ただし多くの方が、一生のあいだ内服を継続しなければなりません。

《甲状腺機能低下症》による精神機能低下は、成人では可逆性で治療可能ですが、小児においては、放置すると成長障害が生じます。早期に発見すると障害が残らないので、先進国では新生児のスクリーニング検査が実施されています。[1]

精神症状について

《甲状腺機能低下症》の精神症状は、「不注意」「集中ができない」「思考が遅くなる」「計算ができない」「複雑な問題を理解できない」など、認知機能の障害を基礎にして現れます。また「記憶力の低下」「日常生活での仕事量の減少」「発語の減少」「動作の緩慢化」が生じ、重症化すると「幻覚」を見ることもあります。さらに症状が進むと、傾眠から昏睡に至ります。時に、うつ病の症状とオーバーラップするため、区別がつきにくいことがあります。《甲状腺機能低下症》とうつ病の関係についてはさまざまな研究がありますが、基本的には《甲状腺機能低下症》とうつ病は別の疾患と考えてよいでしょう。甲状腺ホルモンを補充してもうつ状態が続くようならば、うつ病の治療をあわせて行う必要があります。

脳への影響について

最近の研究では《甲状腺機能低下症》では、前頭葉の血流量が低下しているものの、甲状腺ホルモン剤の投与により改善することがわかっています。[2]動物実験により、甲状腺ホルモンであるＴ３は脳幹において５ＨＴ１Ａ受容体を阻害することによって大脳皮質と海馬のセロトニン系の活性を増加させ、[3]また他の機序により、神経系のアドレナリン系活性も増加させると考えられています。甲状腺ホルモンが脳神経系の活動に不可欠であることは間違いありません。

症状から疑うことの難しさ

　《甲状腺機能低下症》の症状はどれを見ても、誰にでもありがちな症状です。とくに軽症の場合は、症状から《甲状腺機能低下症》があると診断することは困難です。《甲状腺機能低下症》の症状を点数化し合計点によって診断を行う試みが、今までにも行われていますが、失敗に終わっています。女性には更年期になるとさまざまな自律神経症状が現れます。倦怠感・冷え・眠気・便秘・皮膚の乾燥などは《甲状腺機能低下症》の症状とよく似ています。「更年期障害」かと思われる方も、一度は、血液中の甲状腺ホルモン値を測定しておくとよいと思われます。

橋本病に対する誤解

　〈橋本病〉の一部の方が《甲状腺機能低下症》に陥り、甲状腺ホルモン剤の内服が必要になります。前述したように、甲状腺ホルモン剤の内服により全く健康な生活を送ることができるのですが、しばしば誤解をもっておられる患者さんがあり、説明に困ることがあります。〈橋本病〉はずいぶん前に厚生省の難病研究班でほんの短期間だけ取り上げられたことがあり、その「難病」のイメージが一人歩きをしてしまったのです。甲状腺ホルモン剤を内服し血液中の甲状腺ホルモン濃度が正常になっているのにもかかわらず、さまざまな症状を抱え、それが〈橋本病〉のせいであると思っておられる方がおられます。その症状は、「更年期障害」であったり、「自律神経失調症」によるものであったり、「うつ病」に伴う身体症状であったりするのですが、〈橋本病〉によるものと思い込んでいるため適切な診断と治療が受けられないことは不幸です。
　〈橋本病〉があると、不定愁訴に関しては医療従事者からも「甲状腺からではないですか？」と安易に説明を受けた結果、思い込みが助長されていることもあり注意が必要です。「精神的なもの」「ストレスによるもの」という説明は、患者さんによっては受け入れ難く、「甲状腺のせいだ。甲

状腺のせいであってほしい」というような無意識の抵抗が生まれます。思い込みの強い患者さんに対して治療者は、その心理的抵抗感に留意しながら説明をすることが望まれます。「甲状腺ホルモンをきちんと補充しても改善しない症状は甲状腺由来のものではない」ということを納得していただくためには、「残った症状が何からきているのか、どこで治療を受けたらよいのか」について説明することが必要と思われます。

治療上の問題点

〈橋本病〉のイメージの修正について述べましたが、《甲状腺機能低下症》についてのマイナスイメージの払拭も必要です。医学的には、甲状腺機能亢進状態よりも《甲状腺機能低下症》のほうが身体的なダメージは少なく、治療が容易です。また、通院の回数も少なく、経済的にも有利です。病気を受け入れるためには、まず正しい知識をもっていただく必要があります。

ホルモン剤についても、悪いイメージをもっている患者さんがいます。ホルモン剤というと、女性ホルモンや副腎皮質ホルモン（ステロイドホルモン）を連想されるようです。そういった「ホルモン療法」による副作用（たとえば「乳癌になりやすい」「肥る」「満月様顔貌になる」「毛深くなる」というようなもの）をイメージして怖がることがあります。甲状腺ホルモン剤はあくまで補充療法であって、足りないものを補うだけであること、「ホルモン療法」とは区別すべきことを、丁寧に説明することが必要です。どこに不安があるのかをよく聞いたうえで、その不安に共感しながら、認知の修正を行うことが肝要と思われます。

ただし《甲状腺機能低下症》の場合、多くの患者さんは内服を一生、継続しなくてはなりません。ここに心理的葛藤が存在すると問題が生じます。内服が途切れてしまう場合、ただ単に通院が面倒であるといった理由以外に、病気の心理的受け入れができていないことが背景にあるようです。受け入れは容易ではありませんが、カウンセリングなどを通じて背景を探ることが必要です。内服のコンプライアンスが悪い場合、治療者側はつい、叱ったり詰問したりしがちですが、一生内服することのつらさに共感し、必ずしも「怠け」ではないことにも留意すべきです。通院時にねぎらいの

言葉をかけることや、内服を継続していることへの言語的賞賛は、行動療法的にも大きな意味をもっています。

甲状腺ホルモン剤内服に関する特殊例

　軽度の痴呆を伴う《甲状腺機能低下症》患者さんの場合、甲状腺ホルモン剤の「内服忘れ」が問題になることがあります。日常生活はほぼ自力でできているため一人暮らしをしているのですが、「内服忘れ」のために《甲状腺機能低下症》になり、物忘れがさらにひどくなるという例に遭遇しました。甲状腺ホルモン剤（レボサイロキシンナトリウム〔商品名チラーヂンＳ〕）は７日分をまとめて内服しても、血液中の甲状腺ホルモン濃度がほぼ一定に保たれるという特徴がありますので、週に１回、訪問看護の際に内服して頂くことで、悪循環を断つことができました。「内服忘れ」のある《甲状腺機能低下症》の高齢者に対する対処方法としては有用と思われます。

　また Pseudomalabsorption of Levothyroxine（レボサイロキシンの偽性吸収障害）という特殊な概念があります。本人は甲状腺ホルモン剤を内服していると申告するのですが、血液中の甲状腺ホルモン濃度は上がらず、《甲状腺機能低下症》が持続します。主治医は何らかの吸収障害があると考え、甲状腺ホルモン剤を徐々に増やしていきますが、それでも改善しないため、最後は大量の甲状腺ホルモン剤を投与しなければならない状態に追い込まれます。患者さんは《甲状腺機能低下症》の典型的な徴候を示しており、つらそうにしているのですが、実際は内服していません。こういった状態は「虚偽性障害」の患者さんに生じ、病者であることが自分の存在価値を高めていると考えられます。事実の直面化をするとドロップアウトするので、治療はとても困難です。

おわりに

　本稿では《甲状腺機能低下症》の概念と、治療にまつわる諸問題について述べました。《甲状腺機能低下症》においても他の心身症と同様に、疾

患に対する知識の習得と、患者さんの心理・社会的背景への配慮が必要です。

(1) Delange F; Neonatal screening for congenital hypothyroidism: results and perspectives. Horm Res 48:51-61, 1997.
(2) Marangell LB, Ketter TA, George MS et al; Inverse relationship of peripheral thyrotropin-stimulating hormone levels to brain activity in mood disorders. *Am J Psychiatry* 154:224-230, 1997.
(3) Tejani-Butt SM, Yang J; A time course of altered thyroid states on the noradrenergic system in rat brain by quantitative autoradiography. *Neuroendocrinology* 59:235-244, 1994.
(4) Indra R, Patil SS, Joshi R et al; Accuracy of physical examination in the diagnosis of hypothyroidism: a cross-sectional, double-blind study. *J Postgrad Med* 50: 7 -11, 2004.
(5) Grebe SK, Cooke RR, Ford HC et al; Treatment of hypothyroidism with once weekly thyroxine. *J Clin Endocrinol Metab* 82:870-875, 1997.
(6) Kubota S, Fukata S, Matsuzuka F et al; Successful management of a patient with pseudomalabsorption of levothyroxine. *Int J Psychiatry Med* 33:183-188, 2003.

窪田 純久　(神甲会隈病院)

Chapter 2-3

甲状腺疾患と精神障害

藤波 茂忠・伊藤 公一

はじめに

　《バセドウ病》に起因する精神障害を一般に"バセドウ精神病"とよび、ICD-10では症状性精神障害に分類されます。バセドウ病が精神障害を引き起こすことは広く知られています。精神的ストレスがバセドウ病を発症させることも指摘されています。バセドウ病と精神障害とは関わりが深いようです。この関連の歴史を辿り、バセドウ病と精神障害を併せ持つ人たちに、私たちがどのように接すればよいのかを考えていきます。

バセドウ病のはじめ

　1840年ドイツの外科医Basedowが、本症を最初に報告したとのことで、その名に因んで「バセドウ病」と名づけられました。ドイツ医学の流れをくむわが国でも「バセドウ病」とよびます。英語圏では「グレイヴス病」といいます。それはアイルランドの内科医Gravesが1835年にすでに報告していたということに拠ります。イタリアでは「Flajani病」といいます。1802年ローマの外科医Flajaniが記載しており、これが文献上、最も古いものとされています。ほかにも、イングランドの開業医Parryが1825年に記録していました。

　本症の歴史の始まりも賑やかなことですが、ここで注目すべきは、本症の歴史のはじめから、心理的な要因との関わりが強いことに気づかれていたことです。Parryは、急坂で乗っていた車椅子が突然暴走するという恐

ろしい目にあった直後に発病した若い女性例を、Gravesは、パニック発作を起こした神経質な若い女性例を記載しており、Basedowも、症状として心身の不安を挙げています。

バセドウ病の病因論

　《バセドウ病》は、現在では、血清中に甲状腺を異常に刺激するＴＳＨ受容体抗体を有する自己免疫疾患であるとされています。ここに至るまでの本症の病因論には、歴史的に四つの大きな流れがあります。[1] 1880年頃までは、動物の交感神経を電気刺激すると本症と似た現象が生じる、という実験結果を傍証として「交感神経異常説」。1886年に甲状腺が内分泌器官であることがわかり、甲状腺自体の病気であるとする「甲状腺異常説」。1931年にＴＳＨが発見されて「下垂体前葉異常説」。1956年に甲状腺刺激物質が発見され「自己免疫説」へと発展してきました。そんななかで、心因説が隆盛な時期もありました。

　1900年にHarlandが、戦場で強い恐怖を味わった後に発病した兵士の例を挙げ、病因論的に興味深いと述べて以来、[2]第一次世界大戦中に増えたという報告が相次ぎ「戦争バセドウ病」「驚愕バセドウ病」といった言葉が生まれました。1927年にBramはバセドウ病3343例を調べ、その85％に、発病直前に何らかの精神的外傷が見出されたと報告し、[3]Moschowitzは「発病前に強い情動反応の見出せないものは、患者が口をつぐんでいたか、医師の問診の仕方が悪いかであり、ほとんどが心理的な要因があり、バセドウ病は『社会文明病』である」とさえ述べています。[4]

　精神分析研究も盛んに行われました。その多くは、幼児期の精神的外傷（とくに母子関係の破綻）を重視し、これがバセドウ病の遠因であるとしています。たとえばHamは「幼児期に満たされないままに育ち、早く自立することを強いられ、依存欲求の対象との同一化を試みつつ、あがきながらの成長を余儀なくされ、その結果、独立することも他者を養うことにも失敗し、その挫折からバセドウ病を発症する」としています。[5]

　しかしHermanはこれらを客観的な方法で追試して、いずれにも何らの有意差を見出すことは出来なかったとあっさり否定してしまいました。[6]

これ以後、バセドウ病の心因説は勢いを失いましたが、1980年に Mollilo は、ストレスが脳内神経伝達物質に影響を与え、それにより免疫機構に変化をもたらし、抗体を産生して本症を発症せしめるといった理論を展開しており、心因説が消え去ってしまったわけではありません。しかし、ストレスだけでは説明しきれない例も少なくないことから、個体の素因に注意が向けられようになりました。

バセドウ病者の性格特徴

素因として、特有な性格が注目されました。すなわち「神経質」「情緒不安定」「易刺激性」「過敏」というところで諸家の一致がみられます。しかし、これが病前からのものか、機能亢進によるものかで意見が分かれます。Thompson は、患者の夫たちが『妻は病気になる前から、西部劇で有名なじゃじゃ馬娘のカラミティ・ジェーンみたいだった』と口を揃えて言ううえ、治療後も変わらないから、病前性格であると言い、Lidz は、これらは機能が改善すれば治るから、甲状腺ホルモンの影響であるとし、Bleuler, M. も、亢進症による情動障害である述べています。Flagg は、未治療の亢進群、治療後の改善群そして健常群に、イヴ・モンタン主演の"恐怖の報酬"というスリル満点の映画をみせ、各群の反応が心理学的にも生理学的にも異なっていたとして、甲状腺ホルモンが関与し、改善後もその影響を残すとしました。深尾はバセドウ病患者に心身症に特有の「失感情症傾向」があり、「神経症傾向」は治療後も残るとしています。

いずれにしても、これらの判定は、あいまいで決め手を欠くきらいがあります。しかし多くの臨床医は「バセドウ病患者は特有の病前性格をもち、亢進時にはその特徴が強まり、治療によりその程度は軽減するが、その特徴を残すものも少なくない」との印象を抱いています。そこで実際に、亢進時にどのような症状で悩んでいるのか、自覚症状を調査しました。

バセドウ病の自覚症状

治療前の《バセドウ病》823例の自覚症状は「疲れやすい」「手が震える」「動悸がする」「汗かきになった」「息切れがする」の順で出現頻度が高く、

因子分析で第Ⅰ因子を形成し、甲状腺機能と有意の相関を示しました[13]。これらは、機能が正常化するにつれ、軽減していきますが、消失しきれないものも多くみられました。過剰な甲状腺ホルモンの影響は、少なからずあるようです。先の臨床医の印象もうなずけます。

　ここで注意すべきことは、これらの症状は、精神障害の不安の身体症状と酷似していることです。自覚症状だけでは区別がつきません。そのため、精神的な病気と思って精神科を訪れ、自律神経失調症とかパニック障害などと診断され、安定剤を処方され、少しは軽くなるがなかなか治らず、こじらせた後にバセドウ病であったという症例をよく経験します。本人の苦痛には、癒され難いものが残ります。

このような症例について、『夜と霧』の著者で精神科医でもあるFrankle（1956）は「偽神経症性神経症」として記載し、精神科医にバセドウ病を見落すことのないよう注意を喚起しています[14]。逆に、本症ではないかと私たちの甲状腺外来を訪れたものの、甲状腺に異常なく、実は精神障害であったという例が、11.1％もみられています。誤診や見落としには心しなければなりません。

精神状態像の今昔

　精神症状を呈した《バセドウ病》の精神科診断は、1920年代のメイヨ・クリニックでは、104例のうち中毒性精神病48例〔46.2％〕・急性せん妄27例〔26.0％〕・躁うつ病23例〔22.1％〕・その他6例〔5.8％〕とあり、中毒性やせん妄など意識障害が多く、躁うつ病も少なくありません[15]。

　現代の伊藤病院の205例では、神経症性障害82例・うつ病性障害58例で大半〔68.8％〕を占め、次いで幻覚妄想状態20例・躁うつ病像9例・せん妄2例で、意識障害や躁うつ病像は多くありません[16]。

　この違いは、亢進症に対する治療技術の差によるものと思われます。1920年頃は手術治療しかなく、しかも術前処置のヨード剤の導入前です。104例のうち59例〔56.7％〕が死亡しています。手術されたのは85例〔81.7％〕、うち51例が死亡、病状が重篤なあまり外科的処置を見合わせたもの19例、うち8例が死亡とあり、死亡原因の3分の2がクリーゼであったといいま

す。当時のバセドウ病は、半数以上が死んでしまうたいへん重篤な病気であったようです。現代では手術のほかに、抗甲状腺剤やアイソトープ治療もあり、適応も厳密に行われており、死亡やクリーゼに至った例はありません。

精神症状発症時の甲状腺機能は、正常が54.9％で最も多く、亢進33.5％・低下11.6％でした。それでも、亢進時には幻覚妄想状態と躁状態が多く、低下時にうつ状態が多いという傾向がみられました。

神経症性障害を呈したバセドウ病

神経症性障害の82例について経過を追うと、罹病期間が短く亢進状態のときは、パニック障害や転換性障害が多く、機能が正常化するにつれ不安障害が主となり、経過が長く高年齢で低下気味になると、うつ病性障害や心気障害の色彩を帯びてくる傾向がみられ、状態像が、ある一定の方向性をもって変遷していく様が捉えられました。

背景要因では、〈遺伝負因〉は、甲状腺疾患13例・精神疾患0例で多くなく、〈生育史〉は、問題があったのが12例と強調されているほどには多くはなく、〈性格〉は、神経質・過敏などのほかに、全例が確認癖などの強迫的性格傾向を帯びていました。〈心因的事項〉は、嫁姑の確執や夫婦不仲など家族内葛藤が53例〔64.6%〕で中年主婦層に多く、結婚や自分の進路に悩むのは20例で若い人に多く、独り暮らしで病気など社会生活上の問題で悩むのは17例で高齢者に多くみられました。〈経済的生活状況〉は、有職者は12例のみで、独立した社会生活を営んでいる人は少なく、離婚問題を抱えながらも、経済的には夫に依存しなければならない女性の困難な立場が察せられました。

〈すでにバセドウ病の治療を受けていた〉のは55例〔67.1%〕で、それまでの治療に不満や不信を抱いていた者が16例〔29.1%〕ありました。高血圧症や糖尿病などの〈身体的合併症〉は、34例〔41.5%〕もみられ、心理的な面だけでは解釈しきれない複雑さも窺えました。〈精神症状の発症の時期〉は、バセドウ病の発症より前が13例、ほぼ同時が16例、発症後は53例〔64.6%〕と、バセドウ病罹患後に種々の問題を抱え精神症状を呈するものが多いようで

す。

　《バセドウ病》患者が精神変調を来す背景には、甲状腺機能だけでなく、多くの背景要因が密接に関連していることが知られました。

症状性精神障害の通過症候群

　症状性精神障害の主症状は「意識障害」です。基礎疾患の改善とともに意識障害も消退していきます。その過程で「通過症候群」(Wieck)や「経過型の過敏情動減弱状態」(Bonhoeffer)あるいは「人格の尖鋭化」(Bleuler, M.)という状態があります。それらは多彩で流動的な症状を呈し、長期の経過観察を要します。ＩＣＤ－10のように、その時々の診断方法では把握が困難です。"バセドウ精神病"も昔は「意識障害」を中心とした症状性精神障害でしたが、治療の進歩した今日では、甲状腺ホルモンの影響は小さく、意識障害のない「通過症候群」や「経過型」として捉え直す必要があると考えます。

おわりに

　甲状腺を病み精神をも病む人たちを臨床の場から垣間見るとき、その精神症状を単に甲状腺ホルモンの作用だけで捉えようとするのは、あまりにも短慮に過ぎると反省させられます。二重のハンディを背負って生きていく苦労は察するに余りあるものがあります。精神変調を来した背景にはさまざまな問題が絡んでいます。治療にあたってはバセドウ病のコントロールが最優先ですが、その背景要因への配慮も怠ってはならないと思います。

（1）Solomon DH, Kleeman KE: Concepts of pathogenesis of Graves' disease. *Advances in Internal Medicine* 22:273-99, 1976.

（2）Harland WH; Note on Two Cases of Exophthalmic Goiter Appearing Suddunly in Men Who Have Been in Action. *Brit.Med.J.* 2 :584, 1900.
（3）Bram I; Psychic Trauma in Pathogenesis of Exophthalmic Goiter. *Endoclinology* 11:106-116, 1927.
（4）Moschowitz E; The Nature of Graves' diseases. *Arch Inter Med* 46:610-629, 1930.
（5）Ham GC, Alexander F, Carmichael HT; A psychosomatic theory of thyrotoxicosis. *Psychosom Med* 13:19-35, 1951.
（6）Herman HT, Quarton GC; Psychological Changes and Psychogenesis in Thyroid Hormone Disorders. *J.Clin.Endocr* 25:327-338, 1965.
（7）Morillo E, Gardner LI; Bereavement as an antecedent factor in thyrotoxicocis of child: four cases studies with survey of possible metabolic pathways. *Psychosomatic Medicine* 41:545-555, 1979.
（8）Thompson WO; The Nervous Manifestation of Exophthalmic Goiter at Different Stages in the Disease. *Endocrinol* 16:478-491, 1932.
（9）Lidz T, Whitehorn JC; Psychiatric Problems in a Thyroid Clinic. *JAMA* 139:698-701, 1949.
（10）Bleuler M; *Endocrinologische Psychiatrie*. Georg Thieme, 1954.
（11）Flagg GW, Clemens TL, Michael EA et al; Apsychophsiological investigation of hyperthyroidism. *Psychsomat.Med* 27:497-507, 1965.
（12）深尾篤嗣ほか「バセドウ患者の自我状態と抑うつ傾向、アレキシサイミア傾向、および治療予後との関連についての前向き検討」『心身医学』42:643-652, 2002.
（13）藤波茂忠「甲状腺機能異常と精神症状」『医学のあゆみ』157:67-71, 1991.
（14）Frankle VE; Theorie und *Therapie der Neurosenverlag*. Urban & Schwarzenberg, 1956. ／宮本忠雄・小田晋訳『神経症：その理論と治療』みすず書房 , 1961.
（15）Dunlap HF, Moersh FP; Psychic manifestations associated with hyperthyroidism. *Am J Psychiat* 91:1215-1238, 1935.
（16）藤波茂忠・伊藤園彦「バセドウ病からみた内分泌精神障害」『精神経誌』85:776-787, 1983.

　　　　　　　　　　　　　　　　　　　　　　　　　　　　藤波 茂忠　（伊藤病院）
　　　　　　　　　　　　　　　　　　　　　　　　　　　　伊藤 公一　（伊藤病院）

Chapter 2-4

甲状腺と摂食障害

松林 直

はじめに

　糖尿病と《摂食障害》の関係はよく知られていますが、甲状腺も糖尿病に劣らず《摂食障害》と関わりが深く、身近な話題としては、中国製やせ薬による健康被害の際に甲状腺中毒症がとりあげられました。新聞などによるマスメディアによる報道にもかかわらず、そのような患者さんは後を絶ちません。本稿では、low T3症候群を含めた「摂食障害の甲状腺機能」「甲状腺疾患と摂食障害の関係」について主に解説します。

摂食障害患者の甲状腺機能

　「甲状腺疾患ではないが、甲状腺機能検査で異常を示し、基礎疾患が改善すれば、甲状腺機能が正常化する」という場合を euthyroid sick syndrome あるいは non-thyroidal illness と言い、low T3 syndrome と呼ぶこともあります。
　non-thyroidal illness の成因は、サイトカインの関与をはじめ、多岐にわたります。《摂食障害》(とくに神経性食欲不振症) では微量元素不足に陥りやすく、また、 non-thyroidal illness では1型脱ヨード活性の減少が大きな要因であることを考慮すると、神経性食欲不振症では、セレンたんぱくである1型脱ヨード酵素〔5'脱ヨード酵素〕の活性が低下するために生じるのではないかと考えています。体重の回復前後にTRHテストを行い、内因性のT3産生量を検討した研究から、末梢組織でのT4からT3への脱

ヨード酵素活性低下によるＴ３の低下だけでなく、甲状腺組織そのもので の低下を示唆する結果が得られています[2]。また、後天性の一過性中枢性甲 状腺機能低下症の可能性も言及されています[3]。

《摂食障害》ではありませんが、内科に入院したnon-thyroidal illness の方の日中と夜間のTSH分泌を健常人と比較した報告によると、non-thyroidal illnessでは明らかに夜間の脈動的分泌が低下していました[4]。神 経性食欲不振症患者のTSHは低値あるいは基準値を示すことが多いので すが、およそ５％の患者ではTSHは高値を示し、TRHに対するTSH反 応は遅延し、体重が回復するとTSHは基準値範囲に復し、TRHに対する TSH反応も改善することを見出しています[5]。このことは、一部の神経性食 欲不振症患者のnon-thyroidal illnessに中枢性甲状腺機能低下症が含まれ ている可能性を意味しますが、原疾患が回復すれば甲状腺機能も正常化へ 向かうことから、中枢性甲状腺機能低下症と判断し、甲状腺ホルモンを補 充するべきかどうかについては慎重であるべきです。

最近経験した12歳の神経性食欲不振症患者さんは、食欲減退とともに体 重が36kgから３ヶ月で28kgとなり、小児科の甲状腺機能検査ではTSH 2.45μU/ml, free T４ 0.70 ng/dl, free T３ 0.78 pg/mlでした。中枢性甲状 腺機能低下症と診断されレボサイロキシンが100μg/日投与されました。 後日この方は福岡徳洲会病院心療内科を受診しました。レボサイロキシ ンを中止し食事摂取を促すことで、甲状腺機能は正常化しました。一般 に、神経性食欲不振症にみられるlow T３, low T４に対し、すぐに甲状 腺ホルモンを補充するのでなく、まず食事量の低下に伴うnon-thyroidal illnessと考え、神経性食欲不振症の治療を優先することが肝要です。

甲状腺疾患と摂食障害の関係

摂食障害の症状は甲状腺疾患に似ている

神経性食欲不振症にみられる身体症状は「やせ」「無月経」「低体温」「徐脈」 「低血圧」「寒がり」「便秘」などです。「やせ」を除けば、〈甲状腺機能低下症〉 の症状に類似しています。一方「やせ」や「無月経」は、バセドウ病を代 表とする〈甲状腺機能亢進症〉患者によく見られます。「発汗」「暑がり」「動

悸」「下痢」などの症状は〈甲状腺機能亢進症〉にしばしば見られる症状です。〈甲状腺機能亢進症〉に神経性食欲不振症が偶発的に併発した場合、「やせ」を除くと両者の症状が拮抗するため、〈甲状腺機能亢進症〉の症状がマスクされることがあり、診断に苦労することがあるので、頭の片隅に入れておくといいでしょう。[6,7]

甲状腺疾患の症状が摂食障害類似の症状であることがある
〈甲状腺ホルモン中毒症〉の症状の一つに、不安やいらいらなどの精神症状があります。このような精神症状が拒食や過食を誘発することもあります。神経性過食症に〈甲状腺機能亢進症〉を併発すると、過食エピソードが増強するものの、甲状腺機能が是正されると、過食を含めた食行動が改善するという報告があります。[7,8]

私どもは、16歳時に〈甲状腺機能亢進症〉を発症した頃から情緒不安定となり、過食を繰り返す事例を経験しました。体型のこだわりから自宅に引きこもるような生活をされていました。抗甲状腺剤を処方し、支持的面接を繰り返して行いましたが、治療開始し数年経ても食行動も甲状腺機能も正常化することができなかったため、放射性ヨード内用療法を行い、甲状腺機能を正常化させたところ、情緒が安定し、過食エピソードがなくなり、普通の生活を送ることができるようになりました。

摂食障害は甲状腺疾患に多くみられる
甲状腺疾患における《摂食障害》の頻度を調査した疫学報告はあまりありませんが、Tillerら[9]によると、甲状腺専門クリニックを受診した18〜45歳の73名の女性患者への摂食障害の質問紙および健康調査票で高得点だった患者にさらに診断面接を行ったところ、3名の神経性過食症と1名の分類されない摂食障害が見つかりました。甲状腺疾患と神経性過食症が強く相関することを示唆します。興味深いことに、この4名のうち2名に甲状腺ホルモン剤（レボサイロキシン）乱用の既往がありました。レボサイロキシンの乱用に関する報告は他にも散見されます。[10]

「やせ」のためにサプリメントを使うことがある
大々的に中国製やせ薬の副作用が報道されたにもかかわらず、やせ薬を

服用し、体調を崩す摂食障害の方が後を絶たないようです。このやせ薬に甲状腺ホルモンが含まれていることを明らかにし、その服用によって甲状腺中毒症をきたした12名を隈病院の大江秀美医師らが報告しました。隈病院の事例は23歳から68歳にわたり、その中央値は40歳、平均年齢は43歳でした。この年齢が示すように、思春期に多いとされる摂食障害とやや異なる集団のようです。

最近、私どもが経験した事例を、かいつまんで紹介します。

16歳時に発症した神経性過食症の方で、現在は27歳、一児の母親です。出産後も体重体型へのこだわりが強く、何らかの方法でやせようと思っておられたようです。インターネットでやせるためのサプリメントを探し求めてたところ、made in USA なので大丈夫と考え、「○○カプセル」を来院する数か月前から服用するようになり、体重は46kgから41kgまで減少したものの、動悸を覚え、福岡徳洲会病院心療内科を受診されました。

血圧100/63mmHg、脈拍112bp m、整。身長は165cm、体重41kg、body mass index 15kg/㎡。やや硬いびまん性の甲状腺をわずかに触知しました。甲状腺機能は TSH<0.01μU/ml, freeT4 3.91ng/dl と高値を示しました。抗甲状腺ペルオキシダーゼ抗体は陰性でしたが、抗サイログロブリン抗体は陽性で、サイログロブリンは 8ng/ml 未満でした。「○○カプセル」の服用を中止してもらったところ、2週間後には症状は改善し、1ヵ月後には free T4 0.66ng/dl, TSH 3.41μU/ml とほぼ正常化しました。

なお、インターネット上の「○○カプセル」の説明では、米国産の医療専用の天然レボカルニチンなどの成分を精製して安全・高効率・健康なダイエットサプリである云々と記載されています。私どもが経験した患者さんはもしかするとその偽サプリメントを購入した可能性を排除できませんが、大江医師らの報告同様、明らかにこの種のダイエットサプリメントに甲状腺ホルモンが混入していることを改めて指摘しておきます。

海藻の多摂取で甲状腺機能低下症に陥ることがある

昆布は味噌・醤油とともに、日本料理の根幹をなすもので、ミネラルが豊富でカロリーも少なく、古くから健康ダイエット食品として広く利用されています。私どもが経験した方は20歳の方で、16歳頃から食事を制限した後に過食に移行しました。食事の替わりにおしゃぶり昆布を毎頃日30-

40g 食べるようになり、浮腫を伴って体重が増加しました。TSH 60.35 μ U/ml, free T4 0.48 ng/dl と甲状腺機能低下を認めました。びまん性に腫大した甲状腺腫を触知しました。ヨード過剰摂取による甲状腺機能低下症と判断し、昆布を含めた海藻類の摂取を中止したところ、甲状腺機能は速やかに正常化し、浮腫も消失しました。[12]

甲状腺疾患に摂食障害を併発した場合の治療

　バセドウ病など〈甲状腺機能亢進症〉に神経性食欲不振症を併発した場合、〈甲状腺機能亢進症〉の症状が神経性食欲不振症の症状によって隠蔽されることがあるので、診断に苦労することがあることは先に述べました。顔つき、眼瞼の腫れ、びまん性甲状腺腫があれば、〈甲状腺機能亢進症〉の存在を想定し、甲状腺機能検査を行ない、明らかな〈甲状腺機能亢進症〉にもかかわらず、症状が顕著でなければ、神経性食欲不振症など何らかの理由が背景にあるのではないかと推察します。

　〈バセドウ病〉に神経性食欲不振症を併発していれば、バセドウ病に対しては抗甲状腺剤を開始し、神経性食欲不振症に対しては心理教育をはじめに行います。抗甲状腺剤の治療で代謝が改善されれば、体重が増加してくることを伝え、体重を受け入れることについて患者と話し合います。また、患者の背景にある対人関係など、障壁となっている事柄がないかどうか一緒に話し合うようにします。臨床心理士と協力し、治療にあたるといいでしょう。また、症状が過食を含めた情緒不安定なものであれば、ご本人とご家族に「甲状腺機能が抗甲状腺剤で落ち着けば、過食エピソードも改善する」といとうことをお話しすればよいと思います。

（1）Peeters RP, Kester MH, Wouters PJ et al; Increased thyroxine sulfate levels in critically ill patients as a result of a decreased hepatic type 1 deiodinase activity. *J Clin Endocrinol Metab* 90:6460-6465, 2005.

（2）Kiyohara K, Tamai H, Takaichi Y et al: Decreased thyroidal triiodothyronine secretion in patients with anorexia nervosa: influence of weight recovery. *Am J Clin Nutr* 50:767-772, 1989.

（3）Tamai H, Mori K, Matsubayashi S et al: Hypothalamic-pituitary-thyroidal dysfunctions in anorexia nervosa. *Psychother Psychosom* 46:127-131, 1986.

（4）Adriaanse B, Romijn JA, Brabant G et al: Pulsatile thyrotropin secretion in nonthyroidal illness. *J Clin Endocrinol Metab* 77:1313-1317, 1993

（5）Matsubayashi S, Tamai H, Uehata S et al: Anorexia nervosa with elevated serum TSH. *Psychosom Med* 50:600-606, 1988.

（6）Byerley B, Black DW, Grosser BI: Anorexia nervosa with hyperthyroidism: case report. *J Clin Psychiatry* 44:308-309, 1983.

（7）Kuboki T, Suematsu H, Ogata E et al: Two cases of anorexia nervosa associated with Graves' disease. *Endocrinol Japon* 54: 9-12, 1987.

（8）Krahn D: Thyrotoxicosis and bulimia nervosa. *Psychosomatics* 51:222-224, 1990.

（9）Tiller J, Macrae A, Shidt U et al: The prevalence of eating disorders in thyroid disease: a pilot study. *J Psychosom Res* 18:609-616, 1994.

（10）Crow S, Mitchell J, Kendall D: Levothyroxine abuse and bulimia nervosa. *Psychosomatics* 38:151-153, 1997.

（11）Ohye H, Fukata S, Kanoh K et al: Thyrotoxicosis Caused by Weight-Reducing Herbal Medicines. *Arch Intern Med* 165:831-934, 2005.

（12）Matsubayashi S, Mukuta T, Watanabe H et al: Iodine-induced hypothyroidism as a result of excessive intake of confectionery made with tangle weed, Kombu, used as a low calorie food during a bulimic period in a patient with anorexia nervosa. *Eat Weight Disord* 3:50-53, 1998.

松 林　直　（福岡徳洲会病院）

Chapter 2-5

甲状腺疾患患者の看護

西田 真樹

はじめに

　甲状腺機能亢進症のなかでも最も多い疾患が《バセドウ病》です。バセドウ病には治療法として、抗甲状腺薬（チアマゾール〔商品名メルカゾール〕、プロピルチオウラシル〔チウラジールまたはプロパジール〕）による薬物療法と、放射性ヨード内用療法（7日間ヨード〔主に海草類に含まれる〕制限食を行い^{131}Iを含有するカプセルを内服して、甲状腺を破壊していく治療方法）、外科手術、この三つがあります。今回は、放射性ヨード内用療法〔以下、内用療法〕に対する患者の心理的側面について実施した二種類のアンケートをもとに、その概要と看護での有用性について述べます。

内用療法について

　〈内用療法〉では、^{131}Iカプセルを一度内服後、6ヵ月かけて甲状腺が徐々に縮小していきます。6ヵ月後に甲状腺機能が亢進したままであれば、複数回の投与が可能です。抗甲状腺薬が副作用のために使用できない場合や、《バセドウ病》が寛解（抗甲状腺薬を内服しないでよい状態）しない場合に簡便に行える治療方法ですが、永続性の機能低下になることや、放射性物質を用いることに心理的抵抗感を持つ患者が少なくありません。永続性の機能低下になれば、生涯甲状腺ホルモンの内服が必要になります。しかし、甲状腺ホルモン剤にはほとんど副作用がなく、甲状腺ホルモンの血中濃度はほぼ正常に保たれるので管理が容易で検査回数を減らすことができ、妊

娠中もリスクが少ないなどの利点があります。甲状腺が縮小するため、放射性ヨード治療後に抗甲状腺剤の内服を必要とした場合でも、甲状腺機能亢進症のコントロールが容易になります。避妊・妊娠・出産に関しては、不妊・奇形などの影響はないと考えられています。しかし、バセドウ病の原因物質といわれている TRAb〔抗TSHレセプター抗体〕の低下を見極めるため、治療後1年程度は妊娠を避けることをお勧めしています。

内用療法の変遷

　当院の《バセドウ病》治療のうち〈内用療法〉は、1999年367件・2001年491件・2003年555件・2007年646件と、年々増加傾向にあります。逆に手術を要した《バセドウ病》の割合は減少し、十年前の約半分になっています。また当院では入院による大量の〈内用療法〉は、2002年36件・2005年25件・2007年10件と減少しており、外来での複数回投与が増えている傾向にあります。

　バセドウ病の〈内用療法〉は、入院による大量療法より複数回の外来投与が好まれています。内用療法の件数が増加している割には、入院での大量投与は、増加していません。退出基準が明確化されたことで13.5mCi以下の投与量であれば、他者への被爆を心配しなくてよくなったため、医療者側が投与しやすくなったことと、患者側も受け入れやすくなったこと、また今回の調査の対象である患者側の不安に対して医療者側の理解が深まり、対応を取りつつあることも一因と思われます。

アンケートの結果でわかったこと

　内用療法の説明を受けた患者の心理

　当院で治療の選択枝として〈内用療法〉の説明を受けた患者101名〔男性21名／女性80名〕に「内用療法の説明を聞いて理解できたかどうか」と「この治療に対して不安があるかどうか、どんなことが不安か」をアンケート調査しました。

説明については、4％の患者が「どのような治療かイメージがつかず、わかりにくい」と答えていますが、それ以外の患者はおおむね理解できていると回答しています。しかし71％の患者が「内用療法に不安がある」と回答しています。不安内容で一番多いのは機能低下症に関することです。次に副作用（発ガン性、脱毛など）その次に放射性ヨードへの恐怖感、治療しても完治するといいきれないこと、それから避妊、妊娠、出産に関する不安となっています。実際には発がん性に関しては、海外での50年にわたる追跡調査で、安全性が高いことが立証されています。また脱毛は、放射性ヨードの内服では起こりません。

過去に内用療法を受けた患者心理[3]

　当院で内用療法を受けた患者　191名〔男性38名／女性153名〕に「治療を受けてどのように感じているか」と、現在の治療状況と〈内用療法〉を受けた回数をアンケート調査しました。

　191名中113名〔59.2％〕が満足と回答しており、不満と回答した患者は9名〔4.7％〕でした。この結果からは内用療法は、不満を感じることの少ない治療法といってよいと思われます。どちらともいえないと回答した患者は69名〔36％〕でした。そのうち28名〔14.7％〕はまだ内用療法の結果が出ていない患者であるため、満足感の評価を保留していると考えられますが、残りは、ある程度満足しつつも、不満な点もあるのではないかと思われます。満足したかどうかに関係なく、治療後の主な感想に「もっと詳しく説明してほしかった」という意見が多く見られました。

　現在の患者が受けている治療別に満足している者の割合を年齢別に分類してみました【図1】。

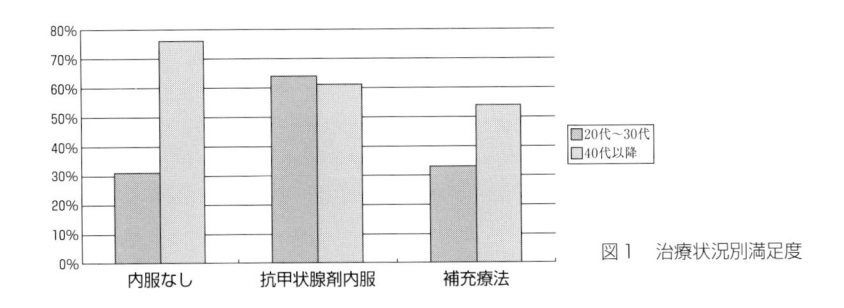

図1　治療状況別満足度

20代～30代の患者では40代以降の患者に比べて満足している割合が低く、遺伝的影響・妊娠・出産に対する不安などに敏感に反応していることが、若年者における満足感の低さに影響しているのかもしれません。
　〈内用療法〉治療後にも抗甲状腺剤を内服しなければならない場合でも、比較的満足している患者の割合が高いのは、甲状腺の縮小が自覚できることと、内服薬量の減少によるものと思われます。患者によっては、機能低下に対するかなり強い抵抗感があり、内用療法前と大きく状況が変わっていないことによる安心感が満足感に影響した可能性もあります。
　機能低下になった患者は、生涯にわたるホルモン補充療法が必要となることや、遺伝的影響・妊娠・出産に関連した不安が、低い満足感につながっていると思われます。機能低下になった複数回投与の患者において、満足している者の割合が高いことも意外でした。前述のように、甲状腺が大きく抗甲状腺剤の内服量が多かったことからの解放が、満足感に寄与したのかもしれません。しかし、初回投与で機能低下になった患者において満足している方の割合が低いことについては、説明が困難です。症状の急激な変化に対する戸惑いから満足感が低く、2回以上投与の患者では、症状の変化も緩やかで、何度も説明を聞くうち、機能低下に対する抵抗感も軽減していくため、満足感が高くなったのではないかと考えられます。

患者心理に配慮した看護

　2005年に作成された日本核医学会の甲状腺癌およびバセドウ病の放射性ヨード治療におけるガイドラインには「放射性ヨード治療の目的は、亢進した甲状腺機能を低下させることであり、治療後の甲状腺機能の低下は、ひとつの目的を達成した状態と考え、治療効果と捉えたほうが的確である。また、一日1回甲状腺ホルモンの内服を行うと甲状腺機能は正常に維持され、快適に過ごすことができ、抗甲状腺剤のような副作用はなく、長期に服用しても極めて安全である」[(4)]と記されています。今回の調査では、このような医療者サイドの見解と甲状腺機能低下症に抵抗のある患者サイドの満足感の差が明らかになりました。
　この調査以後、看護サイドでクリティカルパスを作成しました。医師の

説明後、〈内用療法〉決定時と内服日にパスを用いて、「発がん性がないこと」「脱毛は生じないこと」「妊娠・出産における注意点」「永続性機能低下のメリット」に留意して説明し、不安の表出ができるよう積極的にかかわるようになりました。さらに、日本アイソトープ協会が作成したパンフレットを渡し、説明内容を再確認できるようにしています。また、抗甲状腺剤の中止期間を短縮することにより、内用療法時の甲状腺機能の悪化が少なくなり、患者の苦痛は減少していると思われます。[5]

　今後は〈内用療法〉を進めるにあたり、医療者側には、上記の不安や不満に留意したインフォームドコンセントと心理的援助が必要であると思われます。

謝　辞　　稿を終えるにあたり、御指導・御助言をいただきました当院副院長の窪田純久先生に深謝いたします。

(1) 窪田純久・佐々木一郎・大江秀美ほか「バセドウ病に対する放射性ヨード内用療法の治療成績」『甲状腺 I-131内用療法シンポジウム記録集』37-40, 2004.
(2) 厚生省医薬安全局安全対策課長通達「放射性医薬品を投与された患者の退出について」医薬安全局第70号, 1998/ 6 /30.
(3) 加納真樹・横田智子・窪田純久ほか「放射性ヨード内用療法に対するバセドウ病患者の心理的側面」『心療内科』11:65-69, 2007.
(4) 森豊・日下部きよ子・池窪勝治ほか「甲状腺癌およびバセドウ病の放射性ヨード治療におけるガイドライン」『核医学』42:17-32, 2005.
(5) Kubota S, Ohye H, Yano G, et al; Two-day Thionamide Withdrawal prior to Radioiodine Uptake Sufficiently Increases Uptake and dose not Exacerbate Hyperthyroidism Compared to 7 -day Withdrawal in Graves' Disease. *Endocrine J* 53:603-607, 2006.

西田 真樹　（神甲会隈病院）

Chapter 2-6

甲状腺疾患診療に有用な心理アセスメント

金山 由美

はじめに

　バセドウ病をはじめとするさまざまな甲状腺疾患は、甲状腺ホルモンの異常や甲状腺の病変による身体的な病と捉えられています。しかしその発症や経過には、本書で既に述べられてきたように、心理社会的要因が深く関連していることが指摘されています。日本甲状腺学会から出された『バセドウ病薬物治療のガイドライン2006』には、ストレスへの適切な対処が治療上重要であることが明記されました。

　筆者が非常勤で勤務している甲状腺専門の隈病院には、常勤・非常勤あわせて四名の臨床心理士がおり、甲状腺疾患の診断や治療を求めて来院される患者の方たちへの心理的ケアにあたっています。既に1950年頃から、その発症に心理社会的要因の関与が指摘されている甲状腺疾患ではありますが、心理的側面への具体的なアプローチは、まだまだ手探りの段階です。ここでは、私たちの取り組みも含め2000年以降の研究を報告しながら、甲状腺疾患の診療上、有用と思われる、心理面でのアセスメントについて述べてみたいと思います。

これまでの研究と用いられた心理テスト

　甲状腺疾患の代表格とされるバセドウ病は、すでに1950年にAlexanderによって古典的心身症の代表とされている疾患ですが、その心理的側面について具体的に明らかにしている研究は決して多くありませ

ん。すでに紹介されたようなWinsa, Sonino, Kunといった先駆的研究において、「バセドウ病とネガティブなインパクトのあるライフイベントの関連をみる」ということに主眼が置かれていました。

続いて、バセドウ病患者のより詳細な心理的特徴を捉えようとする研究が展開されました。深尾らによる研究(3,4)は、バセドウ病患者の性格傾向において神経症傾向や抑うつ傾向が目立つこと、更にアレキシサイミア傾向や患者の自我状態が、病気の増悪因子となることを示唆しています。すなわち、ネガティブなライフイベントの有無だけでなく、患者の自我状態や性格傾向にも特徴が見出されるうえに、それらは病気の予後にも関連していることが明らかになっています。

これらの研究で用いられている心理テストはＭＭＰＩ、ＴＥＧ、ＳＤＳ、ＴＡＳ-20と、ほとんどがよく知られている質問紙形式の心理テストです。それぞれの特徴を以下にまとめますので、参照してください。

ＭＭＰＩ（ミネソタ多面的人格検査）

1943年に、ミネソタ大学の心理学者HathawayとMckinleyが精神医学的診断に客観的な手段を提供する目的で作成した550項目から成る質問紙法人格検査です。日本語翻訳版「ＭＭＰＩ新日本版」も1993年に作成されています。発表以来45ヵ国で翻訳・公刊され、精神科患者の臨床像を反映する有効な手段として評価される一方で、解釈上のいくつかの問題点の指摘や、精神医学的診断の分類体系自体の変遷もあり、今日では被験者の人格・行動特徴を表していると解する心理学的方向づけが強まっています。

新版ＴＥＧ（新版・東大式エゴグラム）

交流分析理論を基礎としてDusayが創案したエゴグラムを日本において検討した末、1999年に刊行された最新のものが「新版ＴＥＧ（新版・東大式エゴグラム）」です。55の質問項目で構成され、心的エネルギーが自我の機能にどのように配分されているかを数量化することができます。

ＳＤＳ（自己評価式抑うつ性尺度）

1965年にZungらにより作成された、20項目から成る質問紙法情意検査です。「日本版ＳＤＳ」も作成されており、うつ状態の発見や抑うつ状態

の改善の程度を判定する補助として用いることができます。

TAS-20 (Toronto Alexithymia Scale-20)
　20項目から成るアレキシサイミア特性を判定する自己記述式質問紙検査です。1994年にTaylorらにより開発され、2003年には小牧らによって日本語版が作成されています。

心理アセスメント研究の取り組み

　心理臨床の領域でも、心身症を患うクライエントやその治療についての取り組みが以前から始まっていましたが、なかなか大きな趨勢にはなりにくかったようです。
　その理由として、心身症のクライエントは、自分の心情や内的体験を言語化することが難しく、ましてやそれらと自分の症状との関連に気づき、洞察を深めるといったことが極めて難しいという特徴をもっていたことが挙げられるでしょう。今では「アレキシサイミア傾向」という呼称が定着したこのような特徴は、自身の内的感情を言葉にし、その作業を通じて洞察に至るという従来の心理療法のスタイルにはなじみにくく、「心身症の心理療法は難しい」「心身症は心理療法の対象にはなりにくい」といった認識が拡がっていた状況があります。しかしながら近年は、何といっても心身症的な不適応状態を呈するクライエントの増加に伴い、心身症の心理療法に関する研究は急速に増えてきています。
　こうした状況と、先に紹介したバセドウ病に関する先行研究の積み重ねをふまえつつ、当院の臨床心理士のあいだでは「甲状腺疾患の患者の方たちへの心理療法の手がかりとして、患者の心理状態や心理的特徴を全体像として捉えることができないか」という試みを進めてきました。その先鞭となったのが、私たち心理スタッフの一人であった山森[5]の研究でした。
　山森は、バセドウ病の患者に、家を外から見た画と室内画の2枚を描いてもらい、その特徴を分析しています。そこで明らかになったのは、バセドウ病の人は室内画で遠近法をとれず、家具等が図面のように配置されたりバラバラに描かれたりするということでした。これは当時、極めて衝撃

的な結果でした。「バセドウ病の人には、病気ゆえのさまざまな不調を抱えながらも、表向きの現実適応はよい方が多い」との印象を心理スタッフは皆持っていました。そのような人の描画において、上記のような崩れが認められるということは、心理臨床の領域においてほとんど認められていない現象だったのです。

　同様の結果がその後、代表的な投影描画テストのひとつであるバウムテストを用いた私たちの研究(6)でも明らかになりました。バウムテストは、1949年にKochが著書"Baum Test"を刊行してから後、ヨーロッパ文化圏に広く普及した人格テストです。日本には1960年に導入されて以来、人格面を測る投影描画テストとしては最も広く用いられているテストのひとつです。Ａ４サイズの白紙に「実のなる木をかいて下さい」と教示して自由に描いてもらう簡潔な施行法は、被験者への負担もあまり大きくありません。解釈の信頼性・妥当性についても、多数の研究が積み重ねられています。このテストで、従来は精神病レベルのサインとされていた描画上の特徴が、バセドウ病患者の描画に数多く見出されました。と同時に、精神病レベルの特徴を呈していた描画が、本質的な表現構造自体は変わらないものの、病気の回復に伴い表現が分化し、イメージ豊かに変化してゆくことも示されています(7)。

　バウムテストをはじめとする投影描画テストは、その読み取りにいささかの習熟を要するものの、患者の心理状態を全体像としてとらえるうえで大きな手がかりを提供してくれます。質問紙による数量化されたデータと組み合わせると、心理面から見た患者像を立体的に浮かび上がらせることが可能になります。

おわりに

　バセドウ病をはじめとするさまざまな甲状腺疾患は、甲状腺ホルモンの異常や甲状腺の病変による身体的な病であると捉えられる一方で、その発症や経過に、心理社会的要因の関与が指摘されています。しかし一口に心理社会的要因といっても、その具体的なあらわれ方は個々の患者さんによってさまざまです。心理アセスメントは、そのあたりの手がかりを、比

較的短時間で的確に得る方法のひとつといえるでしょう。

　患者さんの心理面の把握は、たとえば服薬コンプライアンスへの対応や外科的治療前後の不安のコントロール、予後への配慮から、場合によってはカウンセリング等を適切に導入するなど、診療上、幅広い有用性が期待されるものと思われます。

（1）日本甲状腺学会『バセドウ病薬物治療のガイドライン2006』南江堂，2006.
（2）Alexander F; Psychosomatic medicine: its principles and applications. Norton, 1950.
（3）Fukao A, Takamatsu J, Murakami Y et al; The relationship of psychological factors to the prognosis of hyperthyroidism in antithyroid drug-treated patients with Graves' disease. Clin Endocrinol（Oxf）58:550–555, 2003.
（4）深尾篤嗣・高松順太・小牧元ほか「バセドウ病患者の自我状態と、抑うつ傾向、アレキシサイミア傾向、および治療予後との関連についての前向き検討」『心身医学』42:644-652, 2002.
（5）山森路子「バセドウ病患者の空間構成の特徴とその意味―室内画を通して見た主体」『心理臨床学研究』20:35-43, 2002.
（6）田中美香・河合俊雄・桑原晴子・金山由美「バセドウ病患者のカウンセリング受診者と非受診者の心理的特徴―描画検査を用いて」日本甲状腺学会第50回大会，11/16, 2007.
（7）山森路子「心身症を中心に」海保博之監・桑原知子編『朝倉心理学講座9：臨床心理学』朝倉書店，2007.

　　　　　　　　　　　　　　　　　　　　　　　　　　　金山 由美　（京都文教大学）

chapter 2-a

カウンセリング

田中 美香

はじめに

　バセドウ病をはじめとするさまざまな甲状腺疾患は、身体的な病と捉えられ、筆者が勤務している甲状腺専門病院を受診される方は、内科的・外科的治療を目的としています。本書でもすでに述べられてきたように、バセドウ病については、発症や経過に心理社会的要因が深く関連していることが明らかにされていて、「ストレスへの適切な対処が治療上重要である」と『バセドウ病薬物治療のガイドライン2006』に明記されています。[1]

　しかしながら、体の病気と心の関係を考え、カウンセリングを求めて来院される方はほとんどいません。甲状腺専門医で臨床心理士〔以下、心理士〕でもある隈は身体科にかかる患者には、心の問題を否認する傾向があると述べています。[2]そのことは、精神科を訪れる患者との最大の違いと思われます。ここでは、甲状腺疾患におけるカウンセリングの実際を紹介するとともに、その症状を呈しているのはやはり人であるということを考えたいと思います。

窓口としての身体症状

　〈甲状腺機能亢進症〉の場合は、「イライラ」や「焦燥感」「不安」「抑うつ的」「動悸」などという多彩な症状を、〈甲状腺機能低下症〉の場合は、「無気力」「抑うつ的」などの症状を呈します。結節や腫瘍がある場合は、「癌ではないか」という不安やのどの違和感にさいなまれ、癌についてはまさに死の恐怖に直面することになります。多くの場合は、医師から症状・治療の説明を受け、治療が進むにつれて、症状は軽減され、不安も解消されることになります。

　そのなかで、甲状腺ホルモン値が落ち着き、患部も取り除かれたにもかか

わらず、さまざまな訴えをされる方、一向に薬の効果が上がらない方や、積極的に治療を受けない方がいます。このようなときに医師は「精神的な問題が関与しているのではないか」と判断し、心理士へカウンセリングの依頼があります。多くの方は精神的問題を感じていなかったり、感じていてもそれと症状を関連づけることなく、もしくはそれをどう扱ったらよいかわからず、医師に勧められて「カウンセリングを受けようか」と思うのがカウンセリングの始まりです。ですから、医師がその方の症状をどのように診て、どのようにカウンセリングへ導入するかが、非常に重要になってくることは言うまでもありません。

　河合は「症状」はその人の存在の根本に至る一種の窓口と考え、身体レベルにおいて症状を呈していることは、その本質を「意識化」することが困難であることを呈している、と述べています[3]。人の存在の根本に触れるということは、相当大変なことだということは想像に難くないでしょう。自分自身が壊れることを守るために、身体の病を患い、本質を意識化することを防いでいると考えるならば、その窓口から安易に入っていくことは危険なことです。カウンセリングはすべての場合において、その危険を冒すのではなく、その方の状態に応じて色々な関わりが求められるように思われます。

カウンセリングの実際

　甲状腺疾患の方のカウンセリングをしていて気づくことですが、身体の病で来院したにもかかわらず、カウンセリングでの訴えは、家族・職場などの人間関係、将来の不安など、体以外のことがほとんどです[4]。環境調整や就職・結婚・出産など具体的な問題を解決していく力もあり、根本的な問題に気づいたとしても、現実の問題が一応解決したところでカウンセリングを終えていかれる方も少なくありません。病気・手術体験をきっかけに、もともと持っている不安や葛藤が顕在化することは充分考えられます。その不安を受け止めるだけでよくなっていかれる方もいますが、その葛藤が大きい場合は、もう少し奥の世界に入っていくことが必要になります。

　Ａさん（女性）はバセドウ病の他に、不眠・不安感・脱毛などの症状を呈し、心理的問題が大きいと判断した内科医からカウンセリングを依頼されました。自分がしたいことがあったにもかかわらず実家に戻り、家族・職場・周りの人に自己主張

できず、嫌なことも言えずに抱え込んでおられました。カウンセリングでは、誰にも話せなかった葛藤を少しずつ言葉にしていくとともに、夫にも打ち明け、わかってもらう体験をしていきます。同時に、明るい自分は「つくりもの」で無理していたことに、気づいていかれます。

　そのような現実場面での変化・気づきは、心の変容とパラレルに起こっているように思われます。夢は心の中で起こっていることを教えてくれる大切なものなのですが、カウンセリング初期には夢①「泥沼には手が一杯」、最後の方では夢②「戦争場面で子供を守って兵隊が通り過ぎるまで隠れている」をみておられます。いずれも本人にとっては怖い夢なのですが、そのイメージは変化しています。

　山森は身体症状の奥に広がる世界について、身体が傷ついたり病んだりする体験は、人が普段生きている現実に裂け目を入れることがあり、そこに開けている世界はさまざまな身体感覚とが交錯する非日常的なイメージの世界であると述べています。(5)Aさんの身体症状の奥には、今にもその泥沼に引きずり込まれそうな、もしくは泥沼に沈み、手だけを出して助けを求めているような絶望を感じさせる世界が広がっているようです。泥沼のイメージはその世界に引きずり込まれたら、そこから出ることはできず死をイメージさせます。「つくりもの」の明るい自分が、人に合わせ過ぎて、本来の彼女が失われそうになっているのでしょうか。精神的な死の世界に呑み込まれそうになっていたように思われます。

　しかしながら、面接最後の方では、戦争という死に近い世界にはいるものの、子供を守り、危険が通り過ぎるまでの方法を身につけています。彼女が自分という主体を回復させ、自分にとって大切なものを守るために、主体的に動こうとしているように思われます。現実にも、甲状腺他の症状も落ち着き、甲状腺治療も経過観察となっていきます。

　このように、身体症状を出している方は自分のこころの中で起こっている困難さ・葛藤を意識することが難しく、我慢し、一人で抱え込んでしまうことがよくあります。こころの中で抱えきれなくなり、身体症状をだしていることに気づいておられないのです。誰にも批判されず、安心できる空間で、自分のこころの中を考えていく作業がカウンセリングとなっていきます。時には自分が思ってもいないことに気づくことで不安になることもありますが、心理士とゆっくり、無理せず進めていくことで、少しずつ本人にとって怖い世界を見、そこに向き合っていくことができるようになると思います。

カウンセリングからみえてくること

　さまざまな身体的病気を抱え、多くの身体科の病院を受診したBさんは『他

院では、病気は治してもらったけれど、病気になったことに対する心の傷は治してくれなかった』と言われました。病気は治ったから、あとの問題は精神科、他のカウンセリング機関をすぐに紹介しても、おそらく納得されなかったでしょう。その身体症状と精神的問題を切り離して考えることはできないと思います。だからといって、病気になった原因を探してもあまり意味はありません。

　河合は、因果的な見方で症状を治そうとするのではなく、症状を持ったその人の生き方を扱う必要があると述べています。バセドウ病は、病気になったことで容姿が変わることもあります。また、多くの甲状腺疾患が死に至る病ではないために「怠け」と捉えられて、病気を理解されにくい場合もあります。身体症状をもっているということのしんどさ、辛さをどこまで感じることができるかということが、彼らとつながる第一歩であることは間違いないように思われます。

（1）日本甲状腺学会『バセドウ病薬物治療のガイドライン2006』南江堂, 2006.
（2）隈寛二「提言：からだとこころ」成田善弘編『医療のなかの心理臨床』新曜社, 2001.
（3）河合隼雄『心理療法論考』新曜社, 1991.
（4）田中美香・金山由美・河合俊雄・桑原晴子・山森路子ほか「甲状腺専門病院における心理臨床」『心療内科』12:430-435, 科学評論社, 2008.
（5）山森路子「心身症への心理臨床的アプローチ」山中康裕・河合俊雄編『京大心理臨床シリーズ2：心理療法と医学の接点』創元社, 2005.
（6）河合俊雄「内分泌専門病院における心理療法と研究——症状から人へ」『こころにおける身体／身体におけるこころ』日本評論社, 2008.

田中 美香　（神甲会隈病院）

chapter 2-b

プロセス指向心理学

深尾 篤嗣・藤見 幸雄

はじめに

《プロセス指向心理学 process oriented psychology: POP》[1-4]――別名《プロセスワーク》――は、ユング派の心理分析家であったミンデル Mindell によって、ユング心理学を基に道教・仏教・シャーマニズム・量子物理学などをとりいれて開発された代表的「トランスパーソナル心理療法」です。《POP》は、心理療法として心身の問題や心の葛藤解決法として有効であるとともに、アウェアネス awareness（気づき）を何よりも重視するという「生き方」の提示でもあり、普通につかまえにくい微細な感覚や自らを超えた大きな力に触れることを促すという意味では「スピリチュアリティ」の実践でもあります。われわれは内分泌代謝領域の心身症に《POP》を導入することにより、症状の改善に留まらないスピリチュアルな効果を得ています[5-7]。

POPの基本となる概念

プロセス 観察されるなかでの変化、そのシグナルの流れ、そしてそれが運ぶメッセージのことです。

ドリーミング・プロセス 宇宙のあらゆるものごとが分化し物質化する以前に動いている根源的創造力。道教の「道（タオ）」、ユング心理学でいう「セルフ」などに重なります。

プロセス指向 「今起こっていることには意味がある」というユング心理学の目的論的な考え方が基にあります。「身体症状や人間関係など問題を作るものこそが癒すもの」「すべては全体性を回復するためのサインである」と考えます。

シグナル 言葉、声のトーンや顔の表情、体の姿勢や動き、その場の環境のなかで起こることなど、コミュニケーションのなかで発せられるあらゆる情報のことです。

フィードバック あるシグナルに対して反応として起こるシグナルのこと。「ポジティブ・フィードバック」――エネルギーが高いシグナル。その介入がプロセスにとって有効だということを表します。「ネガティブ・フィードバック」――何のエネルギーも感じられないシグナル。介入のタイミングやチャンネルなどが適切でないことを表します。

プロセス構造とチャンネル【図1参照】

一次プロセス 「私が相対的に同一化しているプロセス」のことで、固執・固着・固定されたプロセスです。精神分析の「自我」、ユングの「No.1パーソナリティ」に相当します。

二次プロセス 「私が相対的に同一化していないプロセス」のことで、動的なプロセスです。《ＰＯＰ》の特徴的な概念である「ドリームボディ（夢の身体）」の別名であり、ユングの「No.2パーソナリティ」に相当します。身体症状、夢のなかの怪物、関係性の問題、嗜癖など、「自我（一次プロセス）」からは脅威と感じられる体験として現れます。

エッジ 〈一次プロセス〉と〈二次プロセス〉を分ける境界。〈一次プロセス〉にとっては、従来の世界観・生き方を見方を守り、保護するものであり、反対に〈二次プロセス〉にとっては、保守的なもの、妨害者、壁のようなもの。長期間続く〈エッジ〉は心身相関的問題に関わってきます。

チャンネル プロセスはさまざまな〈チャンネル〉にシグナルとして現れます。主要な〈チャンネル〉として「視覚」「聴覚」「身体感覚」「動作」「関係性」「世界」の六つがあります。

深層民主主義 《ＰＯＰ》では、〈一次プロセス〉だけではなく、布置されている〈二次プロセス〉

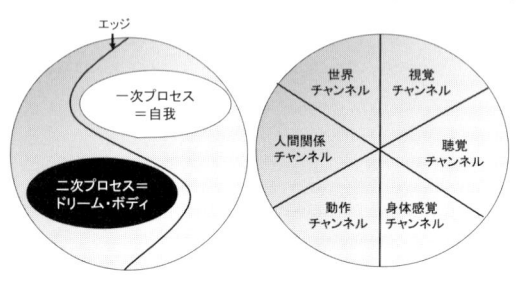

図1 プロセス構造とチャンネル

を自覚し、立脚点を移動させ（視点ずらし）、そちらからも世界を体験することを大切にします。

現実の三つの次元と四つの身体【図2参照】

合意的現実 多くの人が「これが現実だ」と合意できる領域。ユング心理学でいう「意識」に相当します。ここでは主客など二元性が明確で、多数派が支配して少数派を排除する権力構造（ランク）がみられます。ここには〈物理的（客観的）身体〉と〈心理的（主観的）身体〉が存在します。

ドリームランド 夢の領域。ユング心理学でいう「個人的無意識」に相当します。言葉で説明が容易な元型的イメージの世界。ここには〈ドリームボディ〉が存在します。二元性はみられますがランクは明確でなく、しばしば主客の転倒が生じます。

エッセンスの領域 非二元的で分割できない非局在的な量子レベルの領域。ユング心理学でいう「集合的無意識」に相当します。瞑想など霊的諸伝統によって体験され得る元型の世界。ここには非二元的な〈エッセンスの身体〉が存在します。

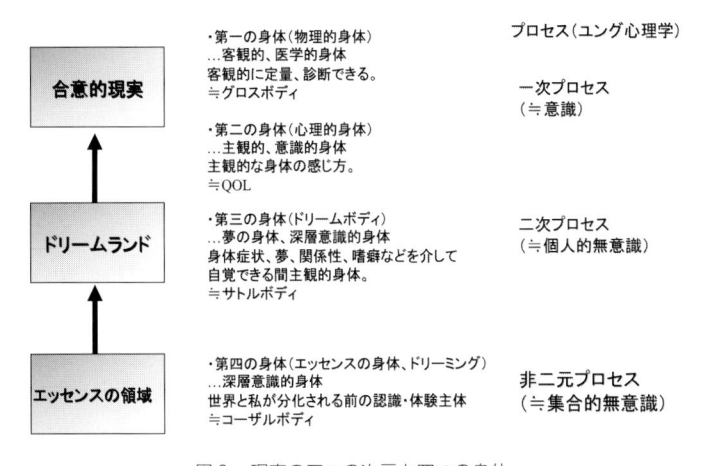

合意的現実	・第一の身体（物理的身体） …客観的、医学的身体 客観的に定量、診断できる。 ≒グロスボディ ・第二の身体（心理的身体） …主観的、意識の身体 主観的な身体の感じ方。 ≒QOL	プロセス（ユング心理学） 一次プロセス （≒意識）
ドリームランド	・第三の身体（ドリームボディ） …夢の身体、深層意識的身体 身体症状、夢、関係性、嗜癖などを介して 自覚できる間主観的身体。 ≒サトルボディ	二次プロセス （≒個人的無意識）
エッセンスの領域	・第四の身体（エッセンスの身体、ドリーミング） …深層意識的身体 世界と私が分化される前の認識・体験主体 ≒コーザルボディ	非二元プロセス （≒集合的無意識）

図2　現実の三つの次元と四つの身体

ワークする際に使う概念

　介入　シグナルの流れに対して何かをすること。起こっていることに対するアウェアネスを高めることを基本的な目標とします。最も古典的な介入は「増幅」です。
　アウェアネス　何かに気づく力、自覚。西洋で重視される「自我」の意識が分析的で小さな視点であるのに対して、東洋で重視される包括的でより大きな視点です。
　シグナル・アウェアネス　解釈をいったんわきに置いておき、"今・ここで"起きていること（シグナル）をありのままに観察してチャンネルに分類し、それに合った介入を行い、フィードバックを見ることができる能力／意識状態のことです。
　メタスキル　ワークする際のスキルを使う姿勢や態度。その人の人生に対する気持ちや心構え、人格や性格が現れます。
　ドリームアップ　相手の意図してないシグナル（「ダブルシグナル」──二次プロセスの表れ）に無自覚に反応し、いつのまにか相手の無意識（夢）の一側面を演じさせられる状態。

　それでは最後に、実際に《ＰＯＰ》が有効であったバセドウ病の例（30歳代・男性・不動産業勤務）を示しましょう。[5]

　現病歴　X-3年に不整脈を自覚するようになり、近医でバセドウ病と診断されメチマゾール〔商品名メルカゾール〕で加療されたが、難治でした。また、英会話教室に新しいメンバーが入ることで緊張したときから、不整脈が頻発して外出時不安が強くなったため、X年6月に心療内科を受診しました。
　心理社会的背景　両親・姉との三人家族。家庭内の問題で大学進学できなかっため、学歴コンプレックスを持っていた。X-5年から伯母が経営する不動産会社に勤務。客とのトラブルや伯母の干渉にストレスを感じていました。X-3年、長期間つき合った恋人と別れた直後に、バセドウ病を発症。それ以来対人関係に自信がもてなくなっていました。
　心理検査　ＣＭＩ：Ⅲ領域（神経症傾向中等度）、ＴＥＧ：Ａ優位型（合理的判断力が高い自我状態）。

治療経過

　最初一年間は、メチマゾールとタンドスピロン〔セディール〕による薬物療法と支持的精神療法を併用しましたが、患者が「孤独感を解消しよう」と激しいスポーツをすることで、かえって不整脈の頻度が増え、バセドウ病の病勢を表す血中TRAb, TSAbの上昇とTSH抑制の所見がみられました【図3】。そこで《ＰＯＰ》を導入して、身体症状・夢などのワークを自宅および外来診察時に継続させ、患者自身の気づきを促すようにしました。

　X+2年4月受診時、身体症状のワークでの患者の体験　「不整脈を増幅すると、太い鉄棒が絡み合った球状のイメージが浮かんだ。それを解こうとするとギーギー音がして、伯母の意味ない話と重なる。鉄棒をほどくためには、温かくそのままの自分を受け入れてくれる人が要る」――このワークでは、「不整脈」（身体感覚）→「鉄棒の塊」（視覚）→「ギーギーという音」（聴覚）→「伯母の意味ない話」「自分を受け入れてくれる存在」（関係性）と、次々にチャンネル変換が生じています。このようなチャンネル変換は、ワークがうまく進んで患者が変性意識状態にいるときに、よくみられます。

　同様のワークを継続した結果、次第に、自らのプロセス構造【図4――「全員に好かれるいい人」が〈一次プロセス〉、「人に感情をぶつけたい」が〈二次プロセス〉で、後者が心身症・夢・関係性の問題に共時的に現れている】について患者の気づきがみられました。そして全体性を回復した患者は、嫌われることを恐れずに人に話しかけることができるようになり、仕事面でも、資格試験を受けるなど積極性がみられ、自分のなかに安心感を見出すことができるようになりました。その間、身体面でも、不整脈・甲状腺機能検査とも改善がみられました【図3】。

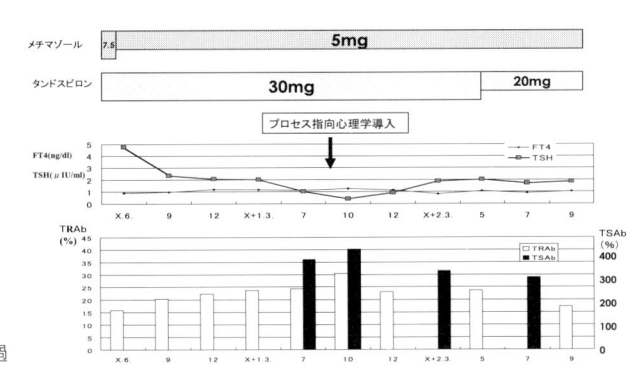

図3　治療の経過

　以上のように、心身症の診療に《ＰＯＰ》を応用することにより、症状の改善のみならず、「全体性の回復」「実存的目覚め」などのスピリチュアルな効果が得られるのです。

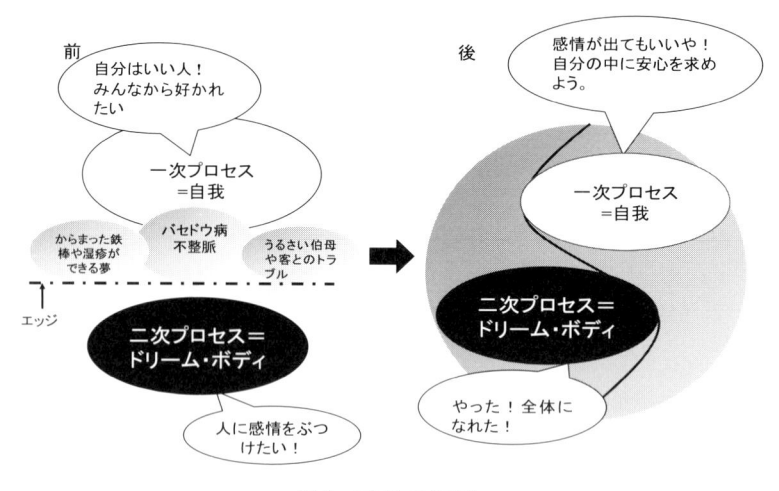

図4　プロセスの変化

（1）A. ミンデル／高岡よし子・伊藤雄二郎訳『プロセス指向心理学』春秋社，1996.
（2）A. ミンデル／藤見幸雄・青木聡訳『身体症状に〈宇宙の声〉を聴く』日本教文社，2006.
（3）藤見幸雄・諸富祥彦編『プロセス指向心理学入門――身体・心・世界をつなぐ実践的心理学』春秋社，2001.
（4）藤見幸雄「連続講座：プロセスワーク」『臨床心理学』金剛出版，連載中．
（5）深尾篤嗣・藤見幸雄「心身医学からレインボーメディスンへ」奥健夫編『こころの癒し――スピリチュアル・ヒーリング』出版新社，2006.
（6）深尾篤嗣・藤見幸雄・後山尚久ほか「プロセス指向心理学と心身医学――東洋と西洋の新たな出会い」『健康回復』6：2-11，2007.
（7）深尾篤嗣・藤見幸雄・後山尚久ほか「プロセスワークが有効であったうつ病合併生活習慣病患者の一例」『心療内科』12:67-72，2007.

深尾 篤嗣　（藍野学院短期大学）
藤見 幸雄　（藤見心理面接室）

chapter 2-c

向精神薬と関係性

横山 博

はじめに

　筆者が隈病院に勤務し始めたのは、1985年12月のことでした。きっかけは、2007年7月19日に鬼籍に入られた河合隼雄氏が主催されたユングツアーに、隈病院の甲状腺治療システムを創られた隈寛二氏が参加されていて、筆者は1984年にユング研究所に留学しており、隈氏とチューリッヒで初めて出会ったことにあります。筆者がその折「そんな有名な外科の先生がなんでユングツアーなんですか」と質問したところ、「切っても治らないんですよ」と答えられたことにびっくりしたものです。当時、隈氏は、バセドウ病の外科手術をしてもどうしても治癒に至らぬ患者群が相当いることに気づき、ユング心理学に近づいていかれました。この縁があり、1985年の暮れから、甲状腺の関連する精神疾患のみならず、ホーリスティックに患者を診る視点から、統合失調症にも治療的関与を試みようと意気投合し、隈病院に勤めることになった、という経緯があります。

こころと身体

　「切っても治らない」と豊富な経験知を語り、心理学的な問題に開かれた隈氏は、甲状腺の問題、つまり心と身体の問題を正確に言い当てていました。甲状腺障害（とりわけバセドウ病）は、精神症状と関係が深く、フランスにおいてピネルが1793年精神障害者を人間として扱い、拘束からの解放を行うまでは、精神病者として隔離収容さていたということです。[1]
　甲状腺機能障害と精神症状の関連性、心理学的要因、ストレスの影響については、前田[2]や、玉井[3]の論ずるところであり、本書でも詳しく論じられてい

ます。なかでも深尾らは、バセドウ病の心身症的側面に注目し、心身症のアレキシサイミア alexithymia と関連づけ、「ネガティブライフイベントがバセドウ病の難治化に影響している」と結論づけているのは興味深いことです。アレキシサイミアとは、失感情（言語化）症で、「自らの感情の認知と、表現に欠けている患者の状態をさす。空想性・想像力に乏しく、自分の置かれている状況や症状についてはくどくど述べるが、それに伴う感情を表出せず、面接者とのコミュニケーションも困難である」と柏瀬は説明しています。心身症の心理療法を行うときに治療者が感ずる困難です。

このように、甲状腺疾患における心身症的側面・心理学的要因は、医学的立場から重要な因子として強調されていますが、それとはまったく逆に、「心と身体が、一人の個人として生きていくうえで生じる困難の身体的異常の表現が甲状腺の病であり、心の乱れがさまざまな精神症状である」と考えてみるとどうでしょうか。心身は密接に結びついているのです。つまり、人間の存在の問題として考えるということです。筆者は精神症状を捉えるとき、統合失調症が人間存在の究極の病であり、次いで気分障害があり、ほぼ同レベルの深さで心身症があり、そして次に神経症があると考えています。

ユングはフロイトと違い、無意識には個人的なものだけでなく普遍的（集合的）無意識（人類が文明を創り上げて来るにあたり抑えつけざるを得なかった全てのことが営々と個人のなかに流れていて、元型的イメージとして神話やおとぎ話や文化人類学的知見、芸術のなかに表れ、人間の行動パターンの基礎をなす）というものがあると述べました。そこには意識の一面性を補う力もあり、心の病の症状とは「一面的になりすぎて現実に適応できない意識に対する警告として、象徴的に無意識が送ってくれるもの」であると彼は考えました。人間の心において、自我・意識はほんの一部に過ぎません。

さらに「その心の無意識の領域と個々の身体との関係はプシコイド領域で繋がっている」とユングは捉えます。この領域は、大脳辺縁系や脳下垂体・視床下部と密接な関係にあり、知的思考機能や感情と関係する大脳皮質とも繋がっています。ユングによれば、人間の一生とは、途絶えることのない個性化過程であり、さまざまな出来事を主に意識機能で整理処理しながら生きています。さまざまなライフイベントの処理が、意識の処理機能を超えるとき、人は葛藤を持ち、それを超えると、無意識の象徴化作用によって精神症状となり、その象徴化がうまくいかないと、心身症や他の病を患うと考えてみてはどうでしょうか。

関係性と薬物

　甲状腺の病を心身症的と考えると、"感情的な繋がりにくさ"が問題となります。この"関係性"のあり方を重視し、患者とのラポール（信頼関係）をどう深めるかを考え、感情的に繋がり、そのうえで向精神薬をいかに使うかが極めて大切であるということが、甲状腺の病気における精神症状を、二十年あまり筆者が精神科医として治療してきた経験知です。患者の直面している困難に聴き入り、共感的に受け止め、薬物の作用をしっかり説明して関ることが大切なのです。この精神療法的接近なしで薬物だけに頼るのは危険です。以下、各論的に述べます。

　甲状腺機能亢進においては「幻覚妄想状態」も出現します。これに対してはブチロフェノン〔商品名セレネースなど〕、リスペリドン〔リスパダール〕などのメジャートランキライザーが有効です。フェノチアジン系〔コントミン、ヒルナミンなど〕は、抑制が強いのであまり勧められません。また、とりわけブチロフェノン系を使用時は、薬物性パーキンソン症状が出ることが多いので、アキネトンなどの抗パ剤を併用してください。

　甲状腺機能亢進でよくある症状は「不安焦燥感」「易刺激性」や「不眠」です。「焦燥感」に対しては、ベンゾジアゾピン系〔コンスタン、レキソタンなど〕・チエノジアゼピン系〔デパスなど〕が有効です。動悸がひどいときはβブロッカー〔インデラル、ロプレゾールなど〕を併用するのがよいでしょう。また「身体のもぞもぞ感」「身体化障害」や「マイナートランキライザーでは効果が得られない場合」は、少量のリスペリドンが有効です。「不眠」にもベンゾジアゼピン系〔ハルシオン、ロヒプノール、ベンザリンなど〕やマイスリーが有効です。頑固な不眠や持続睡眠の障害には、ベゲタミンA、その半量のベゲタミンBが有効でしょう。

　甲状腺機能亢進状態では、時に「躁状態」をきたします。これには、ブチロフェノン系、場合によっては、ヒルナミンなどのフェノチアジン系を使いますが、内因性の躁状態と違って、これらの薬物が効き過ぎることがあるので、亢進自体に薬効のある炭酸リチウム〔リーマス〕が有効でしょう。効果域が狭いためと中毒を避けるため、血中濃度を測定しながら使ってください。

　甲状腺機能亢進においてもありますが、甲状腺機能低下症と抑うつ状態の

親和性は諸家の指摘するところです。この治療には抗うつ剤が必須です。

　抗コリン作用の少ないSSRI〔パキシル、ルボックスなど〕やSNRI〔トレドミン〕が効果的であればそれに越したことはないのですが、低下症などと結びつく抑うつは、セロトニンの脳内濃度を高めてやればよいという単純なモデルだけでは解決しません。このような患者は、ライフイベントや生活史に起因する神経症的な歪みを持っている場合が多いので、精神療法的接近と、他の三環系〔アナフラニール、トフラニール、アンプリット、アモキサンなど〕や四環系〔ルジオミール、テトラミド、テシプールなど〕も有効でしょう。ただ、人によって、副作用の出方、効き方が違うので、よく患者と話し合いながら、試行錯誤を繰り返して、適当な薬物・使用量を見つけていく必要があるでしょう。

　「不安焦燥感」が強い場合には、マイナートランキライザー、メジャートランキライザーを併用、「不眠」の場合は睡眠薬を併用することは言うまでもありません。他に、スルピリド〔ドグマチールなど〕が著効する例もあるのですが、若い女性に使うときは、プロラクチン上昇で生理を止める可能性が強いので、注意する必要があります。いずれにせよ、患者とよく話し合い、副作用を出来るだけ少なくして使う必要があります。適当な使用量については言及する余裕がありませんが、充分に注意してください。

おわりに

　筆者は、バセドウ病をアイソトープで治療し、機能低下となり、そのとき夫を二週間の経過で癌のために失い、「身体のしんどさから看病できなかった」と自分を責め、泣くことも出来ず、喪の作業も出来ないで、二年間ひどい抑うつに陥った、三十代後半の女性を治療したことがあります。この人とは、テトラミドを使用しつつ、喪の作業につきあうと同時に、夢分析を行い、「人魚の赤ちゃん」を出産する夢を見て、夫の死後はじめて泣くことができて、劇的に治癒していきました。その例をいま、印象深く思い出します。これが、甲状腺疾患の精神症状において筆者が精神療法的接近と薬物の併用の必要性を強く感じたイニシエーションの事例でした。[7]

（1）神谷美恵子「ピネル（Pinel,P.）」加藤正明他編『増補版：精神医学事典』弘文堂.

1989.
（2） 前田潔「甲状腺機能障害」松下正明編『臨床精神医学講座 第10巻：器質・症状性精神障害』中山書店, 1997.
（3） 玉井一「甲状腺機能亢進症（Basedow病）」松下正明編『臨床精神医学講座 第6巻：身体表現障害・心身症』中山書店, 1999.
（4） 深尾篤嗣・高松順太・隈寛二「甲状腺機能亢進症への心療内科的アプローチ」『medicina』44（11）別冊, 2007.
（5） 柏瀬宏隆「アレキシサイミア」『増補版精神医学事典』弘文堂, 1989.
（6） Jung CG; *The Structure and Dynamics of the Psyche*. Princeton University Press, 1960.
（7） 横山博『神話のなかの女たち——日本社会と女性性』人文書院, 1995.

横山　博　（甲南大学）

chapter 2-d

甲状腺疾患の漢方治療

有島 武志

はじめに

　バセドウ病は、本症が知られるようになった当初から、精神変調を合併しやすいことが知られています。このような精神変調は「バセドウ精神病」と呼ばれ、従来は、甲状腺機能の異常に基づく一時的なものと考えられてきました。しかし、治療により甲状腺機能が正常化したあとにも精神変調が残存することが少なくないことが、明らかになりました[1]。その背景にはさまざまな心理社会的要因の影響が関与していると報告されています[2]。また、甲状腺機能が正常化したあとにも残存する精神変調は、治療の予後にも影響することが明らかになりました[3]。

　筆者はバセドウ病の患者さんの診療を通じて、ホルモン値が改善するのみでは患者さんは充分な満足が得られないことを知りました。すなわち、検査結果の正常化に加えて、精神変調を含めた「自覚症状」の改善も必要なのです。そのなかで、漢方治療を併用することによって良好な経過を得ることは少なくありません。本稿では、漢方医学の基本的概念と「バセドウ病に対する"漢方医学的アプローチ"」について述べてみます。

漢方医学の概念

　漢方医学は、人のからだの異常や歪みを修正し、こころやからだの治癒力を高める医学であり、心身一如や証といった独特の考え方を有します。

　〈心身一如〉とは、「こころの変化はからだの変化をきたす」、逆に「からだの変化はこころの変化をきたす」——こころとからだは一体のものとする考え方です。この一体性を回復させるのが治療目標となります。

〈証〉とは、西洋医学的な病名ではなく、漢方医学的な状態・病態を表現したものです。つまり個々の体質や個性（特徴）を含む概念です。〈証〉を漢方医学的に表現するために、「気血水」「五臓論」といった独自の理論や診察所見を参考にします。

　実際の診察は、患者さんの顔色・皮膚・舌などをよく診る（望診）、嗅覚と聴覚を用いて、臭いや、お腹・肺・声などの音を感じる（聞診）、症状や肉体的・精神的ストレスを背景も含めて把握する（問診）、お腹や脈を含めて触診する（切診）ことを行います。このような診察を通じて、医師患者関係の良好化が得られたり、受容と共感の強化も期待できます。すなわち、漢方薬の効果のみでなく、診察そのものも治療に含まれます。

　これらの所見を総合して〈証〉を決定しますが、あくまで漢方薬を決定する根拠は、病名ではなく〈証〉です。この考えに基づいて治療を行うことを「随証療法」といいます。その結果、西洋医学的には同じ病名でも、〈証〉が異なれば治療法が異なります。このことを「同病異治」といいます。たとえば感冒であれば、体力が充実し、汗が出ず、頭痛、発熱、悪寒、肩こりを伴う状態は「葛根湯の証」ですが、体力が衰え、自然に汗が出て、微熱を認める状態は「桂枝湯の証」となります。同様に、バセドウ病でも〈証〉が異なれば処方が異なります。一方、〈証〉が同じなら、病名は異なっていても同じ治療を施します。このことを「異病同治」といいます。

漢方医学的アプローチの適応

　バセドウ病の治療には身体面と精神面の両面の治療が必要です。そのなかで最も重要なことは、身体面に対して適切な現代医学による治療を行うことです。すなわち抗甲状腺剤（チアマゾール〔商品名メルカゾール〕やプロピルチオウラシル〔チウラジールまたはプロパジール〕）によって甲状腺ホルモン値を正常化することです。そのため、バセドウ病の患者さんに漢方薬単独で治療することは基本的にはありません。しかし精神面に対する治療には、漢方医学的アプローチは有用です。症状（つまり〈証〉）が存在する限り治療対象となり、西洋医学的な検査では異常値を呈しにくい説明不可能な症状にも対応できます。いわゆる「気のせい」ではすまされません。そのため、現代人に多いストレス性の疾患に対して、漢方治療がしばしば取り入れられています。

漢方治療の実際

　日本ではバセドウ病に対しては抗甲状腺剤による治療が中心です。放射性ヨード治療や手術治療も適応に応じて選択されます。しかし漢方治療が行われることは稀であり、文献も散見される程度です。「炙甘草湯」単独治療が有効であった症例、「炙甘草湯」を従来の抗甲状腺剤とβブロッカー（頻脈や動悸を改善する薬）に併用し早期に甲状腺ホルモン値が改善した、漢方治療のみで寛解導入できた二例などが報告されています。

　一方、漢方医として著名な大塚敬節はその著書で、バセドウ病について次のように記載しています――「動悸のほかに、不安の念が強く足が冷え、食欲進まず、やせて顔色も蒼いひとには、半夏厚朴湯と桂枝甘草竜骨牡蠣湯の合方（複数の処方を合わせること）を用いるのがよい」。この「桂枝甘草竜骨牡蠣湯」は、虚証（体力が低下し抵抗力が弱い状態）で腹部動悸（腹部大動脈の拍動を腹壁から触れること）を認め、不安感が強く、交感神経過緊張状態にあるようなバセドウ病の患者さんに適応といえます。「半夏厚朴湯」は、咽中炙臠（咽喉もしくは胸骨の裏に、焼肉の一片か、梅干しの種のようなものが引っかかっているように感じられる、異物感・刺激感）が使用目標の一つです。また、気分が重くて晴れ晴れしない、動悸や胸痛などにも用いられます。臨床的には、ヒステリー、神経質やうつ病などの神経症状を主とする疾患、喘息やバセドウ病などの咽喉付近に症状を呈する疾患に、応用されます。

　その他、用いられる漢方薬には、「柴胡加竜骨牡蠣湯」「加味逍遙散」「甘草瀉心湯」なども有効であると記載されています。筆者も、バセドウ病発症後の（もしくは甲状腺機能正常化後にも残存する）精神変調を有する患者さんに漢方治療を併用し、良好な経過を得た症例を経験しました。そのなかから二つの症例を提示します。

　一例目は、32歳の女性です。某内分泌内科でバセドウ病に対してメルカゾールが開始されましたが、ひどい蕁麻疹が出現しました。そのため別の抗甲状腺剤であるチウラジールへ変更し、その後、約7年間継続的に服用したものの甲状腺機能は正常化せず、TRAb〔TSHレセプター抗体――正常は15％以下〕が88％と高値が持続していました。それだけでもストレスでしたが、さらに眼球突出・気管支喘息・めまい・花粉症も合併し、イライラ感・倦怠感が相当ひどい状態で来院されました。

当院では、前医処方薬に加えて、〈証〉に従って漢方薬を追加し、様子をみました。すると、イライラ感や倦怠感は1ヵ月以内に消失し、3ヵ月後には甲状腺機能が正常化、TRAbも24%まで改善傾向を示し、それまで頻繁に認めていた喘息発作やめまいもなりました。その後2年以上経過しましたが、いつのまにか花粉症の症状も認めなくなりました。

　二例目は、24歳の女性です。もともと完璧主義で、ストレスを感じると胃痛や下痢等の消化器症状が出現します。15歳時に自律神経失調症と診断され、内服治療が開始されました。20歳時にバセドウ病を発症し、イライラ感・不安感などの精神変調が一気に悪化しました。某甲状腺外来にて抗甲状腺剤による治療が開始され、甲状腺機能は正常化しましたが、長期間抗甲状腺剤を飲み続けることが不満であり、精神変調も残存するため、両親同伴で来院されました。不安が強く、一人で外出することはほとんど不可能な状態でした。
　当院では先の症例と同様、内服薬はそのまま継続とし、〈証〉に従って新たに漢方薬を処方しました。すると4週後には表情が軟らかくなり、外に出てみたいと思えるようになり、自宅近くの弓道場に通えるようになりました。6週後には電車に一人で乗れるようになり、8週後には消化器症状も改善しました。その結果、漢方薬以外の内服薬が減量でき、10週後には月経を半年ぶりに認め、精神変調も改善しました。もちろん、その間、甲状腺機能は正常範囲内で安定していました。

　このように、現代医学的治療に漢方薬を併用することで、精神変調の改善のみでなく、甲状腺機能の安定化やTRAb値の改善傾向、さらには他の症状や疾患までもが軽快する場合があります。

おわりに

　近年、「代替医学」のなかに漢方医学が位置づけられることがあります。しかし漢方医学は、西洋医学とは異なった視点を持つ全く別の治療体系を有するため、正確には「代替」ではありません。そのため、西洋医学的アプローチに加え、漢方医学的アプローチを統合し、お互いの優れた面を引き出した医療を行うことが有用と思われます。
　漢方医療は、患者さんに癒し・安心・満足を与え、結果的に希望を与えることが最終的な目標です。このような漢方医学的アプローチは、バセドウ病のみならず、他の精神変調を合併しうる疾患にも取り入れられるべき治療手段と考えられます。

（1）Fahrenfort JJ, Wilterdink AML, Van der Veen EA; Long-term residual complaints and psychosocial sequelae after remission of hyperthyroidism. *Psychoneuroendocrinology* 25:201-211, 2000.
（2）藤波茂忠・伊藤國彦「バセドウ病からみた内分泌精神障害」『精神神経学雑誌』85:776-787, 1983.
（3）Fukao A, Takamatsu J, Murakami Y et al; The relationship of psychological factors to the prognosis of hyperthyroidism in antithyroid drug-treated patients with Graves' disease. *Clin Endocrinol* 58:550-555, 2003.
（4）稲木一元・高橋国海・山田光胤「原発性甲状腺機能亢進症に炙甘草湯の有効であった一例」『日本東洋医学雑誌』33:53-57, 1983.
（5）雪村八一郎「甲状腺機能亢進症の漢方併用治療」『日本東洋医学雑誌』35:47-54, 1984.
（6）田原英一・三潴忠道・嶋田豊ほか「漢方治療が有効であったバセドウ病の2症例」『日本東洋医学雑誌』48:341-348, 1997.
（7）大塚敬節『症候による漢方治療の実際』南山堂, 2000.
（8）大塚敬節・矢数道明・清水藤太郎『漢方診療医典』南山堂, 1986.
（9）有島武志・八代忍・米田吉位ほか「桂枝甘草竜骨牡蠣湯が有効であった3症例」『漢方の臨床』52:243-248, 2005.
（10）有島武志・佐々木一郎・吉田麻美ほか「精神変調を併発したバセドウ病に対する漢方治療」『日本東洋医学雑誌』58:69-74, 2007.

有島 武志 （市立枚方市民病院）

column 2-A
いつも甲状腺疾患を念頭において

　甲状腺疾患を患った患者さんは、甲状腺腫を除けば、その身体症状のほとんどが自律神経症状であることから、当初は婦人科や心療内科を受診されることも多いようです。
　近年、さまざまなストレスや環境への不適応から、自律神経症状を呈する患者さんが急増しており、こうした患者さんの診療に際しては、常に、甲状腺疾患を念頭において鑑別診断を行うことが重要です。当院心療内科初診の患者さんでも、20人に1人は何らかの甲状腺異常を有しており、スクリーニングに甲状腺腫を触診しTSHを測定しています。
　発作性に動悸がしたり、息苦しくなったり、発汗したり、手が震えたりする病気として「パニック障害」が有名ですが、これらの症状は、発作性ではない点以外は、〈バセドウ病〉や〈無痛性甲状腺炎・亜急性甲状腺炎〉の甲状腺中毒症期と症状は酷似しており、こうした甲状腺疾患を、初診の段階で見逃さないことが大切です。

column 2-B
他科にまたがる多彩な症状

　〈バセドウ病〉による「イライラ」「情緒不安定」や、〈甲状腺機能低下症〉による「意欲低下」「記名力障害」など、精神・神経症状を主体とする患者さんは、当初は精神科や神経内科を受診し、"躁病""うつ病"あるいは"認知症"などと診断されることも多いようです。
　ある患者さんが「抑うつ気分から育児ができない」との訴えで産科から精神科を紹介され"産後うつ病"と診断され、里帰り療養のため当科を受診しました。「全身倦怠感」「寒がり」「体毛の脱落」「乳汁分泌不全」などの症状も認めたため精査したところ、〈汎下垂体機能低下症〉であったことが判明しました。

このケースでは、多彩な症状を夫や姑から"なまけ"と決めつけられ、本人が疎外感や自己嫌悪感に苛まれるなかで、二次的に"うつ"を発症したものと考えられました。副腎皮質ホルモンと甲状腺ホルモンの補充を行う過程で、「寒がり」「全身倦怠感」などの身体症状は著明に改善し、家族教育を行うなかで、家族の病気への理解も促進され、夫婦関係や嫁姑関係も改善していきました。

column 2-C
ホルモン補充に関する注意点

　「神経性食欲不振症」などから低体重をきたす患者さんでは、甲状腺機能が異常値を示すことがあります。Ｔ３の低下を中心に、重症例ではＴ４も低下してくる場合もあり、これを non-thyroidal illness といいます。

　これらの病態は、原疾患が改善され体重が回復すれば甲状腺機能も正常化するため、原則的に、甲状腺ホルモンの補充は必要ありません。最近経験した「慢性的な低体重」が持続する患者さんは、前医より長期にわたり甲状腺末を投与され、来院時のTSHは抑制され甲状腺ホルモン値はやや上昇していました。病状を充分に説明し、甲状腺末の減量・中止を進めたところ、「抑うつ気分」の再燃などの体調不良を訴えました。

　この症例では幸い、他の抗うつ薬への変更を試みることで症状は軽快し、体重も徐々に増加に転じ、甲状腺機能も正常化したのですが、安易な甲状腺ホルモンの補充は、原疾患に伴う低体重を遷延させるばかりでなく、薬剤への依存を引き起こす可能性もあるので、注意しなければなりません。

椋田 稔朗　（一仁会脳神経リハビリ北大路病院）

第3章

心理行動科学的アプローチの課題

Discussion

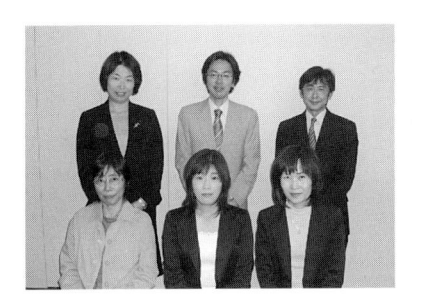

左上から順に
任 和子（京都大学医学部附属病院）
　　深尾 篤嗣（藍野学院短期大学）
　　　　岩橋 博見（大阪大学大学院）
左下から順に
藤田 光恵（ふじたみつえクリニック）
　　田嶋 佐和子（関西医科大学附属枚方病院）
　　　　田中 美香（神甲会隈病院）

Chapter 3

心理行動科学的アプローチの課題

―― 座 談 会 ――

はじめに

岩橋 私は本座談会の司会進行役を勤めさせていただく、大阪大学内分泌代謝・内科の岩橋博見です。どうぞよろしくお願いいたします。

さて、2004年に、糖尿病および内分泌疾患を対象とした"心理行動科学的アプローチ"を学際的に研究・討論する場として、深尾先生が中心となられて《内分泌糖尿病心理行動研究会》が発足しました。以来、年二回の研究会が定期的に開催され、内科・心療内科・精神科といった医師、さらに看護師・臨床心理士・栄養士・理学療法士・薬剤師の方々が一堂に会して、糖尿病や甲状腺疾患を主としたホルモン疾患について討論がなされてきました。

今回、この研究会の世話人の先生方を中心に、これまでのこの分野における知見を一冊の本にまとめることになったわけですが、本日は各職種の代表の先生方にお集まりいただき、現時点でのこの分野の成果、問題点、これからの課題といったことについて、ご意見をいただくことになりました。みなさま、どうぞよろしくお願いいたします。まず、自己紹介をお願いします。

藤田 京都市内で内科・心療内科で開業している藤田光恵と申します。心療内科と、内科では主に糖尿病の患者さんたちの診療をしています。心療内科通院中で壮年期の方たちのなかには、心療内科的な当初の症状はずいぶんよくなってきているのだけれど、肥満、高血圧、耐糖能異常や高脂血症など生活習慣病の問題が残されているメタボリックシンドローム、メタ

ボ予備軍の患者さんたちが結構おられます。このような生活習慣病についても、ご本人の希望を聞きながら、できるだけ当院でフォローするようにしています。今日は「プライマリケア」の立場で発言させていただきたいと思います。

深尾 大阪にある藍野学院短大の深尾篤嗣です。臨床の専門は内分泌代謝学と心身医学です。診療の場は、藍野病院の心療内科、甲状腺専門病院の隈病院、大阪医大内分泌内科で内科医および心療内科医として非常勤で働いています。バセドウ病の"心理行動科学的アプローチ"をライフワークとしておりますが、糖尿病も"心理行動科学的アプローチ"が必要な例が多いですので診ております。

任 京大病院で看護部長をしている任和子と申します。糖尿病の患者さんのケアに関わるようになったのは、二十数年前、大学病院で看護師をしていた頃です。その頃は行動科学や糖尿病患者さんの心理行動という領域が臨床ではあまり取り上げられていない頃で、どうしたら患者さんの糖尿病療養行動に関するモチベーションがあがるのかな、と悩んでいました。その後、教員になりまして、これらのことについて研究するようになりました。臨床は大学病院での八年間と、クリニックでの外来経験、研究目的でいくつかの病院でデータをとったり、糖尿病教室などに関わらせていただいたりしました。

田中 神戸の甲状腺専門病院である隈病院で臨床心理士をしている田中美香と申します。甲状腺専門病院でなぜ心理士が必要なのかということですが、隈寛二先生がバセドウ病は「切っても治らない病気」と言われ、ホルモン値は落ち着いているけれど症状、訴えがなかなかおさまらないということがあるので、精神科の先生や心理士をおいてくださるようになりました。甲状腺専門病院で心理士の仕事をしていますと、他の精神科での患者さんや一般にカウンセリングを求めて来られる方と、体、特に甲状腺に症状を出している患者さんは違うと感じます。そのように思いながら、日々臨床をしております。

田嶋　関西医科大学枚方病院で管理栄養士をしている田嶋佐和子と申します。管理栄養士として、糖尿病をもつ患者さんと関わる機会は、教育入院のときや個別栄養指導を通じてです。今日は、そういった糖尿病患者さんのお話以外に、当院の健康科学センターで医師・管理栄養士・臨床心理士・運動指導士の方々と肥満外来を行っておりまして、ここでは臨床心理士さんを含めたチーム医療で行ってきた認知行動療法の取り組み、また地域の方への健康教育事業を通じて病院とはまた違ったメタボリックの改善について考える機会がありましたので、そういったお話をさせていただければと思っています。

糖尿病・メタボリックシンドロームにおける心理行動科学的アプローチ

岩橋　まずは"糖尿病・メタボリックシンドロームにおける心理行動科学的アプローチ"という内容で、お話をお伺いすることにします。藤田先生、よろしくお願いします。

藤田　最近の糖尿病学会では、療養指導のセッションに"心理行動科学的アプローチ"の演題が多くみられ、看護師さんや栄養士さんなどコメディカルの参加がとても増えてきています。しかし、多忙な糖尿病診療のなかで、医師が"心理行動科学的アプローチ"を取り入れるのはなかなか難しいのが現実です。医師には、急性疾患に対応する「医療モデル」が基本的な態度として身についています。医師が検査診断して治療方針を立てる、そして、生活上の注意を与え（指示）、薬物を処方するというのが基本パターンです。

　一方、生活習慣の行動変容をサポートしていくには、「患者中心の成長モデル」のアプローチが必要となってきます。医師は、患者さんの身体状況については一生懸命検討していきますが、"セルフケア行動"の主体である患者さんの心理状態や行動について探索してゆくことは少ないですね。糖尿病のある程度進行した人では合併症を引き起こすリスクを抱えていますから、その評価もしながら、アプローチする問題の優先順位をつけていかなければなりません。また、「病気を良くすることが使命」という

プレッシャーが強迫観念のように医師にはとても強くありますから、患者さんが自己決定するのを待てず、セルフケア行動も薬と同じように「指示」だけしてしまう、『食事に気をつけてくださいね』『このくらい運動しましょうね』というように。その変容のプロセスに関心を向けられないのですね。

岩橋 糖尿病の場合、患者さんの身体面に注意を払い、患者さんの気持や感じ方などを聞く時間があまりとれない場合が多いのですね。

藤田 "心理行動科学的アプローチ"の基本は、まず「患者さんを知る」ことです。"セルフケア行動"を聞いていくときに、医師が「問題行動」を探し出してチェックする、監視するような態度になると、患者さんは本当のことを話してくれなくなります。問題行動としてではなく、「何に困っていますか」「どういうことが大変ですか」として、患者さんの生活、行動変容への気持の見取り図が展開できるように、患者さんから「教えてもらう」「知りたい」という関心を持って聞くように心がけています。

岩橋 医療者側が、患者さんに興味をもって話を聞くことが大切なのですね。

藤田 そして大事なことは、"セルフケア行動"を高めていくのに役に立ちそうな、患者さんの持っている資源を探していくことだと思います。例えば、几帳面で強迫的な人は数字や記録するのが好きな方が多いですから、セルフモニタリングが導入しやすく、数値が少しでも改善すると、とても喜ばれますね。パーソナリティに応じて対応を考えていきます。あるいは家族のサポートが得られそうかどうかなども大事ですね。

　また動機づけを高めていくには、患者さんにたくさんの情報を伝えることが役に立つと、かつて私は誤解していて、糖尿病教室でも盛りだくさん——出来るだけわかりやすくですが——説明していたように思います。でも決してそれが動機づけを高めるわけではありませんね。いまは、その患者さんに必要な情報かどうか、説明することを受け入れられる段階かどうかを考えながら伝えるようにしています。

　それから、患者さんのなかには、コントロール状態が非常に悪いのに、

無関心期がずっと続いていて、こちら側としてもとても心配になってくる人たちがいます。

岩橋　患者さんに、こちらが心配していることをうまく伝えるには、どうしたらよいのでしょうか？

藤田　「いまのコントロール状態だと合併症がでるから、〜しなければならない」という説明だと、患者さんは否認してしまうことが多いと思います。「私は、あなたのことがとても心配です」という"私メッセージ"で伝えることです。

岩橋　いわゆる"I（私）メッセージ"を使うことがよいのですね。

藤田　あと「教室」について少しお話ししたいと思います。先日うちのクリニックで実施したメタボ教室では、すでに糖尿病と診断されて合併症が出ている人、予備軍の人などが混在していたのですが、色々な段階の話が聞けて、患者同士がよいモデルになっていたと思います。
　グループ療法というのは、同じ病気を持つ者が集まることで安心感が得られ、療養の負担感が減るというようなことが言われていますが、もう一つ大事なことは、患者さん自身がグループのなかで「語る」ということですね。グループワークでは「どんな工夫をしていますか？」というテーマで患者さんたちに話し合ってもらいます。患者さんが自分の工夫を語るということで、自己効力感が高まり、その行動が強化されやすくなります。最後に小さな目標を立てて、次の診察につなげるようにしています。

岩橋　どうもありがとうございました。患者さんの話をよく聞いて、個々の背景を把握すること、そして集団指導においても、患者さんによく語っていただいて、患者さん同士でよいモデルになったり、自分の行動に自信を持っていただいたりすることが大切だということがわかりました。
　性格によって対応を変えるというお話がありました。几帳面な方は、レールに乗ればうまくいくということでしたが、そうでない方はどうすればよいのでしょうか。

藤田　大雑把だけれどもおしゃべりや人づきあいが好きな方などもおられますよね。そういう方は「糖尿病教室」向きでしょうね。肥満の認知行動療法でもセルフモニタリングを使いますが、大雑把な人に記録を勧めても、継続するのが難しいです。そういう人はまず教室などのグループ療法に入ってもらうと、導入としてはまずインパクトがあるように思います。

岩橋　心理テストの活用についてはいかがでしょうか。

任　私は糖尿病の療養生活について「何が困難なことと感じていて、それをどのように乗り越えておられるか」について、ストレスコーピングの尺度を使って調査をしたことがあります。その結果を個人にフィードバックしたり、集団の糖尿病教室で説明したりしたのですが、プロフィールを自分で見ていただくと、患者さん自身の気づきになったりしました。

岩橋　自分で気づいてもらう手段の一つとして活用するのですね。他にいかがでしょうか。

田嶋　私たちも肥満外来でのチームアプローチでＴＥＧ（東大式エゴグラム）、ＰＯＭＳ、ＮＥＯ－ＦＦＩといった心理テストを使っています。ＴＥＧは私たち心理士でないコメディカルにも理解しやすいので、肥満外来のスタッフは性格特性によって若干対応を変えるのですけれども、すべての心理テストの結果を理解することはやはり難しいので、心理士さんからミーティングのときに説明してもらって、スタッフみんなでそれをもとに次のアプローチを考えていきましょうという風にしています。肥満治療ではその人がおかれている環境の影響も強いですので、ＴＥＧだけでなくＰＯＭＳの結果などと併用することで、栄養指導や運動指導の目標を決めるときの負担感を調整したりなどしています。

岩橋　ＴＥＧについてもう少しお聞かせください。Ａが高い方は、きっちりと計画的にやる方が多いとか、ＡＣが高い方はメンタルヘルスに気をつける必要があるとかという印象がありますが。

田嶋　ACが高いと、周りの人にあわせてしまう人が多いので、うまく自分のプログラムを作って減量の波に乗れなかったりしますね。またCPの高い方も、がちがちにやってしまう方が多いので、自分を許すということを覚えてもらうようなアプローチをしたりしています。

岩橋　グループワークについてはいかがでしょうか。

田嶋　ヘルスアップ事業でグループワークを中心の取り組みをさせていただいたことがあります。そのなかからリーダーさんのような方が出てこられて、事業が終わったあとも、自分たちで町内会で健康教育の企画をして、出すお弁当の中身を町の栄養士さんに相談に来られたりしたことがとても印象的で、私たちにとって嬉しいことでした。参加型の教室でグループワークなどを取り入れると、参加された方に「自分たちが学んだことを次に伝えよう」という思いが生まれ、また伝える力がついていくように思いました。今回は国保のヘルスアップ事業でしたので、地域の方が教室以外でもお互いの様子がわかったこと、また、携帯電話を利用してメーリングリストを作って使用してもらったので、お互いの様子がよくわかったこともよかったのだと思います。

岩橋　どうもありがとうございました。それでは次に任先生お願いします。

任　藤田先生のご発表と全く同感です。看護師も「医療モデル」に寄って立ってきました。看護師の場合は、おそらく医師よりは早くに"患者中心の立場で考える"ということや、"医療モデルではなく生活モデルでとらえる"ということを学んで卒業したはずです。ところが、看護師は患者中心の立場で考えているつもりでも、実際には患者さんからすれば看護師も医療者の立場で考えているにすぎないという状況であったと思います。特に、多くの看護師は、卒業後まずは急性期病院でトレーニングを受けますので、藤田先生のおっしゃった「急性疾患に対応する医療モデル」が基本的な態度として身についています。そのような考え方や立ち方の方向転換としては、〈自己効力感〉を高めることや〈エンパワメントアプローチ〉などが概念として看護教育や看護実践に導入されたことが、大きな変化だ

と思います。看護界では「糖尿病の看護」から、これらの考え方が入ってきました。

　これまでも看護師は、コミュニケーション技法やカウンセリング技法などを数多く学び、実践してきましたが、使い方はわかっても立ち方がわかっていなかったのではないかと思います。簡単にいえば、「患者さんは過去にどのようなことを経験し、どのような思いをしてこられたのか」「いま、何を、どのような思いでおられるか」「将来についてどのように思っておられるか、何を求めておられるか」を知るために、糖尿病をもって生活している人の過去・現在・未来をきちんと聴くということですが、このような考え方が、現場を変えた大きな要因だと思います。

　糖尿病看護認定看護師や糖尿病療養指導士は、このような〈エンパワメントアプローチ〉を基本的態度として学んでいますので、努力して聴こうとするという態度で患者さんの前に立つようになったと思います。たとえば外来で患者さんにかかわりますと、在宅療養指導料算定要件のこともあり、だいたい30分くらいを予約時間としていますので、時間切迫感があって、聴くことをほどほどにして、次までに何を伝えなくてはいけないかを優先してしまいがちです。頭でわかっていても、聴くということを日常診療で実行するのは難しいことなので、日常診療にこのような考えを取り込んで実践していく仕組みを作る必要があると思います。

　私は、セルフマネジメントスキルの獲得を目的とした半年間の患者教育プログラムを広島大学の森山美知子先生の研究班で作って、大学病院で実施しました。これは大規模糖尿病予防研究〔Diabetes Prevention Program Research Group, 2002〕を修正したプログラムで、食事、運動、禁煙、薬物管理、ストレスマネジメント、合併症予防、気分の落ち込みへの対処について盛り込んだテキストを作成して、それを利用して、看護師がマネジメント方法の具体的な例示と本人の可能な方法を話し合い、月ごとの目標達成を評価し、支援するものでした。このプログラムでは、実施する看護師の力量が問われるわけですが、プログラムは標準化されていますので、患者さんにかかわる際の立ち方や考え方をレクチャーすることによって、長いあいだのトレーニングを経なくても、患者さんにそれなりにかかわれることがわかりました。

　医療従事者の立ち方や考え方、やり方を変えていくことが大事なのだと

思います。糖尿病の患者さんは、自覚症状があまりなく緩除に進行するため、危機感を持ちにくいので、医療従事者は、長い目で待ちながら根気強くかかわることが大事だと思います。

岩橋　医療従事者の立ち方・姿勢を変える、支援者としてふるまう、ということが大切なのですね。今回の特定健診の保健指導でも、ランク別に方法が違います。やはり対象者と接する時間が長いほうが効果はあるとお思いでしょうか。

任　エントリーしてくださったなかで、介入群とコントロール群に分けて実施しました。内容については満足度が高いという結果でした。不満な点は、月1回30分の個別面接時間では短いということ、また、期間が半年では短いということでした。

　この研究では、早期の介入は効果的でしたが、罹病期間が長い人の多い大学病院での介入はデータとしてはポジティブではありませんでした。それは、コントロール群にも一定の変化がみられたためです。コントロール群にも質問紙には答えていただきましたので、外来で月1回看護師がお会いして面接することはしたことが変化をもたらした要因ではないかと推測しています。継続して支援することがとても大事なのだと思います。

　大学病院でも、外来ですべての糖尿病患者さんに少しでも看護師が関わったり、必要なケースにはもっと時間をかければ、成果があがると思います。しかし、時間をかけるには資源が必要ですから、効率的に実施するには、ケースによって時間設定をしてプログラムを組むほうがいいです。今回のプログラムですと、具体的アプローチの効果の出る「関心期」以降にある人をねらいます。「無関心期」にある人には違ったアプローチが必要であると思います。

岩橋　どうもありがとうございました。それでは次に田嶋先生お願いします。

田嶋　肥満外来での取り組みをお話しさせていただきたいと思います。私自身が肥満外来を始めた頃は、藤田先生が例に出されていた「食品交換表

をどうしたら理解してもらえるか」とか、「どうすればよりよい食事療法について、より簡単に正しく理解してもらえるか」といったことを考えていたように思います。しかしそれではなかなか患者さんにうまく伝わらないなと悩み始めた頃に、先ほど任先生がおっしゃった〈エンパワーメント〉とか〈変化ステージモデル〉などについて学ぶ機会を得たように記憶しています。それで、今までやってきた栄養指導というのは「みんなに同じ指導をよりわかりやすく」を目指してきましたが、それでは行動変容を期待するのは難しいと思って、私なりに〈変化ステージモデル〉をベースに栄養指導の場面でアプローチすることを意識し始めてから、患者さんとの会話がうまくいくようになったのではないかと考えています。

　ちょうど三年前に枚方病院に引っ越した際に、新しいスタッフもたくさん入ったので、〈変化ステージ〉などを意識したアプローチについて、症例を通じてみんなで月1回のミーティングの際に勉強するようにしました。それと同時に、自分たちが関わる患者さんたちがどのように減量できているのか評価することが必要と思いましたので、これまでこられた方の減量歴を調べたところ、当院の肥満外来は6ヵ月のコースですが、3ヵ月目で減量効果が得られていない方は最後まであまり減量効果が得られていないことがわかってきましたので、3ヵ月目の患者さんについて、みんなで残りの期間のアプローチを考えることとして、現在は3ヵ月目の患者さんを中心に月1回のミーティングを行っています。このデータ整理を行った際に、糖尿病をもっておられる方の体重減少が他の疾患をもたない方や心疾患を併せもつ方と比べて悪かったので、今後は、疾患別の減量方法といったことも考えていく必要があると思っています。

岩橋　3ヵ月でいったん評価するのがよいのですね。

田嶋　現在は、6ヵ月の介入期間に加えて3ヵ月ごとのフォローアップ期間を設けています。3ヵ月後にスタッフに会うという約束があることで、自分で頑張られる方も多いようです。

任　リバウンドしない人もおられますか。

田嶋　6ヵ月のあいだにセルフモニタリングの力がつくなどされた方のほうが、リバウンドは少ないように感じています。変化ステージモデルでいえば、「実行期」に入った方に少し私たちがヒントを与えられればよいと思います。それから任先生がおっしゃったように、その人に合ったスタイルを見つけることが大切に思います。この段階だから何をツールとして用いればよい、というのはないと感じています。またチームとしては、その患者さんにどんなアプローチがいいのか、いろいろな職種で評価していくことも大切だし、私たちが関わる患者さんの全体像を把握して、自分たちのプログラムを評価していくことも大切だと感じています。

任　行動変容のために、食事や運動についてあるいはストレスマネジメントなどを、プログラムに則って、1ヵ月ごとの受診日に支援することは効率的で必要と思います。しかし、罹病期間が長い方には、ストレスマネジメントから実施するとか、体重変化の表を使うか使わないかを患者さんに決めてもらうなど、"自己決定"が重要だと思います。医療従事者は「実施しなければならない」と思ってしまいがちなので、患者の立場に立って考えること、患者中心の理念で立つことが大事です。

田嶋　先に藤田先生がおっしゃった医療者のプレッシャーというのを、とても感じます。どうしたら医療者のプレッシャーを和らげられるかをチームでうまくやらないと、みんながスキルアップしていかないなと思います。医療者というのは「いま何をやらないといけないのか」と、とても強く感じていると思います。そうではなくて、「もう一度患者さんの話をよく聞いてみる」というところで何かが見つかることがあるように思います。また、いま患者さんがやらなければならないことを、どの職種のスタッフがどのタイミングで伝えるかというのも話題になります。

藤田　Ｄｒ、Ｎｒｓ、栄養士、運動療法士などのチームスタッフのなかで、誰が言うのかは、その時々で考えていくわけですか。

田嶋　患者さんのなかには、やはり自分のことは一番Ｄｒにわかってほしいという方もいらっしゃるので、診察で言ってもらうようにしたり、運動

療法だとグループで行いますので、一対一ではない場で聞いてもらうほうがよい場合には運動療法の場でお話したりしています。

甲状腺疾患における
心理行動科学的アプローチ

岩橋 それでは次に、甲状腺疾患における"心理行動学的アプローチ"についてお伺いします。深尾先生、お願いいたします。

深尾 7 holy disease のひとつにも数えられる代表的な心身症であるバセドウ病の心理行動科学的問題について、バセドウ精神病、病因における心理行動要因の影響、およびそれらをもとにした"心理行動科学的アプローチ"の三つのポイントに分けてお話しさせて頂きます。

　まず、バセドウ精神病ですが、本症は多様な精神症状を合併しやすいことが知られており、症候性精神病の代表とされています。甲状腺専門病院である伊藤病院で長年精神科医として勤務されている藤波先生の研究結果によりますと、甲状腺疾患のなかでもバセドウ病が最も多く精神科を受診しています。一般的に甲状腺ホルモンが高値であることが精神障害の原因であると考えられてきましたが、最も多かったのは意外にも甲状腺機能正常である例でした。また、1920年代のメイヨクリニックにおけるバセドウ精神病の精神病像のほとんどが、幻覚・妄想・躁うつなどの顕著な精神病的症状であったのに比べて、1970年代に調査された伊藤病院における精神病像のほとんどは、抑うつ状態や神経症などでした。藤波先生はこの違いを、この五十年間の治療の進歩により、治療によるストレスや甲状腺ホルモンの影響が減ってきて、患者の病前性格的なものが現れてきているせいであろうと考えられています。われわれも、ＭＭＰＩや心理的ストレス調査票を用いた研究において、甲状腺機能が正常化しても抑うつ・神経症傾向が強い例が多く存在することが見出され、また前向き研究により、このような例では抗甲状腺薬治療した場合の予後が悪いことが判明しました。以上の研究結果より、甲状腺機能が正常化してからみられる抑うつ・神経症傾向は甲状腺ホルモンの影響ではなく、心理的ストレスによるものであり、さらにそれが病態に影響していることが示唆されました。

次いで、病因における心理行動要因の影響についてです。戦争バセドウや驚愕バセドウという言葉が残っているように、昔から本症の発症に心理的ストレスが関与していることが示唆されてきましたが、1991年、Winsaらによる多変量解析をも用いた研究によってその因果関係が確かめられました。以後も同様の研究が追試されて、ほとんどがポジティブな結果でした。本症は自己免疫疾患ですので、精神神経免疫学の成果から、心理的ストレスが免疫異常を引き起こすことで病因になるものと予測されています。一方、本症を抗甲状腺薬治療した場合、二年間で三割くらいしか寛解せず、残り七割の難治例のなかに心身症が含まれている可能性が示唆されます。治療経過と心理行動要因との関連についての研究は、本邦の吉内や我々によるものがあり、日常生活ストレスや、神経症、抑うつ、アレキシサイミア（失感情言語症または失感情症）、エゴグラムのAC（過剰適応傾向を表す）が増悪要因、反対にエゴグラムのA（合理的判断力を表す）とFC（感情表出力を表す）が改善要因になることが見出されています。

　以上の知見をもとにして、抑うつ合併により難治化している本症患者に抗甲状腺薬治療に抗うつ薬であるパロキセチンを併用することで、抑うつ症状の改善とともに十年ぶりに寛解が得られた一症例を経験しました。そのため、現在多数例においてコントロールスタディを始めております。また、有効な心理療法についても検討しており、たとえば〈プロセス指向心理学〉のような深層心理学的アプローチが、抑圧されている心理的問題への患者の気づきを促すのに有用であると感じています。

岩橋　アレキシサイミアについてもう少し説明していただけますでしょうか。

深尾　アレキシサイミアとは、自らの内的な感情への気づきとその表現が乏しい性格傾向のことで、実際はあるはずのストレスを自覚できないことで、心身症などのストレス関連疾患につながり易いことが、近年の研究で判ってきています。

田中　アレキシサイミアの方本人はおそらく全然ストレスに気づいていないので、内科の先生や外科の先生が『ストレスありますか？』と聞かれても、

『ありません』ということで、診察が終わってしまうと思います。そういう、ストレスがあることすら感じていない、身体症状と心理的なことがかけ離れた方がおられます。そのような場合、深尾先生がおっしゃるようなアプローチをしていく必要があるように思います。

岩橋 アレキシサイミアと、心身症や仮面うつ病との関係について教えていただけますでしょうか。

深尾 日本心身医学会の診断基準によりますと、心身症とは、バセドウ病や糖尿病のように「明確な身体疾患が存在して、その発症や経過に心理社会的要因が密接に関与している病態」を言います。対して仮面うつ病とは「抑うつなどの精神症状よりも倦怠感、頭痛などの身体症状が前面に出ているうつ病」のことで、身体疾患が存在するわけではないですので、心身症とは区別されます。アレキシサイミア傾向の強い患者では、感情への気づきが悪いためにストレスの自覚が困難です。そのためにストレスが神経内分泌免疫系に悪影響することで、うつ病のような精神疾患よりも身体疾患である心身症として発症しやすいと考えられます。

藤田 心身症には、現実のストレスが多いことによる「現実心身症」と「性格心身症」があります。典型的な性格心身症では、アレキシサイミアの傾向が強く、ストレスを自覚しにくいので、ストレスコーピングが難しいということになりますね。

岩橋 アレキシサイミアは、どうやって診断するのでしょうか。

深尾 質問紙（TAS-20）があります。しかし、それでアレキシサイミア傾向が捉えられる患者はまだ軽症の患者で、より重い患者は全く自分の感情を自覚していないため、質問紙でもとらえるのは困難です。

岩橋 ありがとうございました。では次に田中先生お願いします。

田中 バセドウ病が心身症で、失感情症だということが言われていますが、

実際カウンセリングに来られる方は、よく話をされます。失感情症の方は、自分の感情を言葉にしていくことが苦手というか、できない方という定義はありますが、カウンセリングに来られる方というのは、とてもご自分のことを話されます。そのあたりで、なぜかなと不思議に思うことがとてもありました。

バウムテストという、一本の木を描いてもらうテストがあります。Ａ４版の画用紙に４Ｂの鉛筆をつかって「実のなる木を一本描いてください」という教示で行う投影法の心理テストです。カウンセリングを受けておられる方と、外来治療のみのバセドウ病の方の比較研究をしたことがあります。甲状腺ホルモン値の影響が大きいのではというご指摘も多いので、甲状腺ホルモン値が正常になっておられる方の比較です。バウムテストの分類で精神病圏の方に多くみられる四つの指標で分けてみたのですが、実はカウンセリングを受けていないコントロール群の方は状態がすごく悪く、精神病圏が疑われるという意外な結果が出ています。カウンセリングを受けている方というのは、一応、大地があって、根が張っていて、樹冠があります。自分を覆うことができて、一見、社会と一定の距離がとれているようにみえます。一方、コントロール群のカウンセリングを受けていない方が、いわゆる心身症に近い方ではないかと思っています。診察場面で、医師に自分の訴えをうまくできた神経症群の方がカウンセリングにまわってきているのではないでしょうか。全体的にみて、多くの方はほとんど身体的治療だけで終わられますので、カウンセリングを受けておられる方というのがバセドウ病のなかでも特別ではないか、と最近は考えが変わってきています。

Ｄｒ方へのお願いなのですが、社会とか環境要因の負担が大きくて病気を患っておられる方に対して、少しそのあたりのことを聞いて頂けたらよいだろうなと思います。患者さんが抱えている問題は何かと思いながら、『最近しんどいなと感じていたことなどありませんか？』と聞かれるだけでも、ずいぶん違うと思います。そうすることで、患者さんは少し自分のことを洞察していかれて、さきほど糖尿病治療で言われていたように、自分のストレスコーピングのようなことに気づきがもてる方が多くなっていくのではないかなと思います。患者さんは、心理療法を受けようと思って専門病院には来られませんので、入口はとにかく内科・外科なので、先生

方がうまく察知していただいて、心理にまわしていただくとか、診察のなかで気づきを促していただけると、心理的ストレスを抱えた患者さんはずいぶん変わってこられるのではないかなと思います。

岩橋 カウンセリングにまわってくる患者さんには、神経症圏の方が多いのですね。

田中 そうですね。もちろん、カウンセリングにまわってくるというときには、Ｄｒがアイソトープを受けないから困っているとか、バセドウは治療しなければ痩せていくことが多いので積極的に治療に望みたくないという摂食障害の方もおられます。先ほど深尾先生のお話から、伊藤病院での精神科受診する方は甲状腺ホルモン値が正常になっている方が大半で、精神病像は抑鬱状態・神経症の方が大半を占めているといわれていました。隈病院の心理でも同じような傾向があり、神経症的な訴え、家族環境とか職場環境とかの人間関係、抑うつ症状を訴えて心理にまわってくることが多いです。

岩橋 バセドウ病の患者さんのなかで、どういう方に、カウンセリングなどの心理的アプローチをする必要があるのでしょうか。

深尾 二年以上抗甲状腺薬治療しても寛解しない患者さん、および治療で甲状腺機能正常化しても倦怠感・抑うつ・不安・過食などの不定愁訴が続く患者さんは、ストレスなどの心理社会的要因が関与した心身症の可能性が高いので、"心理行動科学的アプローチ"の適応があると思われます。

心理行動科学的アプローチ
導入にあたっての課題

岩橋 それでは次に、共通した話題に移りたいと思います。こうした"心理行動科学的アプローチ"を日常臨床に取り入れるにあたって、現時点ではどういう問題があるでしょうか。

深尾　2008年度の日本心理臨床学会の自主シンポジウムで話題になったことですが、糖尿病の"心理行動科学的アプローチ"の研究は現在米国で盛んですけれども、医療事情やシステムに大きな違いがある日本に直輸入するのは無理ではないでしょうか。

　たとえばジョスリン糖尿病センターのシステムは世界最高ですが、一部の富裕者向けだと思います。遠方から受診した患者に療養指導をして、あとは自宅で実践させるかたちなので、患者の「主体性」が必須です。シンポジストであった兵庫県立大の金先生によりますと、米国では専門化が徹底していて、患者は病院よりも医師を選択するし、心理的問題について精神科医や臨床心理師にかかるのが当たり前と認識しているそうです。だからあちらの心身医療では、内科医と精神科医がチームで診療する「リエゾン精神医学」のかたちが合っているのでしょう。しかし、この形では、紹介する内科医に先述のアレキシサイミアの知識がないと、精神的訴えの少ない心身症の患者が見逃される可能性が高いと思われます。

　一方、日本には国民皆保険があるため、どこでもある程度のレベルの医療が受けられます。金先生によりますと、日本の患者は遠方の専門家よりも地元の総合病院志向で、心理の専門家よりは、普段から関係の深い医療者と話すほうを好む傾向があるそうです。すなわち、日本では「主体性」よりも「関係性」が重視される文化的背景があることを考慮する必要があります。そのため「リエゾン精神医学」よりも、一人の内科医が心理も併せて診る日本独特の「心療内科」のかたちが合っているのかもしれません。けれども、日本では米国よりも極端に多人数の患者をこなす必要がありますので、患者に普段から密接に接している看護師・栄養士・理学療法士・薬剤師、そして明らかな精神疾患や心理的問題があるときには精神科医や臨床心理士とのチーム医療が不可欠です。成功例として、岩手で佐藤元美先生らが実践されている"健康増進外来"があります〔佐藤元美「心理的サポートを重視した糖尿病外来『健康増進外来』の試み」『日本心療内科学会誌』12:135-139, 2008〕。

岩橋　一回の時間はどれぐらいかけるのでしょうか。これで採算はとれるのでしょうか。

深尾　"健康増進外来"では、市中病院でのみとれる生活習慣病管理料を

とることで採算性もとれていることが素晴らしいと思います。

藤田 包括制で、1ヵ月に一回、療養計画書を作成する分ですね。200床未満の病院、診療所のみが請求できることになっています。

任 この"健康増進外来"では看護師が60分かかわっていますが、それくらい時間をかけるとよいですね。在宅療養指導料は30分以上なので、つい30分で予約時間を設定してしまいます。しかし、理路整然と話される方ばかりではありませんし、30分だとあっという間にすぎてしまって、『この1ヵ月どうでしたか？』と伺っているうちに時間がきて、次の目標設定までいかないこともあります。

田中 私たちは50分の枠でカウンセリングをしています。それからすると、30分では短いなと思います。50分の流れが必要かなという感覚です。

藤田 メタボリックシンドロームの特定健診にはどういう意義があるのかを考えてみますと、「すぐに薬に期待するのでなく、まず生活習慣を見直していかなければならない」というように国民の健康観を変えていける可能性、というところに意義があると思います。先ほど田嶋先生がお話しされていたような地域密着型の教室を実施して、準備性の高い人たちがまず参加されるでしょうし、それで主体的に健康増進に取り組む人たちが育って増えていくといいですね。

岩橋 日本人の国民性からいうと、周りのみんながやっていればやるというところがありますからね。

任 アメリカでは糖尿病のセルフマネジメント教育に対して、メディケアで保険償還される時間数が1年間に10時間ととても短いと聞いたことがあります。日本では長い時間かけてじっくりやることが根づいていますし、メタボリックシンドロームの特定健診も地域で一次予防から実施しようという考え方で、それは日本の優れたところです。一方、そのためには介入する側もそれなりの人数が必要ですし、効率的に効果をあげるためにアプ

ローチの仕方をトレーニングする必要があると思います。

岩橋　医療従事者への心理的アプローチのトレーニングについてはどうでしょうか。

任　先ほどお話ししました介入プログラムを実施したときに、看護師や管理栄養士など介入する人に対して、「エンパワメントアプローチや行動変化への抵抗がある患者さんにどう関わるか」などをレクチャーしてからスタートしました。

藤田　学生教育から始めていくことが大事だと思います。医学教育のなかには、患者の行動変容にアプローチしていく理論やスキルなどのプログラムは、まだ入っていないところが多いのではないでしょうか。関西医科大学の学生教育のなかでは、心療内科グループが担当しているのですが、医療行動学の実習があります。そのなかでは、「タバコをやめる」「運動量を増やす」など、何か生活習慣を変える目標を決めて、行動変容できるかを学生自らが体験していくわけです。

岩橋　学生のときからトレーニングする必要があるのですね。

藤田　臨床現場に入ってからも、「自分自身がクライエントになる体験」というのは大切ですね。ロールプレイをするのも役に立ちますが、生活習慣のなかでターゲットを決めて、実際に自分で行動変容に挑戦してみることです。臨床心理や心療内科では教育分析やスーパーヴィジョンを受けることが大事ですが、行動変容のサポートをする医療スタッフのトレーニングでも、それは同じだと思います。

田中　心理の場合はそれが必須という感じですね。そうしないと患者さんの気持もわからないですし。それが基本だと私たちは教育を受けてきました。

おわりに

岩橋 それでは最後に一言ずつお願いいたします。

深尾 今回、こういう座談会が開かれたこと自体が画期的だと思います。糖尿病やメタボと甲状腺疾患では違うな、と感じた点もありましたが、共通して大切なのは「チームアプローチ」と「患者の気づきを促すこと」だというのがよくわかりました。

田中 補足ですけれど、カウンセリングというのは絶対万能ではありません。体を通じて患者さんは訴えているので、心の問題を深めていくよりは、薬を飲んで診察のなかできちんと自分の病気をわかってもらって、治っていく方が圧倒的に多いのです。自分の心のなかを見つめていくというのは大変な作業になっていきますので、全員が心理療法を必要ということではなくて、自分の内面を見つめていかないとどうしようもない方がカウンセリングに来られていると思います。そのような方のお手伝いができたらと思っています。それから、糖尿病の方というのは、いかに行動変容できるかという共通目標をもちやすく、患者さん同士チームを組みやすいと思いますが、甲状腺の方は個別的で、他の方には話したくない方が多いので、個別カウンセリングというのが向いているのかと思いました。糖尿病治療も行動変容が目的ですけれど、もう一歩心の奥に入って行くと、いろいろな悩みを抱えてそういう行動をとっているので、そのあたりの心理的理解ということでは、糖尿病も甲状腺も同じではないかと思います。

任 糖尿病患者は数が多く、予備軍の方から、発症したばかりの方、合併症で苦しまれている方まで、範囲は広いので、それぞれの段階でどの職種が中心となって関わるのかが異なると思います。また、必要なところや他職種へ相談したり連携したりすることが必要だと感じました。自分の働くところで全ての資源がそろっている場合もあるでしょうが、そうではない場合もたくさんあると思います。それぞれの職種が実施する範囲をあまり狭くしないで、重なるところを広くとって、その場で出来ることを実施す

ることがまずは大事なのだと思いました。

田嶋 今日お話を伺って、エンパワーメントといった概念に触れることができたのは、大きなことでした。けれども、それがあっても、相手の心を感じることとか、その方の人生観を感じるところなどが大切なので、外国のものがそのまま応用できないのも、そのあたりが問題なのかなと感じます。患者さんが生きてこられた軌跡にあったアプローチができるところで、私たちが患者さんと一緒に頑張れるようになればいいのかな、と感じました。

藤田 「医療モデル」と「成長モデル」をどう統合していけるかが、私自身にとっては一つの課題です。私どものような小さなクリニックでは、心理士さんや管理栄養士さんもいないという限られたマンパワーのなかでやっているわけです。自分のところだけではなく、地域のなかで、他施設の資源も利用させていただけるように、病診連携がうまく機能すれば、プライマリケアの中身はもっと充実するのではないかと思います。

岩橋 私は一般内科医の立場から申し上げますと、これまでにいろいろな"心理行動科学的アプローチ"の方法やモデル、ツールが紹介されてきていますが、どんな患者さんに、どんな問題があるときに、どういった方法をとるのがよいのかということを、もっと単純にわかりやすく、非専門家でもどんどん実践できるようなかたちにして伝えていくことが、こうしたアプローチの普及には必要だと思います。普及して多くの人がやってみて、アウトカムがよければ、日常臨床で有用なものとして取り入れられていくのではないかと思います。
　みなさん、本日はどうもありがとうございました。

column 3
糖尿病にうつ症状を合併したときの治療のポイント

　糖尿病とうつ症状はお互いに密接な関係があり、双方の疾患が合併することで、相互に悪い影響を及ぼすことが知られています。このようなケースの治療を行う際には、身体的・精神的側面を別々に分けてではなく、糖尿病とうつ症状との関連を意識しながら病態を理解し治療をおこなっていくこと、つまり"心身医学的アプローチ"をおこなうことが重要です。

　うつ発症の病態を理解するときには、糖尿病と関連する「心理社会的因子」がどのように影響を与えているか、という評価が必要です。また、動脈硬化進行の結果として、明らかな脳梗塞だけでなく、MRIにより初めて検出できる潜在性脳梗塞を含めた「血管性うつ病」という器質的疾患の基盤が存在しないか、という評価も必要です。

　治療の実際についてはいくつかのポイントがあります。

　① 連携しながらの分担
　誰がどのように治療を担当していくかについては、精神科医と内科医が分担する場合が多いと思われますが、お互いに任せきりにせず、病状について情報を共有しながら、連携をとりあうことが大切です。
　うつ病が増えてきている現在、軽症のうつ病であれば、内科医もある程度の治療はできる必要があるでしょう。また多くの心療内科医は糖尿病とうつ病を総合的に診療していくことが可能です。希死念慮が強かったり、うつ病に精神病症状を伴う場合、双極性障害（躁うつ病）やうつ病のエピソードを繰り返すケースでは、まず精神科へ紹介したほうがよいでしょう。
　一方、糖尿病主治医が積極的に関わったほうがよいケースとは、

糖尿病の診断や合併症の進行、あるいは糖尿病治療がストレスとなり反応性のうつ状態をきたした場合です。このようなケースでは、糖尿病主治医が、病状や必要な治療について、患者さんが安心できるように、わかりやすく説明保証することで、不安や気分の落ち込みを軽減させることが可能となります。

② 意欲低下への対応

　うつ病の患者さんでは、食事や運動療法、薬物療法などのセルフケア行動をとるのが困難となってきます。糖尿病治療については、意欲低下が改善するまで、代謝状態や合併症を評価しながら安全な範囲で、シンプルな治療法にする工夫が必要です。

　場合によっては、家族のサポートや、訪問看護師・ヘルパーの力も活用して、実施可能な治療プランを立てていきます。たとえば意欲低下のため、患者さん本人がインスリン注射ができなくなったケースでは、注射回数を減らして家族に代わりにうってもらうなど。通院を中断するケースでは、家族に定期通院の付き添いを依頼するなどです。

③ 抗うつ剤の副作用

　糖尿病合併症が進行していたり、高齢者のケースでは、抗うつ剤の副作用に充分注意する必要があります。副作用の少ないＳＳＲＩ、ＳＮＲＩが第一選択となりますが、従来の抗うつ剤を使用せざるを得ない場合は、糖尿病合併症の評価をしたうえで注意して少量から使用していきます。

　　　　　　　　　　　　　　　藤田 光恵　（ふじたみつえクリニック）

第 4 章

心理行動科学的アプローチの展開

chapter 4-a

視床下部・下垂体疾患

深田 修司

本稿では視床下部・下垂体疾患を概説し、とくに"心理行動科学的アプローチ"を必要とするような下垂体機能低下症を中心に解説したいと思います。

視床下部疾患

間脳の背側部が視床であり、その腹側部が視床下部です。およその位置は、両眼の後方で、両耳からの直線が交差するあたりにある脳の中央の間脳にあって3cmほど、重量にして約4gの脳をいいます。視床下部には、多数の神経核や神経路が存在し、精神神経機能・自律神経機能・内分泌機能の調節に重要な役割を果たしていることは間違いありませんが、まだまだ未知の部分が多い領域であり、また、最も注目をあびている領域でもあります。

たとえば、従来の古典的な「摂食調節」は以下のとおりでした。つまり、視床下部の内側部を破壊すると動物は過食・肥満し、外側部を破壊すると摂食量が減り痩せます。このことにより、視床下部の腹内側核が満腹中枢、外側野が摂食中枢（空腹中枢）と名づけられました。そしてこの「摂食機能」をコントロールするのがグルコースであり、グルコースが増えると、満腹中枢が興奮し、減ると摂食中枢が興奮するが明らかにされていました。ところが、この古典的な機構に、新たな展開が生じ、ますます複雑化しています。

脂肪細胞からレプチンというホルモンが分泌されていることが1994年に発見され、このホルモンは「摂食」を抑制することが明らかになりました。当然、このレプチンは、視床下部の腹内側核にある満腹中枢、外側核の摂食中枢（空腹中枢）に作用すると考えられましたが、実際には、視床下部の他のさまざまな核に作用することがわかり、「摂食の調節」は、そう単純なものではないということが明らかとなるとともに、その後、次々と摂食に関係すると思

われる、ペプチドホルモンが発見され、メタボリック症候群の治療、予防の研究、糖尿病の治療などとあいまって、最もホットな研究分野にもなっているのが現状です。

具体的に視床下部の機能を整理すると、摂食調節の他に「飲水行動」「性行動」「体温調節」「怒り・不安などの情動の発現」「ホルモン分泌・産生」などの重要な機能が知られています。視床下部から分泌・産生するホルモンとしては、副腎皮質ホルモンの合成・分泌を促進する「副腎皮質刺激ホルモン放出ホルモン CRH」、甲状腺刺激ホルモン TSH の合成・分泌促進する「甲状腺刺激ホルモン放出ホルモン TRH」、卵胞刺激ホルモン FSH・黄体形成ホルモン LH の合成・分泌促進する「性腺刺激ホルモン放出ホルモン GnRH」、成長ホルモン GH の合成・分泌促進する「成長ホルモン放出ホルモン GHRH」、プロラクチン PRL を放出する「プロラクチン放出因子 PRF」、逆に GH や TSH などさまざまなホルモン分泌を抑制する「ソマトスタチン SS」、プロラクチンの放出を抑制する「プロラクチン抑制因子 PIF」などが知られています。

視床下部疾患の原因として最も多いのは、脳腫瘍ですが、その他に、先天性障害、肉芽腫性疾患、感染症、外傷、放射線障害、手術、血管病変、神経変性疾患などがあります。異常は器質的障害が主ですが、視床下部の機能障害も含めると、神経性食欲不振症・肥満症なども当然含まれます。これは他稿を参考にしてください。

下垂体疾患

下垂体は、視床下部の下に位置し、下垂体柄によって視床下部と連絡しています。約1gの小指の先くらいの大きさで、トルコ鞍という頭蓋骨底に収まっています。下垂体柄は視床下部から下垂体への情報が伝わる経路と考えられます。下垂体は前葉と後葉に分かれていますが、前葉には、視床下部から下垂体柄内にある下垂体門脈という血管を通って、上記の〈視床下部ホルモン〉が運ばれます。その視床下部ホルモンには、上述のごとく、〈下垂体ホルモン〉の分泌を促進あるいは抑制するホルモンがあります。

前葉からは、全身の内分泌臓器を調節する〈下垂体ホルモン〉が分泌されます。下垂体ホルモンには、副腎皮質ホルモンを分泌刺激する「副腎皮質刺激ホルモン ACTH」、甲状腺ホルモンの分泌調節をする「甲状腺刺激ホルモン TSH」、成長・代謝に関係する「成長ホルモン GH」、乳汁分泌に関係する「プ

ロラクチン PRL」、性腺のコントロールを司る「黄体形成ホルモン LH」「卵胞刺激ホルモン FSH」などがあります。下垂体後葉には視床下部からそのまま神経が伸びていて、その神経の中を血清浸透圧・尿量の調節に関与する「抗利尿ホルモン（バソプレシン）」と分娩や授乳に関与する「オキシトシン」という下垂体後葉ホルモンが流れ、後葉に到達し分泌されます。

　下垂体疾患の分類も、炎症・腫瘍などさまざまであり、そこに下垂体機能も複雑に絡み理解がやや困難ですが、「下垂体前葉ホルモン分泌過剰症（下垂体機能亢進症）となる状態」「低下症となる状態」「下垂体機能には影響ない疾患」を考え、それぞれの原因を考えていくと理解しやすくなります。まず、下垂体前葉の疾患を簡単に解説します。

下垂体前葉疾患

下垂体前葉ホルモン分泌過剰症（下垂体機能亢進症）

　過剰分泌されることの多い〈下垂体前葉ホルモン〉としては、GH（巨人症や先端巨大症）、プロラクチン（乳汁漏出症）、およびACTH（クッシング病）などがあります。頻度が少ないこともあり、TSH, LH, FSHなどの過剰については省略します。

　① **巨人症と先端巨大症**　主としてGHを分泌する下垂体腺腫が原因となることが多く、下垂体腺腫が大きくなれば、腺腫自体による症状（頭痛・視野欠損）などが出現してきます。またGH過剰による症状として、小児期の骨端先閉鎖以前にこの過剰が生じると、下垂体性巨人症となります。30代から50代とすでに骨端先閉鎖後にGH過剰分泌が生じたときは、先端肥大症となります。顔貌も大きく変化し、これは腺腫を切除してもこの変化は非可逆的であり、ボディイメージの変化に対する援助を必要とします。

　② **高プロラクチン血症**　女性では無月経が「乳汁漏出症」の随伴症状として一般的です。原因としてはプロラクチン産生腫瘍、ドパミンを抑制するプリンペラン、ナウゼリン、ドグマチールなどの薬剤でも高プロラクチン血症をしばしば生じ、臨床上重要です。

　③ **クッシング病**　下垂体腺腫によるACTH過剰分泌による副腎皮質機能亢進症をいいます。なお、下垂体以外の肺癌などの腫瘍からのACTH分泌によるものは、副腎皮質機能亢進症は「異所性ACTH症候群」、副腎皮質腺腫や副腎皮質癌が原因の場合は「クッシング症候群」と呼ばれています。完成された臨床症状は一見してそれとわかります。いわゆる満月様顔貌、中心性

肥満、皮膚は薄く萎縮しています。慢性関節リウマチなどで長期にわたり副腎皮質ホルモンを内服していても、類似の症状が出現します。しばしばうつ症状などの精神症状が認められ、うつ病と誤診されることもよくあります。

下垂体前葉ホルモン分泌不全

下垂体ホルモン分泌不全症は〈下垂体機能低下症〉と総称され、一種ないし数種の下垂体ホルモンの選択的な欠損・欠乏によって生じます。〈下垂体機能低下症〉の症状と徴候は、その原因と欠乏している下垂体ホルモンによりますが、発症は緩徐で、通常、患者・医師も異常に気づくことが遅れることもしばしばみられます。多くの場合、最初に欠損するのはFSH, LH、次いでGH, TSH, ACTHの順に欠損していきます。全てのホルモンが欠損した場合を「汎下垂体機能低下症（シモンズ症候群）」といいますが、原因としては下垂体、下垂体周辺の腫瘍が多く、あらゆる標的内分泌腺機能異常が生じます。たとえば、女性におけるLHやFSHの欠損は、無月経、第二次性徴の退行や不妊の原因となります。分娩直後の血液量減少とショックによる下垂体壊死が原因である下垂体機能低下症は「シーハン症候群」と呼ばれます。分娩後の乳汁分泌が不充分のことがありますが、通常は、徐々に症状は進行し、倦怠感を訴えたり、陰毛や腋毛を消失していきます。症状が非特異的ですから、診断が遅れることが多く、出産時の状況を尋ねることが、診断の糸口になります。「下垂体卒中」は、腫瘍の出血性梗塞などにより起こされる症候群で、急性期には、激しい頭痛、頸部硬直、発熱、視覚障害などがあります。ACTHおよびコルチゾール分泌不足のため、さまざまな程度の〈下垂体機能低下症〉が突然生じます。

下垂体ホルモン単独欠損症は、汎下垂体機能低下症の初期症状として発現する可能性もありますが、他のホルモンは正常な場合もあります。「GH単独欠損症」は多くの症例では、小児期の下垂体性低身長症（成長ホルモン分泌不全性低身長症）の原因です。「ACTH単独欠損症」は臨床的には稀といわれていますが、診断は極めて難しく、実際の頻度はかなり多いと思われます。脱力・低血糖・体重減少ならびに腋毛と恥毛の減少などの症状は診断を示唆しますが、自律神経失調症やうつ病で経過をみられている症例が多数あると思われます。「TSH単独欠損症」は甲状腺機能低下症の臨床症状があり、血漿TSHの上昇がなく、他の下垂体ホルモン欠損がないときに疑われます。免疫学的測定で血漿TSH値が必ずしも低値を示すとは限りませんが、これ

は、分泌されている TSH が生物学的に不活性である可能性を示唆しているといわれています。TSH が単独に欠損するのは成人では稀と思われます。

下垂体後葉疾患

尿崩症（中枢性尿崩症——バソプレシン感受性尿崩症）

　バソプレシン ADH 欠乏が原因で起こる神経下垂体系の一過性または慢性で、非常に低張な（あるいは正常な）多尿と過度の口渇を特徴とします。多尿・口渇という点では、症状は類似しますが、腎の ADH 不応性が原因の腎性尿崩症 NDI また強迫的あるいは習慣的（心因性）飲水によっても生じます。これらを的確に鑑別診断して、治療を行います。以上、《視床下部・下垂体疾患》の概略を説明しましたが、診断・鑑別診断・治療に関しては、成書を参考にしてください。

ACTH 単独欠損症

　最後に、とくに誤診されやすく、"心理行動科学的アプローチ" も必要な下垂体機能低下症、とくに〈ACTH 単独欠損症〉について、自験例を中心に解説します。

　〈ACTH 単独欠損症〉は、下垂体から ACTH の分泌が減少あるいは欠乏した結果、副腎皮質ホルモンの分泌が減少し、副腎機能障害をもたらして、体重減少・食欲不振・易疲労感・吐き気・嘔吐・低血圧などの症状を呈します。ところが、これらの兆候は一般的・非特異的であるので、診断が遅れたり、誤診されたりすることが多いと思われます。したがって、成人発症の〈ACTH 単独欠損症〉の頻度は、地域によって違いますが、十万人あたり、3.8〜7.8 人といわれていますが、実際のところは不明と言わざるを得ません。つまり、これらの頻度は、主に副腎クリーゼ（急性副腎不全）という危機的状況で発見された頻度となっています。

　副腎皮質から分泌される副腎皮質ホルモンは、糖分の代謝や水分・電解質のバランスに関わり、ストレスに対抗して体のはたらきを調節する重要なホルモンです。健康な人は、常に体の状態に合わせて適切に分泌調節されてストレスに対抗していますが、何らかの原因でこのホルモンの分泌が急激に不足し、ストレスに対応できなくなると、副腎クリーゼの状態になります。適切な治療をしないと、生命を脅かすこともある重篤な危機的な状態です。全

身倦怠感・食欲不振・易疲労感などが前兆として認められ、その後、吐き気・嘔吐・下痢・腹痛などの腹部の症状や発熱が現れ、急速に脱水症状・血圧低下・混迷・精神錯乱などの意識障害、呼吸困難など重篤な症状へと急速に進行します。ところがこれらの症状は、重篤というだけで、特異的な症状としてはありません。一方、一般的な検査では、血液中のナトリウム濃度の低下、低血糖、白血球・好酸球の増加、時に血清カルシウム・カリウム濃度の上昇など、副腎不全を疑わせる所見がしばしば認められます。これだけの所見がそろえば、副腎クリーゼを疑うべきですが、往々にしてこれでも見逃されることがあります。血液中の副腎皮質ホルモンのひとつであるコルチゾールを測定すれば、その低下が認められますが、相対的不足の場合は、時に正常値を示すから厄介です。

したがって、なんとしても、副腎クリーゼをきたす前に、副腎不全症を診断する必要があると思われます。「汎下垂体機能低下症」「シーハン症候群」などでは、ACTH以外の下垂体ホルモンにも異常が認められることが多く、比較的診断が容易かもしれません。たとえばTSHの分泌不全があれば、FT4,FT3などの甲状腺ホルモンも低値となります。原発性甲状腺機能低下症と異なり、TSHは異常高値となりません。正常以下、あるいは正常、時に10μU/ml程度に上昇しますが、稀なことです。疑いがあればTRHテストを実施すれば、ほとんどTSHの反応がないことから診断がつきます。

そういうわけで〈ACTH単独欠損症〉の診断は、副腎クリーゼが生ずればまだしも、日常の生活時で診断するのは、ことに難しくなります。医療機関を受診していなければ仕方ありあませんが、もし何らかの症状で受診していれば、この段階で出来れば診断したいものです。筆者のわずかの経験から、その診断に至るきっかけのようなものを記述してみます。これはあくまで経験上のもので、エビデンスはありません。

「一見して元気がない、生気というものが伝わってこない」「笑顔が無い、いかにもうつ状態という感じがする」「肥満の傾向がない、やせ気味である」——こういう場合、筆者は甲状腺専門病院に勤務しているので、どうしても、甲状腺機能をチェックします。

まずTSH,FT4,FT3,TgAb,TPOAbを測定します。TSHが軽度高値であとは正常値（つまり潜在性甲状腺機能低下症のパターン）を示せば、かなり〈ACTH単独欠損症〉を疑ってよいと考えられます。TgAb,TPOAbが陽性であっても、〈ACTH単独欠損症〉を念頭にいれてよいくらいです。

ACTH が欠損して、副腎不全の状態にあれば、コルチゾールの下垂体に対する TSH 抑制効果がとれて、TSH は軽度上昇します。この時点で〈ACTH 単独欠損症〉を診断できれば、患者は救われます。教科書を見ても「潜在性甲状腺機能低下症」の鑑別診断に「副腎不全」が必ず入っています。

　次に、最近感じていることがあります。出産後、クッシング症候群の術後、ステロイドの急速離脱時に、「無痛性甲状腺炎」が発症することが多い事実はよく知られています。「無痛性甲状腺炎」はバセドウ病とは違い、甲状腺ホルモンは上昇しますが、一過性で、抗甲状腺薬の投薬なしで自然に軽快します。コルチゾールを中心とした副腎皮質ホルモンの急速な減少が「無痛性甲状腺炎」発症の契機になるということを考えれば、逆に、「無痛性甲状腺炎」を発症した患者のなかに、〈ACTH 単独欠損症〉を含めた副腎不全症があるのではないかと感じています。というのも、この数年間に二症例を経験したからです。

　〈ACTH 単独欠損症〉を疑えば、診断は容易で、治療も難しくはありません。何といっても治療後の患者の喜びは喩えようがありません。うつ状態から開放され、生き生きとした生活が復活します。診断前は"心理行動科学的アプローチ"が必要かもしれませんが、診断して治療が軌道に乗れば、特別の対応は不要です。ストレス時の対応の仕方を充分に説明しておくだけでいいのです。なんとかして、〈ACTH 単独欠損症〉を含めた下垂体機能低下症を、副腎クリーゼが発症する前に診断したいものです。

深田 修司　（神甲会隈病院）

chapter 4-b

性腺機能低下症

細川 彰子

はじめに

《性腺機能低下症》は、二次性徴が発来しない、発来しても完成しない、あるいは不妊、さらに成人では完成していた二次性徴が失われるという症状を呈する疾患です。

性ホルモンは、視床下部からの刺激を受けて下垂体前葉でゴナドトロピン（性腺刺激ホルモン：LH/FSH）が分泌され、その刺激により性腺（男性では精巣でテストステロン、女性では卵巣でエストロゲンとプロゲステロン）で産生されます。したがって《性腺機能低下症》は、障害部位により、中枢性（視床下部・下垂体性）と原発性（精巣・卵巣）に大きく分けられます。

性腺機能低下症の病態

〈原発性性腺低下症〉で最も多いのは、女性では「ターナー症候群 TS」、男性では「クラインフェルター症候群」で、それぞれ発生頻度およそ1000人に一人と言われています。[1]

「ターナー症候群」は典型的には45.X の染色体異常を特徴とし、卵巣の胚細胞が早期に減少して、出生時には索条性腺になり〈原発性性腺機能低下症〉を来します。低身長を合併することが多く、成長ホルモン治療が適応されます。現在では多様な核型の存在が知られており、二次性徴の発現もさまざまで、20％に自然月経が認められます。

「クラインフェルター症候群」は47.XXYの染色体異常を特徴とする〈原発性性腺低下症〉で、二次性徴は一見正常に発現しますが、遅いか完成しないことが多く、実際の診断年齢は20〜30歳代が多く、結婚していて不妊治療

で発見されることもあります。

〈中枢性性腺機能低下症〉の病因の詳細な分類は成書に譲りますが、発症時期では先天性と二次性に、単独か否かでは単独ゴナドトロピン欠損症と複合下垂体ホルモン欠損症に分けられます。先天性の一部では遺伝子異常が解明されています。また分娩時の下垂体茎断裂が原因のものもあります。二次性は視床下部－下垂体系の腫瘍やその治療（手術・化学療法・放射線療法）、外傷、炎症等によるものが大部分です。

正常の二次性徴の発現と思春期遅発

男性では10～14歳で精巣容量が4mlを超えることから始まります。11～15歳で陰毛が、12～16歳で変声・腋毛が発生します。女性では8～12歳で乳房のふくらみから始まります。9～14歳で陰毛が発生し、10～14.5歳で初経を迎えます。男性で14歳までに精巣が4mlを超えない場合、女性で13.5歳までに乳房の発育が全くない場合や、いったん二次性徴が出現しても5年以内に完成しない場合を「思春期遅発症」と言います。このなかには体質的な「おくて」と永続的な低下症があるので、鑑別が必要です。

性腺機能低下症の治療

男性・女性とも、二次性徴の発現と完成・維持、妊孕能の獲得が治療目標になります。二次性徴の治療は、健常児の発育とできるだけ近い時期に始め、同じくらいの時間をかけて完成することが望まれます。二次性徴完成後も、生涯にわたってホルモン補充が必要です。

成長ホルモン分泌不全性低身長に本症を伴い、成長ホルモン治療を行っている場合は最終身長を優先して、小児慢性特定疾患の治療終了基準〔男子：156.4cm／女子：145.4cm〕達成後に性腺治療が行われることが多いようです。

男性性腺機能低下症の治療

〈中枢性〉で妊孕能獲得（精子の発現）を目指すならばhCG療を行います。hCG注射を少量から開始して漸増し、二次性徴が完成した後も、精子が認められなければhMG注射を併用します。この治療は在宅自己注射の適応があり、自宅で治療ができます。〈原発性〉ではテストステロン療法を行います。

テストステロン・デポー剤を2～4週に一度筋肉注射する方法で、二次性徴の発現には簡便な方法ですが、妊孕能は得られません。hCG/hMG療法で精子が確認できた後の維持療法としても有効です。

女性性腺機能低下症の治療

〈中枢性〉〈原発性〉とも、二次性徴の発現には、少量のエストゲン製剤の内服から開始します。乳房の発育がある程度進んだら、プロゲステロン製剤を併用するカウフマン療法に移行します。エストロゲン製剤にはパッチ製剤もあります。挙児希望の場合は、産婦人科で不妊治療を受けます。

心理行動科学的アプローチ

〈原発性性腺機能低下症〉の「ターナー症候群 TS」は、心理特性が最も研究されている分野です。TSの心理特徴として、一般に知的障害は伴わないが、方向感覚・視覚空間認知力が低く、同時に複数の作業を行うこと、相手の表情を読み取ることなどが苦手であるといわれています。[4]

豊永[5]は、精神科で治療を受けたTS 13名の事例報告のなかで、成人例では適応障害が多いが、TSの持つある種の不器用さによる適応困難に対して、学校・職場関係者などの周囲の人に理解と援助が得られるならば、適応はしやすくなるだろうと述べています。

また、筆者が治療した12名の成人TS例では、適応障害や不安障害が多く、抗うつ剤や抗不安剤の薬物療法と共に、解決志向アプローチ、社会的スキルの未熟さに対する social skill training: SST 等が有効でした。

患者会への紹介も、疾患の受け入れや治療の理解に大きな支えになります。TSでは「ひまわりの会」[6]をはじめ全国に18患者会があり、患者会活動に基づいた患者と家族向けの本『成人ターナー女性』[7]も出版されています。

一方「クラインフェルター症候群」では、インターネット上に「KS Family Japan」[8]があり会員に情報提供と交流の場を提供しています。

発見と治療をめぐる問題点と対策

《性腺機能低下症》の治療法は、器質的・機能的には確立されています。病態によっては妊孕能の獲得が困難な場合もありますが、TSで提供卵子に

より挙児に成功した例が報告されるなど、生殖医学のめざましい発展で、可能性は広がっています。

その一方、本症の治療には二つの大きな問題が残っています。

第一の問題は、二次性徴の遅れが発見されにくいことです。二次性徴の遅れは、一緒に暮らす家族には気づかれにくく、当人も羞恥心から隠してしまい、どこに相談したらいいのか悩んでいる間に発見が遅れます。

第二の問題は、二次性の複合下垂体ホルモン欠損症を有する成人患者で、性腺治療を受けていない人が多いことです。2001年の厚生労働省間脳下垂体機能障害研究班の調査によれば、成人複合下垂体ホルモン欠損症患者は約7000人と推定されています。一般に下垂体ホルモンはGH＞LH/FSH＞ACTH＞TSHの順に障害されやすいので、副腎皮質ホルモン・甲状腺ホルモンの補充が必要な病態では、性腺機能低下症を高率に合併しています。しかし治療の中で医師も患者も性腺機能を問題にすることが少ないために、未治療の患者さんが多いのが実情です。

第一の問題に対しては、本症の早期発見には、小中高の学校検診の場での養護教諭によるスクリーニングがもっとも効果的です。筆者らは岡本の考案した「成長障害を伴う内分泌疾患のスクリーニング法（WHAMES法）」により多くの患者を発見・治療に結びつけてきました。

第二の問題については、二次性の複合下垂体ホルモン欠損症患者の治療に携わる脳神経外科をはじめ、内科・泌尿器科・婦人科・小児科など関連する各科の連携で、総合的なホルモンの評価と早期治療開始が望まれます。

19歳で診断され治療を開始した患者さんの次のような訴えが、本症をめぐる問題を端的に物語っています——「高校二年のとき、部活の先輩に股間を触られて『小さいなあ』とみんなの前で笑われたのがトラウマになっている。合宿でも修学旅行でも、風呂にも入らず必死に隠していた。いまは治療で、体は男らしくなったし精子も充分に出ているが、職場旅行で温泉に行くのは怖い。どうしてもっと早く治療ができなかったのか。いまでも悔しい」。これに応えるべく、集約的なアプローチが望まれるところです。

（1）今泉清「疫学と頻度」岡田義昭監修『新版：ターナー症候群』メディカルレビュー社, 45-52, 2001.

（2）田中敏章『改訂版：成長障害の臨床——性腺機能低下症の診断と治療』メディカルレビュー社，135-141，2001．
（3）七尾謙治「性成熟遅延」『ホルモンと臨床：特集「男子生殖系疾患の診断基準・治療のガイドライン UPDATE」』50:3-9, 2002.
（4）小森哲夫「心理的問題」岡田義昭監修『新版：ターナー症候群』メディカルレビュー社，233-238，2001．
（5）豊永公司「ターナー症候群——精神医学的立場から」*TRC Report Contents* 6:1-4, 2008.
（6）藤田敬之助・甲村弘子『成人ターナー女性——ターナーとして生きる』メディカルレビュー社，2007．
（7）小川正道「提供卵子により挙子に成功したターナー症候群の1例」『ホルモンと臨床』53:87-91, 2002.
（8）岡本新悟「成長障害を伴う内分泌疾患のスクリーニング法（WHAMWS法）の考案——その学校検診における応用と有用性に関する検討」『奈良医学雑誌』40:95-105, 1989.
（9）ひまわりの会　http://www.osaka-himawari.com.consept/13.html
（10）KS Family　http://www.ksfjapan.net/

細川 彰子　（ひかりクリニック）

chapter 4-c

更年期障害

後山 尚久

はじめに

　女性のライフサイクルにおいて"更年期"は、身体内面・外面両方の環境変動が同時に起きる時期で、生涯を通して最も大きなホルモン変動や閉塞的で束縛的な方向性の心理行動が特徴とされます。また、精神・心理状況は基本的に退行的・守備的であるため、"更年期"女性へのメンタルヘルスケアは、"老年期"の心身の健康にも多分に影響をあたえます。[1,2]

　"更年期"年代での内的・外的ストレスの認知や心理的処理の方向性の歪みが、身体へ影響すると不定愁訴の形で表在化して、いわゆる心身症のスタイルで発症するのが《更年期障害》です。[3]

　女性は心身の調和のわずかな乱れにより"更年期"という時期を感じ取り"老年期"への心の準備をするとも言われます。また「ふしめ *the change of life*」は、内分泌学的な変動よりも社会的・文化的要因によるものによって自覚され、心理的な要因がその後のQOLに大きな影響を与えるとも言われています。現在、更年期女性のこころとからだの健康はQOLを構成するすべての要因に注目し、環境調整とともに精神・心理ケアを重要視するようになりました。[4,5]
更年期障害の女性の治療に、専門外来では薬物療法とともに心理行動療法を取り入れた対応を行う機会は少なくありません。[6]

更年期女性の環境特徴

社会的環境の特徴

　《更年期障害》を論じる際、更年期女性に特徴的な心理的背景を知っておかなければいけません。女性の更年期は、老いていくことや死の受容を含む

発達課題を正しく認識し乗り越えることにより、より個性的で、達観的な、落ち着いた自己実現を目指せるようになります。女性の人生での最大のイベントが更年期にいくつか重なる機会があり、その処理ができずに心理的ストレスとなって蓄積すると、ストレス負荷状態を乗り越えることができずに心身不調をきたします。[2]

そこで、何らかの身体症状をもって受診する更年期婦人の背景にある心理的葛藤の存在に注意を払わなければならないのです。最近は更年期女性が自覚するストレス因子としての夫・子供・両親、現実問題としての高齢者介護、夫・本人の失職、子供の受験や就職、将来への心配が増加しており【表1】、更年期女性の精神・身体症状形成の際の個人差のある背景を把握したうえで、診療を行なわなければならなくなっています。

表1　女性更年期障害のストレス要因

ストレス自覚あり	490例	(75.0%)
ストレス自覚なし	163例	(25.0%)

本人が自覚しているストレス要因

子供に関する事項　155例　(31.6%)

子供の生活態度	42例	子供の将来	25例
子供の結婚、就職	44例	子供の病気	9例
子供の受験	25例	子供の仕事	10例

夫に関する事項　134例　(27.3%)

夫との人間関係	61例	夫の生活態度	15例
夫の仕事の事	25例	夫の死	13例
夫の病気の事	20例		

両親に関する事項　99例　(20.2%)

両親の介護	51例
両親との人間関係	28例
両親の死	20例

精神・心理特性

"更年期"年代の女性は精神的ストレスを生むさまざまな要因を抱えていることを上記しましたが、たとえば社会的役割に関しては、子育て後の'empty nest'を経験し、母親としての役割の終了を自覚します。その際に分離体験への対応や「子離れ」ができないと心理的葛藤を蓄積し、その心理的歪みが身体化します。多くは「憂うつ感」「対象のない不安感」などの精神症状で発症しますが、なかには身体症状が前面にみられ、エストロゲン失調性更年期障害と見誤ることがあります。広い意味での更年期障害の約9％が'empty nest'を発端に発症します。[5]

家庭内での役割を主体に人生を過ごしてきた更年期女性の場合には、引退や定年退職がなく、家庭内環境（夫や子供との対人関係、自分の場）の変化に対応できないことがあります。一方、閉経を現実として受け止めることで「ふしめ」を自覚するのも"更年期"です。それを機に、積極的に生き方や対人関係を見直し、今後の生活設計を立てる心理環境の女性では《更年期障害》

を発症することは稀です。更年期女性は極端にいえば、この二つの方向の心理特性に分類されるといってもよく、前者は《更年期障害》に抵抗力がない（あるいは《更年期障害》発症の閾値が低い）心理性ともいえます。

《更年期障害》は、個人的な気晴し手段 *coping style* の有無が、易発症性や増悪のしやすさに関与することがあります。「できるだけ前向きな心を持ち、気分転換がうまくできる」という心理性を有する女性は、不定愁訴の発生が少ないのです。さらに、「閉経により、女性らしさや若さを失う」という考えに支配されがちになり、過去の心理的未解決問題のため、不安や葛藤に悩まされる例があることも経験します【図1】。

つきつめていえば、個人個人の性格特性が更年期の精神・身体不調を発現、あるいは増悪させる重要な因子のひとつであるといえます。

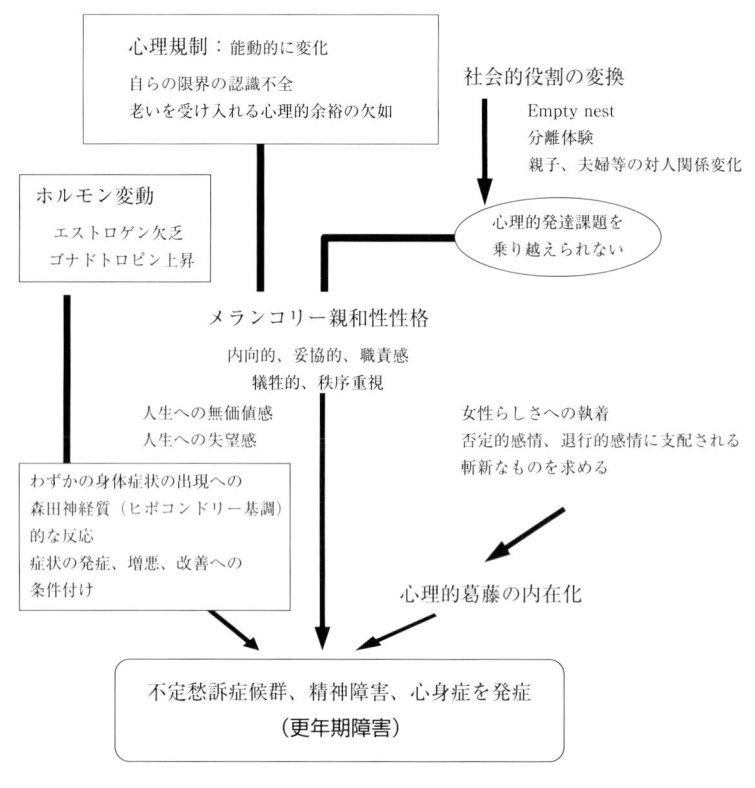

図1　更年期障害の発症機序

ホルモン環境の特徴

 25歳をピークとして、卵巣は容積の減少とともに働きを弱めます。そのため、妊娠する力は35歳を超えると急速に失われ、自然妊娠率は極端に低下します。卵巣機能からいえば、35歳過ぎから「身体的な更年期」に突入します。日本人の平均閉経年齢は51歳ですから、その15年前からゆっくりと、身体的に更年期への準備が始まるわけです。

 "更年期"のホルモン動態として最もダイナミックなのは、下垂体ゴナドトロピンと卵巣ステロイドの産生・分泌の減少です。黄体化ホルモンのLHと卵胞刺激ホルモンのFSHは40歳代半ばから直線的に増加し、60歳代に入るとやや減少します。女性ホルモンは、40歳代は比較的よく保たれていますが、50歳代後半に入ると急速に減少します。[6]

 このような経過中に「閉経」という生物学的なイベントを女性は経験します。その「閉経」前後に発症することが多いために、《更年期障害》は「女性ホルモンの分泌減少が直接的な要因となって引き起こされるもの」と長い間解釈されていました。ところが近年の研究では、「閉経」後にも卵巣性ステロイドの産生・分泌機能の遺残や、《更年期障害》様症状発現には下垂体ゴナドトロピンの律動性分泌の障害の関与があること、などが証明され、「ホルモン動態は多元的で、複雑な様態を描きながら、強い個人差を持って高ゴナドトロピン性低エストロゲン血症に移行していく」ということがわかりました。[7]

精神・心理面への対応の必要性

 一般的には身体的不定愁訴（のぼせ・ほてり・発汗・頭重感・嘔気・倦怠感・肩こり・冷え・胸部苦悶感・手足のしびれ・脱力感・めまい・耳鳴り等）が高い頻度で"更年期"という年代に発現するのが《更年期障害》と考えればよいでしょう。[8]しかし、これらには精神障害や心身症の範疇として扱う例が多く含まれることを知っておいてください。《更年期障害》は「よくあること、誰にでもあること」と自分で軽く判断し、また友人からも「更年期障害」と言われることで、治療が必要になる精神障害や心身症になってしまうまで受診しないケースがあります。著者の診療現場の統計では、それらの27.6％は気分障害（うつ病）、12.3％は不安障害、15.3％は病態形成に心身相関がみられる心身症としての《更年期障害》でした【図2】。すなわち、更年期不定愁

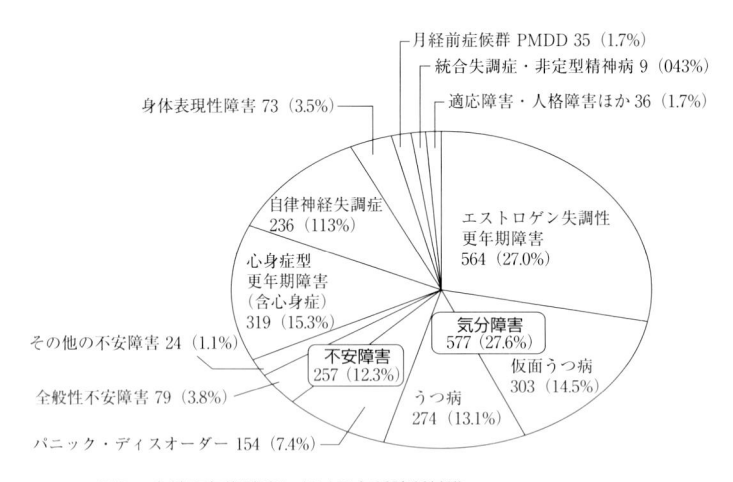

図2　女性更年期障害における各種診断基準
　　　および治療への反応性を加味した最終診断とその頻度

（円グラフ内訳）
- 月経前症候群 PMDD 35（1.7%）
- 統合失調症・非定型精神病 9（0.43%）
- 適応障害・人格障害ほか 36（1.7%）
- 身体表現性障害 73（3.5%）
- 自律神経失調症 236（11.3%）
- 心身症型更年期障害（含心身症）319（15.3%）
- その他の不安障害 24（1.1%）
- 全般性不安障害 79（3.8%）
- パニック・ディスオーダー 154（7.4%）
- 不安障害 257（12.3%）
- エストロゲン失調性更年期障害 564（27.0%）
- 気分障害 577（27.6%）
- 仮面うつ病 303（14.5%）
- うつ病 274（13.1%）

表2　更年期障害女性の心理療法と心身医学的手法および医療者の心得

1．心理療法

基本順序
1. ストレスの発散
2. ストレス事項の認識
3. 性格、体質の認識
4. ストレスへの対処法の理解
5. ライフスタイルの見直しと修正
   （価値観、人生観、行動習慣、生活スケジュール）

内容：傾聴、バリント方式、非指示的方法

＜受容・共感＞
患者の訴えに耳を傾け、その内容が現代医学で理論的に説明できなくても批判をせず、すべてを受容する態度で接する。そのことから、愁訴の成り立ちを身体的な面のみならず、社会・文化的側面、性格などの面からとらえ、患者のプロフィールを正しく把握する。訴えを聴く際には自らの内的準拠枠を白紙にし、患者の心の内部に共感するために、事象を患者の捉え方で感じるようにする。

＜支持＞
病気のために患者が不安になっている気持ちを、よい理解者となることで支える。

＜保証＞
症状は必ず改善することを告げ、無用の心配をしないように説明する。以前のような健康状態に復帰することを保証し、約束する。

2．心身医学的手法——すべての不定愁訴例に適応できる

簡易精神療法、行動療法、認知療法、外来森田療法
仏教思想的心理アプローチ

3．医療者側の心得

患者を中心とした"医療の場"作りを心掛ける
「癒す医療」に徹する
「治療的自我」を養成する

訴例の過半数は身体症状のみを治療対象とできないものであり、その発症過程において充分に「こころの苦しみ」の存在を窺わせるものです。

　したがって《更年期障害》の治療においては、内分泌要因、社会・文化的要因、性格・心理因子から総合的に考えていく姿勢が肝要であり【表2】、目の前の苦しむ女性を心と身体の機能が密接に関連する「複雑系」として分析し、メンタルヘルスの観点からの心理行動科学的な対応が欠かせません。[8]

更年期障害女性への医療の基本

　《更年期障害》の治療は、薬物療法と心理療法（あるいは簡易精神療法）を車の両輪のようにして実施します。[1,2,5,8,9]これは、薬物投与のみでは"心理行動科学的アプローチ"の見方からは充分な治療ではなく、"更年期"女性への全人的対応（真の更年期医療）ができているとは言えません。

　心理療法の基本と順序については成書に譲りますが、じっくりと病者の「苦しみ」や「まず治してほしい症状」を聴く"傾聴"を基本とし、"受容・共感的理解、支持、保証"が軸となり、時間と意欲があれば、家族の協力体制を整えます。ストレス発散からストレス事項の認識に進み、最終的には価値観・人生観・行動習慣などを修正することが理想です。[9]この過程で心のありかたの変容が起きれば、身体症状の改善に強く働きかけます。

　"心理行動科学的アプローチ"は高い臨床力が必要とされ、完成度を高めるために、医療サイドには、安定した性格、社会的常識や良識、人間的に温かい人物像が要求されます。また、医療人個人の主義・主張はあっても、その哲学や社会を見るスケールを人に押し付ける性格でないことも重要です【図3】。さらに、常に患者と接している自分に対する「もうひとつのまなざし」を意識していること、生涯「治療的自我 *doctor as a medicine*」となるべく研鑽が必要となります。

傾聴
心理療法（受容、共感、支持、保証）

患者の視点を持ち共感的理解をする内なる痛みの受け入れ

薬物療法（精神神経用剤、エストロゲン製剤、漢方薬自律神経調整剤、そのほか）

心身医学療法（認知行動療法、外来森田療法オペラント条件付け、ほか）

補完療法

もうひとつのまなざし

治療的自我を養う（The Doctor as a Medicine）

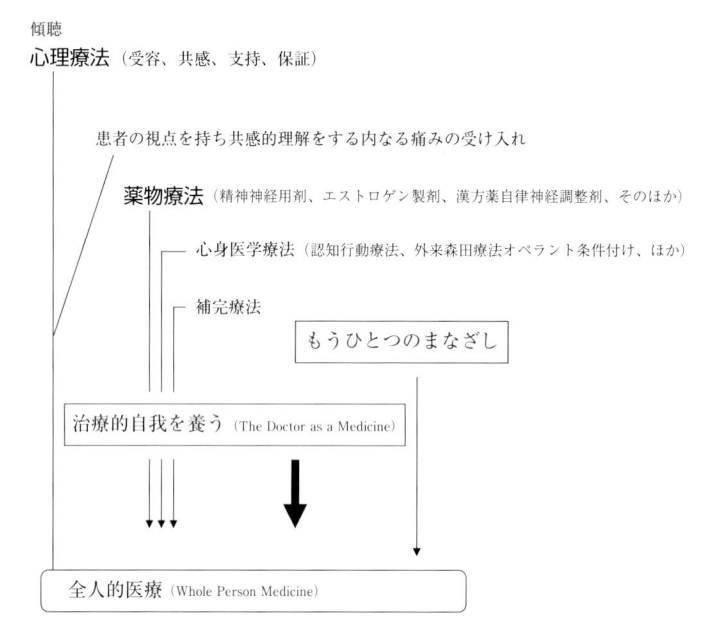

全人的医療（Whole Person Medicine）

図3　更年期障害に対する心理行動科学的対応を基本とした診療姿勢

おわりに

　"更年期"女性の医療における"心理行動科学的アプローチ"の実践においては、技術面の問題よりもむしろ、治療者側の「人の薬となるべき力」の量が治療成績を左右するといっても過言ではありません。その力が発揮されるための最初のステップは、施療者と受療者の良好な関係構築です。このことは"更年期""老年期"女性の全人的医療を行う場合に決して忘れてはならない基盤と言ってもよいでしょう。いかなる心身医学的手法よりも、いかなる薬物よりも、人の苦しみを認めて理解する臨床能力が重要です。そして、病気を治すのはあくまでも主役の病者であり、医療者は脇役としての応援団長であることを忘れてはならないのです。

（1）後山尚久「女性外来—更年期障害」『臨床と研究』82:1337-1342, 2005.
（2）後山尚久「更年期・老年期女性の身体機能の特性とその障害—精神・神経系」武谷雄二編『新女性医学体系21：更年期・老年期医学』中山書店，2001.
（3）Ushiroyama T: Optimal treatment of menopausal disorder based on differential diagnosis of mental disorders. *The menopause at the millenium*, Aso T, Yanaihara T, Fujimoto S, eds, p256-264, Parthenon Publishing, 2000.
（4）後山尚久「更年期医療を行うために」『更年期の臨床』診断と治療社，2006.
（5）後山尚久「成長した子供と母親との関係が女性の心身に与える影響—空の巣症候群」『日本女性心身医学会雑誌』7:192-197, 2002.
（6）Ushiroyama T, Sugimoto O: Endocrine function of the peri- and postmenopausal ovary. *Horm Res* 44:64-68, 1995.
（7）Ushiroyama T, Ikeda A, Higashio S, Ueki M: Evidence for attenuation of gonadotropin pulse frequency in hypergonadotropic women with estradiol secretion in the menopausal transition. *Psychoneuroendocrinol* 24:85-97, 1999.
（8）後山尚久「更年期の症状」『女性と男性の更年期Q＆A』ミネルヴァ書房，2005.
（9）後山尚久「更年期不定愁訴の治療における心理療法のコツ」麻生武志編『更年期医療のコツと落とし穴』中山書店，2005.

後山 尚久　（藍野学院短期大学）

chapter 4-d

男性更年期障害

石蔵 文信

はじめに

　男性には女性のように月経周期もなければ閉経もありません。男性ホルモン（主にテストステロン）は年齢とともに低下しますが、女性の閉経時ほどドラマチックな変化はしません。そのため、男性の更年期は特定し難くなっています。泌尿器科分野では、男性ホルモンが減少することによって生じるいろいろな症状に注目して「アンドロゲン補充療法 *Androgen Replacement Therapy: ART*」を中心に治療が行われていますが、《男性更年期障害》の診断基準もなく、その治療法も確立していないのが現状です。読者のなかにも《男性更年期障害》などがあるとは信じていない人も多いでしょう。私自身は《男性更年期障害》という疾患には疑問で、多くは〈うつ病〉〈不安障害〉を中心としたメンタル疾患ではないかと考えています。

テストステロンとの関連——LOH症候群の概念

　現在、テストステロン値と男性更年期のさまざまな症状のあいだに有意な相関を示したとの報告はほとんどありません[1]。諸症状とテストステロン値に明確な関連性が見出せないのは、《男性更年期障害》がテストステロン低下を原因とする疾患群ではないのかもしれません。そのため、加齢によるアンドロゲンの低下に伴う症状を呈する状態を表すために〈加齢男性性腺機能低下症候群 *Late-Onset hypogonadism: LOH*〉の概念が提唱されています。主な症状は、勃起能の低下に加え、気分変調、睡眠障害、筋肉量の低下、内臓脂肪の増加、体毛や皮膚の変化など、テストステロンの低下に由来する症状で、現在の手引きでは遊離テストステロン値が8.5pg/ml以下の場合はARTの適応とされ

ていますが、それでも〈うつ病〉などの鑑別は重要です。これらの概念は最近提唱されたもので、充分な臨床的なエビデンスがないため、現在は「手引き」として発表されています。[2]

自覚症状

頭痛・火照り・耳鳴・ふらつき・発汗・口渇（口内乾燥）・肩こり・腰痛・動悸・息切れ・胃痛・便秘・下痢・頻尿・冷感など、女性の更年期障害と同じ症状に、勃起障害などの性機能障害が加わります。精神的な症状としては、根気や集中力の低下、全身倦怠感、なんとなく不安を感じ、イライラすることが多くなります。多くの場合は、入眠障害・途中覚醒や早朝覚醒などの睡眠障害を合併し、気分障害や不安障害の範疇にあてはまる患者さんが多いようです。

実際、明らかにDSM-Ⅳの「大うつ病」の診断基準を満たす患者は約50%で、その他の患者はパニック障害や全般性不安障害・社会不安障害などの「不安障害」の要因をもつ方が多いような印象があります。しかし厳密な意味では、どのカテゴリーにもあてはまらない患者も少なくありません。[3-5]

心理行動科学的アプローチ

当院ではARTは一切行わず、抗うつ薬による薬物治療を主体に治療しています。薬物治療に関しては「大うつ病」や「不安障害」の治療に準じているので、ここでは主に"心理行動科学的アプローチ"に関して述べましょう。

多くの患者さんが、すでにいろいろな医療機関を受診した挙句に「男性更年期外来」を訪れます。医療に関して多少の不信感をもっているので、患者さんの話を聞くことが一番大切です。初診で信頼感を得られないようでは、その後の治療はかなり困難になります。私の場合、初診は一日1人と限定し、30分以上の時間を充てています。初診の患者さんは、緊張と不安感で、自分の病状に関してかなりまわりくどく説明をする場合もありますが、時間を節約しようとして、相手の言葉をさえぎったり、結論を先に言ったりすることは禁物です。「問診はただの診察ではなく、すでに治療を開始している」との認識が必要で、上手な問診こそが、ホルモン治療や抗うつ剤などに勝るとも劣らない効果を上げることができるでしょう。

患者さんからは、身体の症状に関しては多く語られますが、精神神経症状に関して語られることは少ないようです。とくに中高年男性は「男は弱音を吐かない」などの教育を受け、プライドが高いためか、かなり重症でも、初診時に『どうしましたか？』と尋ねても、『大したことはないのですが……』と言います。しかも、表情は暗くなく、むしろ努めて平静に、時には笑みさえも浮かべる「微笑み型うつ病」が多いのです。症状と経過を理路整然と述べるのも、特徴かもしれません。実は重症のうつ病であるにもかかわらず、患者さんの申告と表情から、事態はそれ程深刻ではないと判断し、抗うつ薬を処方しない可能性もあります。ですが、予約をしてわざわざ敷居の高い男性更年期外来を受診するには、よっぽどの訳があります。よくよく聞いてみると、すでに数箇所の診療科を受診し、全く改善しないと言ったりします。こちらから『実は大変でしょう！？』と問いかけると、つい５分前には泰然としていた表情が苦悶に変化し『実は死にたいくらい苦しい』と切実に症状を語るようにもなります。

　男性更年期外来では、妻の意見を重要視しています。帰宅後の様子や睡眠状態に関しては妻の方が客観的に捉えているので、夫の過少申告を妻の意見で修正できます。また、イライラなどが昂じて妻への態度も変化しているはずですが、本人は案外気がついていないことも多いのです。

　とにかく「中高年男性の自己申告は過小評価している」と考えた方が無難で、そのためには、いつもそばにいる妻の客観的な観察を参考にすることも必要でしょう。

傾聴と治療経過における注意点

　同じ中年の男性として共感できる点、家庭や会社の問題や、精神的・肉体的な衰えなどに関して、ゆっくりと耳を傾け、悩みが特殊ではないこと、どの患者さんも同じような悩みで来ることなどを説明します。律儀で真面目な性格が災いしているので、現在の生活をもう一度振り返り修正するようにアドバイスしますが、無理に性格を変えるような指導はしていません。

　パートナー（多くは妻）に治療を理解してもらい、協力してもらうために、出来るだけパートナーと一緒に受診してもらいます。患者さんの多くが勃起障害を合併していますが、不眠・頭痛・脱力感などの治療を最優先に希望しているので、最初の２，３ヵ月は勃起不全の治療はしません。性交渉がなく

なったことにパートナーが多少なりとも不信感をもっている（愛情がなくなったとか、愛人ができたとか）場合があるので、うつ・不安状態で勃起機能や性欲が低下することや、抗うつ薬が勃起機能にマイナスにはたらくことがあるのでしばらく性交渉は難しいことなどを説明します。

　職場には内緒で受診している患者さんも少なくありません。本人の希望がない限り、医師から職場への接触はしませんが、すでに病気休暇をとっている場合や休暇をとらないと無理と判断した場合には、本人の了解を得て、積極的に職場の総務や人事担当、上司と接触するようにしています。そして、職場の上司や産業医と復職プログラムを考えることも必要ですし、配置転換などの相談をされる機会も多く、産業医としての知識も要求される場合も少なくありません。

　昨今、中高年の自殺者が増加している観点から、「自殺念慮」を確認することは非常に重要です。自殺の可能性が高いと判断したら、精神科などの専門医に速やかに紹介すべきです。当院では大なり小なり「自殺念慮」を持つ患者さんは約25％で、4人に1人は「生きていくのが辛い」と考えています。このように、かなりリスクの高い患者が受診するため、「たかが男性更年期」と考えて診察していると、とんでもないことになる可能性もあるので、細心の注意が必要です。

　治療開始後しばらくして症状が徐々に改善しますが、中高年男性では、症状の回復時にも落とし穴があります。来院時の多彩な症状は一様に回復するわけではありません。むしろ、いろいろな症状が回復すると、ある症状が際立つことにもなります。たとえば、再診で『耳鳴りがさらにひどくなった』と言われたら、投薬の増量や変更を考えるでしょう。しかし、よく聞いてみると、睡眠障害は軽度になり、頭痛や多汗はほとんどなくなっていたりします。そのため患者さんは、耳鳴りがさらにひどくなったように感じるのです。完全主義的な考え方の患者さんが多いので、症状が完全に消失しないと気がすみません。そのため、たとえ多くの症状に改善の兆しがあっても、「全く改善しない」「以前と同じ」などと申告します。睡眠障害に関しても、かなり改善しないと満足しません。こういう場合はやはり妻の意見が参考になります。同じ部屋で寝ている妻は「以前より良く寝ている」とか「以前はイライラして怒鳴り散らすことの多かった夫が怒らなくなった」とか、食欲がないと言う本人を前にして「よくおやつを食べている」などと、重要な証言をしてくれます。

治療効果とテストステロン値

　我々は、血圧や症状の改善とともに総テストステロン値が改善する患者さんが多いことを経験しています[7]。この理由として、アンドロゲンは精巣で合成・分泌されるが、その合成にはいわゆる視床下部－脳下垂体－性腺系(HPG axis)のはたらきが重要となっていることがあります。視床下部がストレスを受けると、HPG axisの機能障害が生じ、精巣でのテストステロン合成が阻害される可能性があるのです。視床下部がストレスを受けているという直接的な証拠はありませんが、ストレスホルモンであり交感神経活性を示すアドレナリンが、治療後に低下した例や、血圧が低下した例が多いことを考えると、治療前には視床下部がストレスを受けていたと予想されます。治療により視床下部へのストレスが低下し、HPG axisの機能障害が改善し、テストステロンが上昇した可能性があります【図1——文献7の引用を改変】。

　ストレスをコントロールすることなしにテストステロンを補充すると、視床下部にネガティブフィードバックがかかり、HPG axisの機能障害を助長する可能性が危惧されます。このような理由から、当院ではARTを施行していません。

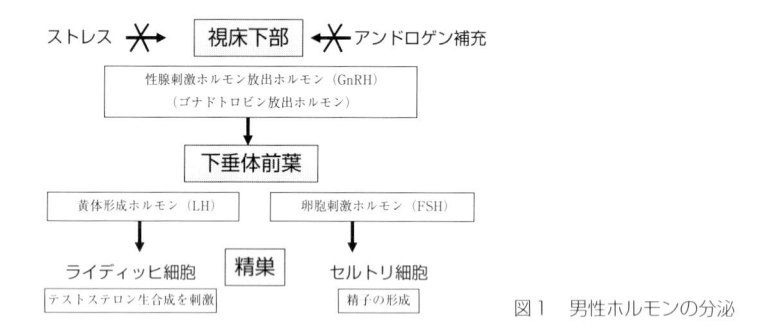

図1　男性ホルモンの分泌

男性更年期外来の存在意義

　《男性更年期障害》はマスコミの話題となり、あたかも医学的に認知された病名のごとく扱われています。男性更年期外来が、精神的・身体的に追い込まれた中高年男性の相談場所となり得ることは福音ではありますが、まだ

医学的に認められたものではなく、男性ホルモンだけで問題を解決しようとするのは無理があるのではないでしょうか。

　しかし現実には、正しく診断されていないうつ病患者さんも多く、また、うつ病に伴うさまざまな症状があるにもかかわらず医療機関を受診していない患者さんにとっては、「男性更年期」という言葉はある意味わかりやすく、受け入れやすいようです。当面、男性更年期外来がそのような患者さんにとっての駆け込み寺となっていくことには、意味があるかもしれません。

（1）高橋英孝・山門実・吉田英機「テストステロンと男性更年期症状との関連」『日本精機能学会雑誌』19:35-42, 2004.
（2）ＬＯＨ症候群診断ガイドライン検討ワーキング委員会『ＬＯＨ症候群――加齢男性性腺機能低下症候群診療の手引き』じほう，2007.
（3）石蔵文信「男性更年期外来の実際――内科の立場から」『総合臨床』53:442-449, 2004.
（4）石蔵文信「男性更年期障害の臨床――内科の立場から」『成人病と生活習慣病』34:1610-1616, 2004.
（5）石蔵文信「男性更年期の心身医学――内科の立場から」『心身医学』44:422-423, 2004.
（6）石蔵文信『男もつらいよ！男性更年期』ソシム，2007.
（7）Ishikura F, Asanuma T, Beppu S; Low testosterone levels in patients with mild hypertension recovered after antidepressant therapy in a male climacterium clinic. *Hypertension Res* 31:243-8, 2008.

　　　　　　　　　　　　　　　　　　　　　　　　　　　　石蔵 文信　（大阪大学大学院）

chapter 4-e

肥満症・メタボリックシンドローム

原田 敏郎・乾 明夫

疾患概念

"肥満"とは脂肪組織が過剰に蓄積した状態であり、簡便な指標としてBMI *Body Mass Index* (体重 kg ÷ [身長 m]^2) が25以上を"肥満"と判定しています。"肥満"には、食事や運動などの生活習慣・環境・遺伝などさまざまな要因が絡み合って起こる「単純性肥満」と、原因となる疾患があり、それに起因して起こる「症候性肥満」に大きく分けられますが、ほとんどは「単純性肥満」です。また、"肥満"のなかでも脂肪組織が蓄積する部位によって、「内臓脂肪型」と「皮下脂肪型」に分類されます。さらに、"肥満"に起因あるいは関連して健康障害を有する（または将来合併することが予想され、医学的に減量が必要な）状態を《肥満症》といいます。

近年"肥満"の研究が進んでいくなかで、脂肪組織は単なるエネルギー貯蔵臓器ではなく、さまざまな生理活性物質（アディポサイトカイン）を分泌することが明らかになってきました。[1] とくに内臓脂肪は、アディポサイトカイン産生調節異常などの機序を介して、脂質代謝異常や耐糖能異常、高血圧、動脈硬化の発症・進展に深く関わっていることがわかりました。そのため、日本肥満学会の2006年のガイドラインでは、「内臓脂肪型肥満はそれだけで肥満症と診断し、治療するべき」とされています。[2]

また、内臓脂肪蓄積をベースにして、高血圧や耐糖能異常、脂質代謝異常を合併し、心血管疾患を発症する危険性が高くなっている病態に対し、近年、《メタボリックシンドローム》という概念が提唱されました。日本における診断基準を見てみると【表1】、内臓脂肪量を反映する腹囲を必須項目とし、脂質代謝異常・高血圧・空腹時高血糖の三項目のうち、二項目以上あれば診断確定となります。つまり《肥満症（内臓脂肪蓄積）》の病態が一歩進んだ病

態であるともいえます。

《肥満症》治療の基本は、食事療法や運動療法・行動療法によって、生活習慣の改善を図り、減量すること、とくに内臓脂肪を減少させることです。しかし、とくに重篤な病態と診断される場合には、薬物療法（マジンドール〔商品名サノレックス〕など）の併用や、外科療法も考慮されます。《メタボリックシンドローム》の治療も《肥満症》と同様ですが、合併している脂質代謝異常や耐糖能異常・高血圧に関しては、必要に応じて、それぞれの病態に対する薬物療法を併用します。

表1　日本のメタボリックシンドローム診断基準

内臓脂肪（腹腔内脂肪）蓄積
ウエスト周囲径　男性≧85cm　女性≧90cm
（内臓脂肪蓄積　男女とも≧100cm²に相当）
上記に加え 以下のうち2項目以上
高トリグリセライド血症　　　≧150 mg/dl
かつ／または
低HDLコレステロール血症　　＜40 mg/dl
収縮期血圧　≧130 mmHg
かつ／または
拡張期血圧　≧85 mmHg
空腹時高血糖　≧110 mg/dl

＊CTスキャン等で内臓脂肪脂肪量測定を行う事が望ましい。
＊メタボリックシンドロームと診断された場合、糖負荷試験が薦められるが診断には必須ではない。
＊高トリグリセリド血症、低HDLコレステロール血症、高血圧、糖尿病に対する薬剤治療をうけている場合は、それぞれの項目に含める。

（日本内科学会誌　2005.[3]　一部改変）

心理社会的要因との関連

"肥満"の大半は「単純性肥満」ですから、その成因には個々人の生活習慣が深く関わります。食習慣や運動習慣はもちろんですが、仕事の過重や多忙、対人関係における葛藤などのストレス要因や、それに対する対処行動、さらにはそのおおもとにある個人特性なども、生活習慣を考える際には重要な因子です。

たとえば"肥満"患者にみられる食行動異常として「代理摂食」「間食」「かため食い」などが挙げられます。[4]「代理摂食」の代表は、やけ食い・気晴らし食いなどですが、これらがストレスに対する不適切な対処行動としてみられる場合もあります。食べることによって、本来直面するはずの葛藤が回避

でき、とりあえずの精神的な満足感をもたらしますので、この不適切な対処行動は容易に強化され、"肥満"につながります。また、「かため食い」の代表は夜間摂食ですが、食事を抜けば減量できると思い、朝食や昼食を食べず、夜にまとめて食べるといった誤った認知の存在や、仕事が忙しくて朝や昼が食べられないので、夜にまとめて食べるといったライフスタイル上の問題も考えられます。あるいは《肥満症》者では、空腹感や満腹感などの内的要因よりも、食物刺激や食事環境・社交場面といった外的要因によって食行動が影響されやすい傾向があることも指摘されていますし、[5]"肥満"者では、好きな食物は実際食べた量より少なめに、嫌いな食物は多めに見積もる傾向があるとも言われています。

このように食習慣ひとつをとりあげても、行動だけに目を向ければ単なる「食べ過ぎ」ですが、その背景にはさまざまな心理社会的要因が絡み合っている可能性があります。

心理行動科学的アプローチ

《メタボリックシンドローム》や《肥満症》の治療において中心となるのは食事療法、運動療法による減量であり、生活習慣の改善です。しかし、実際には食事・運動療法の教育や指導を行っても、患者がなかなか実行に移せなかったり、継続できないことがあります。生活習慣における問題点を見つけて修正し、それを長期間継続していくためには、患者自身が問題点に気づき、それに対する行動を自身で選択・実行していくことが重要です。そのために、食事・運動療法と並んで欠かせない治療法が〈行動療法〉です[6]【図1】。

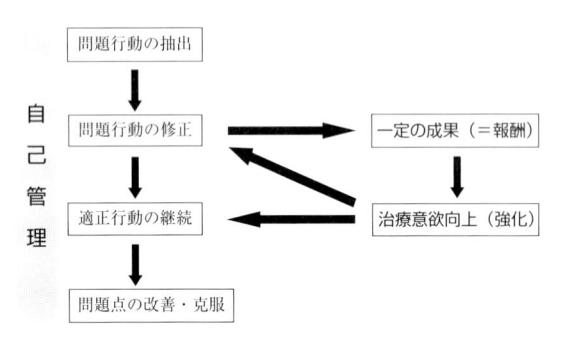

図1　行動療法の流れ

〈行動療法〉ではまず、《肥満症》の発症要因や治療の妨げになっている「問題行動」の抽出および分析が必要です。そのために有用なのが、食事や体重、運動、日常の生活行動などの自己記録です。食事記録では、間食や飲水も含めた飲食物の摂取状況（いつ・どこで・何を・どれくらい・どんな目的で・どんな気持ちで、など）を出来るだけ具体的な表現で記載してもらいます。運動その他、日常の生活行動に関しても同様です。体重に関しては、一日４回（起床直後・朝食直後・夕食直後・就寝直前）測定し、その結果をグラフにする「グラフ化体重日記」を用います。グラフにして視覚化することで、食行動の乱れなどがあるとグラフの波形が乱れるというように、感覚的に認識できるため、患者が自分で問題行動を抽出し、修正していくのに有用です。これらの自己記録を分析して、日常生活における問題行動を抽出したら、それに対する実施可能で具体的な解決策を考え、行動の修正を行っていきます。

　修正された行動は継続させることが重要です。そのためには、行動を修正していく過程で適切な「報酬」を与えて、患者の治療意欲を高めるような工夫が必要です。体重や腹囲の減少は報酬として強力ですが、血糖値などの血液検査データの改善、治療者や家族・知人からの褒め言葉も「報酬」となります。適切なタイミングで与えることで、患者の治療意欲を高め、修正行動を強化し、継続につなげます。

　減量をしばらく継続していると、同じように努力しているのに体重が減りにくい（あるいは減らない）時期を迎えることがあります。頑張っているのに報われないので、脱落・リバウンドしてしまうことが多い時期でもあります。これは、少ない食事量でも体の機能を維持しようとする生体の反応であり、「体重を維持していることが、患者が努力している証拠である」と評価することで、治療意欲の維持に努めます。

　〈行動療法〉を進めていく過程では、ストレス要因の関与や、患者特有の認知様式の存在にも配慮が必要です。それらが問題行動につながっている場合には、それを患者に気づかせ、ストレス対処行動や認知の修正を図ります。また、減量や適正体重の維持を試みる過程においては、常に一定の「空腹感」や「欲求不満」を抱えている状態が考えられ、治療そのものがストレス要因となっていることにも、留意する必要があります。

　当然ですが、治療をするにあたっては、医療者－患者間で良好な治療関係が築かれていないと、開始することもできません。《肥満症》を指摘されて来院した患者が「それについてどう思っているのか」「どうしたいか」「困っ

ていることはないか」など傾聴しながら、心身の状態の把握に努め、より良い治療関係を築いていくことが大前提となります。

(1) 尾池雄一「肥満・糖代謝の制御機構研究の最前線」『実験医学』24(16):2446-2450, 2006.
(2) 日本肥満学会肥満症治療ガイドライン作成委員会「肥満症治療ガイドライン2006」『肥満研究』2006.
(3) メタボリックシンドローム診断基準検討委員会「メタボリックシンドロームの定義と診断基準」『日本内科学会誌』94:794-809, 2005.
(4) 坂田利家「肥満の心因と摂食障害」池田義雄・井上修二編『新版肥満の臨床医学』朝倉書店, 1993.
(5) 小玉正博「肥満・高脂血症患者の心理的問題」岡堂哲雄・小玉正博編『現代のエスプリ別冊:生活習慣病の心理と病気』至文堂, 2000.
(6) 坂田利家「行動療法」池田義雄・井上修二編『新版肥満の臨床医学』朝倉書店, 1993.

原田 敏郎 (鹿児島大学病院)
乾 明夫 (鹿児島大学病院)

chapter 4-f

高脂血症

小谷 和彦

食事療法に関する心理や行動

　本稿では《高脂血症》〔以下、脂質異常症〕の基本的治療である食事療法の"心理行動科学的アプローチ"を紹介します（服薬行動に対しても同アプローチ"はもちろん適用できます）。本症の食事療法に特化した心理行動科学的な研究は、肥満や糖尿病の領域に比べて必ずしも多いとは言えませんが、「目標設定とセルフモニタリング（自己監視）は低脂肪食の実施率を高める」[1]「関心の乏しい時期より、関心が高まって行動を変えようと思っている時期の方が、食事療法の実行率が高い」[2]「低脂肪食の実施に対する利益感や自己効力は、その実施率を上げる」[3]ことなどが示唆されてきています。

　《脂質異常症》の食行動には「身体に良いと噂されている食物の積極的な摂り過ぎ」「栄養素への興味」「健康オタク」「美食」といった傾向がみられると、我々は感じています。たとえば『オリーブオイルやゴマ油はいくら使用してもよい』『大豆製品は摂れば摂るほどよい』『牛肉は食べないが鶏肉を努めて摂る』『ビタミンEのサプリメントは手放せない』などと言う人も多く、極端には『卵を全く摂らない』ことをポリシーとしている人もあります。また、脂質異常症の合併症は動脈硬化性疾患ですが、将来の発症を想像するのが苦手なパーソナリティ傾向のある可能性を感じさせる人もいます。

　《脂質異常症》の"心理行動科学的アプローチ"を進めにくい理由を考えてみましょう。たとえば、脂質異常症と一口に言っても low density lipoprotein コレステロール *LDL-C*、 high density lipoprotein コレステロール *HDL-C*、あるいは中性脂肪 *triglyceride: TG* の異常が単独または混合しており、同時に生活習慣より遺伝的要因の影響が強い病態例も混在し、対象の幅広さによって一般化しにくいことが、その一因になっているのかもしれません。ま

た、血中の脂質値を決める代謝経路は複雑で、食事変容と血清値、とくにコレステロールとの関連が明確でなく（食事性コレステロールの寄与は20％程度という）、しかもその食事療法の反応に個人差が存在することも大きいと思います。

さらに、「投薬で一定の低下が比較的速やかに得られる」という社会や医療者の認識や、「糖尿病の場合と異なり、モニタリング用の自己測定法がない」ということも関係すると思われます。しかし、そうは言うものの、食事療法は概して血中総コレステロールを10-20％、TGを40-60％程度低下させるので、総コレステロールが260mg/dl、TGが400-500mg/dlくらいまでなら、食事療法を単独で試みる価値はあります。たとえ血中脂質は低下しなくても、好ましいとされている食事療法の獲得は、血中脂質の質を改善している（一般的な検査ではわからない）可能性があります。

食事療法の基本と実際

基本的に〈高LDL-C血症〉では、一日の目安として摂取総エネルギー量を適正化し、脂肪エネルギー比を25％以下〔飽和脂肪酸S：一価不飽和脂肪酸M：多価不飽和脂肪酸P＝3：4：3〕〔n-3：n-6系脂肪酸＝1：4〕、コレステロールを300mg以下、食物繊維を25g以上として、ビタミンE、ビタミンC、カロテノイド、ポリフェノールなどの抗酸化物を加えます。〈高TG血症〉では脂肪や食物繊維については基本的に〈高LDL-C血症〉と同様で、糖質（ショ糖を含む菓子・ジュース、果糖を含む果物）の過剰摂取制限などによる総エネルギー量の適正化または低減と、飲酒者へのアルコール制限を行います。

我々は、まず生活習慣（なかでも食習慣〔行動〕、食事内容・心理）に関しての評価を実施しています。受診時に既に、摂取総エネルギー量の適正化やコレステロール制限を自ら実施できている人も多くありますが、評価をしてみると、総エネルギー量は適当でも、たとえば夜型の食リズムで、しかも夜食で50％以上を占めるといった食事配分が見出されることがあります。また、偏食や食事に関するバランス感覚もチェックしています。

そのうえで、食物中のエネルギーの量的な寡多の見極めと、脂肪の主な構成成分である脂肪酸（すなわち脂肪の質）への選択眼を養うよう、経時的に支援しています。とくに「一見したところ見えない油」に注意を喚起します。受診者は、洋菓子・スナック菓子・菓子パン・チョコレートなどの隠れた飽

和脂肪酸を何気なく摂っていることが少なからずあります（これらの摂取をやめると血清脂質の低下をみます）。また、洋食から、魚を主とした和食の生活に変えることで［S：M：P］や［n-3：n-6］の基準に近づくことも、簡易ながら望ましい脂肪酸との付き合い方として薦めます。

なお、ストレスマネージメントとして、ストレスが病態に関係していないか、療養の実施に無理はないかなどを適宜評価します。

心理行動科学的支援の例

行動の起始から獲得までの流れを例示します。我々は変化のステージモデル *transtheoretical model* [2]をよく使います。受診者のステージにあわせて、その心理を理解するとともに、用いる技法を変えながら対応していきます。受診者集団は均一でなく、とくに〈前熟考期〉の存在についても明瞭に意識でき、かつ的確なアプローチで行動は流転（変容）することを示す優れたモデルだと思います。

行動に対する各ステージの分類
前熟考期：6ヵ月以内に変えようとは思っていない（関心がない）
熟 考 期：6ヵ月以内に変えようと考えている
　　　　　（関心はあるが1ヵ月以内に変えようとは思っていない）
準 備 期：1ヵ月以内に変えようと考えている
行 動 期：行動を変えてから6ヵ月以内
維 持 期：行動を変えてから6ヵ月以上

〈前熟考期〉には、動脈硬化のリスクや脂質管理目標値〔日本動脈硬化学会〕などの情報提供をしつつ、食行動の変容に関する考えを聞くようにします。治療において服薬が優先度の高い「家族性高コレステロール血症」のような場合以外には、「待ちの姿勢」で付き合うことが望まれます。〈前熟考期〉や〈熟考期〉には、行動変容の動機を高めるために、認知（物事の受け止め方や考え方）に焦点を当てます。思い込みには、強いインパクトで五感に訴えて、ギャップに気づけるような方法を採用します。たとえば、油をイメージできないという集団に、コロッケ一個に相当する油量を試験管に入れて確認するといった、視覚的な教育法は効果的です。[4]忙しくて療養する時間が全くないと言う人に、一日の生活を書き出してもらい、とれる時間がないかどうかを自らの

目で見て確認を求める方法も同様でしょう。また、飽和脂肪は冷蔵庫に入れると固まる油（バター）・不飽和は固まらない油（サラダ油）といった、身近なイメージでの説明も有用です。〈熟考期〉には、食事療法の利益／不利益（意志決定バランス）の分析を行います。この際、利益の阻害因子に対策を考えることが大切です。メリットが上回る理由は「病気」である必要はなく、たとえば「美しくありたい」でも構いません。

〈準備期〉には目標を、たくさんの選択肢のなかから自己選択で定めます。「血清 LDL-C 値を下げる」といった目標ではなく、「そのためにすること」というように具体性を重視します。100%できることではなく70-80%程度のレベル設定とし、また、制限の強い内容ではなく、たとえば「肉料理をやめるよりも、肉料理三回のうち二回は魚料理に換える」「間食はするとしても、洋菓子を和菓子に換える」といった置換の発想や、「空腹時には我慢せずコンニャクやキノコ（ペクチンやマンナンなどの水溶性の食物繊維は、空腹感を満たし、LDL-C を低下させ、エネルギー摂取量をも抑制する）を摂って良い」といった許容ももって無理なく決めます。いつから始めるのかも問います。「今からできる」内容は、医療従事者と受診者の契約を促進します。「できそうもない時があるかどうか」を聞き、それがあれば対策を立てます。目標が決まれば、その実行可能性を問います。結果への期待、やる気や自信の程度を百点スケールで確認します。その行動をとることの重要性が認識され、「行動変容の自信が伴うとき、行動変容の確率は高い」と判断します。目標は少なく、また一つずつクリアしていけばよく（スモールステップ）、また、目標の実行度を確認する時機は開始後二週間程度とします（二週間ルール）。四週間までに行動が起きないと実行は難しく、小修正を試みます。

〈実行期〉に入ったら、セルフモニタリングを導入して、目標の実行率を上げるように励まします。仮に後戻り（再発）しても、教訓として生かすようにします。〈維持期〉では、声掛けをして見守り、自立を促します。

なお、「刺激統制法」（行動に先行する刺激の状況を変えること）は〈熟考期〉以降に広く用い得ます。以下は受診者によく話す例です——『から揚げやてんぷらは、家族で大盛りにせずに、一人分のお皿にとる』『小袋のお菓子にする』『マヨネーズのほうに野菜をつける』『缶ビールは冷蔵庫に１本だけ冷やす』『10時以降の夕食では油料理は避ける』。

また、〈準備期〜行動期〉以降に、「オペラント強化（ある行動〔オペラント〕を増加する条件を与えて、行動が強化すること）」は用い得ます。「セルフモニ

タリング」では、結果も大切ですが、むしろ記録をつける行為自体を承認することは、その行動の強化につながります。ところで、「セルフモニタリング」を億劫がる人もあります。その場合は、最初の二週間だけの記録や、一週間に1回の記録などを提案するようにしています。

おわりに

　以上のように、《脂質異常症》の食事療法への"心理行動科学的アプローチ"はまさに試行錯誤です。しかし、人生のなかで「脂質栄養」を考えることは（いまだ不確定要素も多数ありますが）、《脂質異常症》に留まらず、多くの病態に好影響をもたらすと考えられます（たとえばn-3系脂肪酸の摂取は、脂質のみならず、循環器系・癌・脳機能領域での有益性が知られています）。

　また、行動は連鎖します。食行動の変容は、他の行動の変容につながる可能性もあります。したがって《脂質異常症》の食事療法の"心理行動科学的アプローチ"は、大きな構えで実践したいものです。そして、同アプローチには、多種多様な情報や支援が必要です。受診者や家族も含めた「チームアプローチ」こそが肝心です。

（1）McCann BS, Retzlaff BM, Dowdy AA et al: Promoting adherence to low-fat, low-cholesterol diets: review and recommendations. *J Am Diet Assoc* 90:1408-1414, 1017, 1990.
（2）McCann BS, Bovbjerg VE, Curry SJ et al: Predicting participation in a dietary intervention to lower cholesterol among individuals with hyperlipidemia. *Health Psychol* 15:61-64, 1996.
（3）Steptoe A, Doherty S, Kerry S et al: Sociodemographic and psychological predictors of changes in dietary fat consumption in adults with high blood cholesterol following counseling in primary care. *Health Psychol* 19:411-419, 2000.
（4）片瀬久代・小谷和彦・森井まゆみ「油を見せる高脂血症教室の実践」『看護実践の科学』29:66-68, 2004.

小谷 和彦　（自治医科大学）

chapter 4-g

摂食障害

黒川 順夫

はじめに

　《摂食障害 *eating disorder: ED*》には大きく分けて〈神経性食欲不振症 *AN*〉〈神経性大食症 *BN*〉の二種類があります。最近ＥＤはかなりのスピードで増加しており、とくにＢＮの増加が著しく、社会問題になっています。ほとんどが女性で、「コンビニなどが増え、すぐに食物が手に入ること」「マスコミでも"痩せている女性が望ましい"と報道されていること」なども一因かもしれません。このような危惧から、スペインでは痩せすぎている女性をファッションモデルにさせないことが決まったそうです。また、男性のなかにも痩せることを望んでいる人があり、男性症例も徐々に増えています。

食欲不振症と過食症の違い

　〈神経性食欲不振症 *AN*〉も〈神経性大食症 *BN*〉も、両者とも「痩せ願望」が強く、うまく痩せることに成功したのが AN であり、いくら努力してもやせることが出来ず失敗したのが BN といえるかも知れません。[1]
　世界的にはＤＳＭ-Ⅳで分類され、標準体重の85％以下かどうかが、AN／BN を区分する基準の一つになっています。さらに AN は［制限型 *AN-R*／過食・排出型 *AN-BP*］に分類し、BN も［排出型 *BN-P*／非排出型 *BN-NP*］に分類します。したがって、いくら過食・嘔吐していても標準体重の85％以下であれば AN に分類されるのです。またＤＳＭ-ⅣのANは「初潮後の女性で、少なくとも３ヵ月以上の無月経がある」と規定されています。

ANの診断基準〔DSM-Ⅳ〕
A．年齢と身長による正常体重の最低限を維持することの拒否（たとえば標準体重の85％以下になるような体重減少、成長期の場合、期待される体重増加が得られず、標準体重の85％以下になる）。
B．標準体重以下であっても体重増加や太ることへの強い恐怖。
C．体重や体型について認識の障害。自己評価が体重や体型に過度に影響を受けている。
D．初潮後の女性では無月経。少なくとも3ヶ月以上の無月経（エストロゲンなどのホルモン投与後のみ月経がみられる場合も無月経とする）。

[分類]
制限型：規則的な過食や浄化行動（自己誘発性嘔吐、下剤や利尿剤、浣腸剤の誤用）を認めない。
過食／排出型：規則的な過食や浄化行動（自己誘発性嘔吐、下剤や利尿剤、浣腸剤の誤用）を認める。

BNの診断基準〔DSM-Ⅳ〕
A．過食のエピソードをくり返す。過食のエピソードは以下の2項目で特徴づけられる。
　（1）一定の時間内（たとえば2時間以内）に、大部分の人が食べるより明らかに大量の食物を摂取する。
　（2）その間、摂取を自制できないという感じを伴う（たとえば食べるのを途中でやめられない感じや、何をどれだけ食べるかをコントロールできない感じ）。
B．体重増加を防ぐために自己誘発性嘔吐、下剤や浣腸剤、利尿剤の誤用あるいは激しい運動などをくり返し行う。
C．過食と体重増加を防ぐ行為が最低週2回以上、3ヶ月間続くこと。
D．自己評価は、体重や体型に過度に影響を受けている。
E．ANのエピソード中に生じていない。

[分類]
排出型：規則的に自己誘発性嘔吐、下剤や浣腸剤、利尿剤の誤用をしている。
非排出型：自己誘発性嘔吐、下剤や浣腸剤、利尿剤の誤用によらず、絶食や過度の運動により体重増加を防いでいる。

内分泌的異常

EDが「内分泌疾患」の中に分類されているのは、AN, BNとも内分泌的な異常を来すからです〔詳しくは文献（2）を参照〕。簡単に述べると、EDでは、

脳の視床下部・下垂体を通じて、各臓器の内分泌的な異常が見られます。視床下部－下垂体－副腎系は、AN, BNとも、ほとんど保たれているようです。しかし視床下部－下垂体－性腺系は、体重減少とともに無月経を生じるANでは、LH, FSHが低値を示すことが多いですが、BNは両者とも保たれていることが多いです。視床下部－下垂体－甲状腺系については、甲状腺疾患のところで記述されていますので割愛させて頂きます。成長ホルモンもAN, BNともに上昇していることが多く、インスリン低血糖やTRHおよびLH-RH負荷テストなどで異常反応を呈することがあります。

治療方法

AN患者の場合、体重が減少するほど治療はきわめて難しくなります。輸液や経鼻腔栄養にも容易に乗って来ないことが多く、無月経も意に介さず放置していることが多いものです。その結果、体重は30kg台、さらに30kg以下の体重に突入してしまうことも多々あります。そこまで来ると生命の危機を伴ってきます。その場合、一般に考えられているのは、行動療法の「オペラント条件づけ」です。[3] 入院を原則とし、入院後、面会・電話・テレビ・ラジオ・読書などを禁止し、本人が不安を持たないカロリー〔800〜1000cal〕から食べさせ、体重やカロリーが増してきたら禁止していた行動を徐々に解除して体重を増加する、という方法です。

黒川入院体重設定療法

筆者は、とくにANで体重減少した症例ほど「入院拒否感」（絶対に入院したくない気持）が強いことに着目した黒川入院体重設定療法 KTWT を実施しています。

黒川体重設定療法〔KTWT〕
① 家族は、治療開始後は、患者の体重・摂食について一切言及しない。
② 患者の心身の状態に合わせて、一定の期間にこれ以上の体重減少があれば入院処置をとるという外来限界体重（入院体重）を設定する。
③ 患者と相談しながら、入院体重を徐々に上げていく。
④ 定めた期間に入院体重に達していなければ原則として入院させる。
⑤ 入院体重に達していない場合でも、事情によっては入院処置の期限を延期する。

⑥ 一度入院してきた患者には、改めて入院体重を設定しなおす。
⑦ 場合によっては、入院しなくても入院体重を設定しなおしたり、一時入院体重の設定を解除し時期をみて設定しなおすこともある。

　すなわち初診時『〜kg以下になれば入院です』というように入院体重を設定するのです。「入院拒否感」は『入院させられて体重を増やされては困る』『束縛されるのはいやだ』などが主な理由で強まるものと思いますが、『入院させられるよりは、入院体重を保った方がよい』と考え、多くのANは、入院体重を割ることなく治療についてくるのです。そして本人と相談のうえ、入院体重を徐々に増加させると、仕方なく本人も体重を増加させるというわけです。

　また筆者は、BNに比べANでは家族なかでも親（多くは母親）がついて来ることが多いことにも注目し、家族の教育もKTWTの一部として扱っています。来院時にはなるべく家族を同伴させ、KTWTの説明と、摂食や体重などに過干渉にならないような指導をしています。さらに月一回実施している「摂食障害家族の会」にも出席してもらい、本人の前で述べられないこと（たとえば万引き、嘔吐、男女の問題など）も話してもらい、その対応の仕方を教育することにしています。このようにして当院では、るいそうの極めて強いAN（30kg前後）にもKTWTを実施し、外来でのAN治療として効果をあげています。[4]

　一方、BNは「入院拒否感」がANほど強くなく、むしろ『入院して食事制限などを受け、体重を減らしてもらいたい』という症例が多いものですが、BNも外来で体重が減ってくると「入院拒否感」が増すので、一応「入院体重」を設定しておきます。またBNでも「入院拒否感」が強い症例では「入院体重」を上限として設定する場合があります。すなわち「次回〜kg以上であれば入院してもらいます」と約束します。実際、体重が標準体重をかなり上回り、肝機能障害や軽症糖尿病のあるBNが、この方法で徐々に体重を減らしていき、それらの身体症状が解消しBNも改善した症例もあります。[5] BNの場合、生命に関係ないとして家族の関心が希薄なため、ANほど家族が同伴しないことが多く、家族へのアプローチは難しくなります。したがって治療は薬物療法が重要になってきます。最近はSSRI, SNRIを試みることもありますが、筆者は経験上、過食を最も抑制するのはクロミプラミン〔商品名アナフラニール〕だと考えています。また、漢方薬の〈防風通聖散〉〈大柴胡湯〉は便秘や肥

満に対する効果もあり、しばしば用います。

　最後になりますが、最近は AN, BN ともに「リストカット症候群」「アルコール依存症」や「人格障害的な症例」も増え、治療が難航することが多くなってきています。

（1）黒川順夫「摂食障害における心身相関と治療」『日本女性心身医学会雑誌』8（2）:121-125, 2003.
（2）黒川順夫「神経性食欲不振症（拒食症）と神経性過食症（神経性大食症）はどう違うの？」花房俊昭・伊藤充編『シミュレーション内科―内分泌疾患を探る』永井書店, 2005.
（3）野添新一「神経性食思不振症の行動療法―オペラント条件づけ療法を中心に」『心身医学』26:139-147, 1986.
（4）黒川順夫・松島恭子・鎌田穣ほか「『黒川体重設定療法（KTWT）』について―とくに神経性食欲不振症へのアプローチの仕方およびその治療成績を中心に」『日本心療内科学会誌』8（1）:15-21, 2004.
（5）黒川順夫「黒川体重設定療法（KTWT）により、すべての症状が改善した糖尿病、肝機能障害を伴う摂食障害の一例」第45回 PSM 総会抄録, 2003.

　　　　　　　　　　　　　　　　　　　　　　　　黒川 順夫　（黒川内科・黒川心理研究所）

column 4
「個の医療」から「関係性の医療」へ
―― 日本独自の全人医療を目指して ――

　私が医師としてスタートを切ってからもう二十年以上経ちました。この間の医学・医療の進歩には著しいものがあります。その頃は夢物語であったような再生医療・遺伝子医療が現実のものとなろうとしていますし、思いもよらなかった治療薬が続々と開発されています。私が主に診ている糖尿病領域でも、さまざまなインスリン・経口薬が使えるようになり、治療のバラエティは格段に広がりました。しかし現在でも、患者さんの満足度が充分とはいえない状況です。どうして、治療技術の進歩と患者さんの気持ちが噛み合わないのでしょうか。

　西洋医学には、疾病の診断を確定しそれに応じた治療法を行うという、「病気」にターゲットをしぼった方法論が基本にあります。この方法論は、感染症や外傷といった急性疾患には絶大な効果を示したのですが、近年急増している糖尿病を中心とした生活習慣病のような慢性疾患には、満足すべき結果をあげているとは言えないと思います。慢性疾患への対応には別のアプローチ方法、すなわち「病気」ではなく「病人」を中心とした、新しい方法論が必要なのではないでしょうか。

　糖尿病の診断は容易ですが、同じ糖尿病でも、そこに至った経過はさまざまです。また人種・民族・文化・宗教の違いも大きな影響を及ぼしています。とくに日本は、欧米のように"確固とした個を確立する"といった意識に乏しいと考えられます。人は個人の力だけで存在しているのではなく、さまざまな人間関係によって成り立っているという"関係性"を大切にする文化があると思います。

　その背景には仏教の教え、とくに「縁起」という考え方が大きな影響を及ぼしているのではないでてしょうか。「縁起」を言葉で説明するのは非常に困難ですが、"すべてのものは複雑に関係しあってお互いの存在を支えている"という考え方です。そのような理屈抜きに、私たちは日常生活のなかで「人との出会いはご縁ですから」という風に「縁」という言葉をよく使います。この「縁」とは「縁起」のことであり、深い"関係性"を意味しているのです。

このように私たち日本人の生活・思想に深く根づいている"関係性"なのですが、同時に私たちは、人間関係に悩み、苦しんでいます。私たちは"人はなぜ生きるのか""生きる意味は何なのか"というような哲学的な問題にいつも苦悩しているのではなく、私たちの悩みやストレスのほとんどは、親子関係・友達関係・職場の人間関係といった人間関係に起因していると言って差し支えないと思います。それなのに、これまで医療者は、患者さんの病気や健康には大いに注目していましたが、患者さんの背景にある人間関係にはあまり注意を払ってきていませんでした。

　人間関係のゆがみやストレスは、直接的に、あるいは食生活の乱れといったかたちで間接的に、糖尿病に影響を及ぼし、血糖コントロールを悪化させている可能性があると考えられます。また他者との関係だけでなく、"自分が糖尿病という病とどう向き合っているのか""自分が糖尿病を受けいれることができているのか"といった「自分との関係」をみつめ直すことも、今後、重要になってくると考えられます。

　そこでは患者さんだけでなく医療者も、自分自身と向き合うことが求められてくると思います。自分自身をみつめることは、自分自身の弱さもみつめることです。すなわち「強者である健常者の視点」「医師の視点」から「弱者である病者の視点」「患者の視点」へ視点を変えることなのです。私たち医療者も糖尿病などの病気にかかる可能性は充分にあり、また必ず死を迎えることは間違いありません。患者さんと同じ立場であると自覚することが、患者さんとの共感を生み、真の全人医療への一歩となるのではないでしょうか。

佐々木 恵雲　（西本願寺あそか診療所）

佐々木恵雲『いのちの処方箋』本願寺出版社, 2006.『いのちのゆくえ 医療のゆくえ』法藏館, 2006.「高度先進医療に向かい合うために―生命倫理からいのちへ」『心身医学』45:800-801, 2005.「仏教と女性心身医学」（玉田太朗・本庄英雄編）『TEXTBOOK 女性心身医学』永井書店, 2006.「医療と宗教の関わり―プライマリ・ケアにおける仏教的アプローチの可能性」『女性心身医学』8:156-160, 2003.

あ と が き

　近代西洋医学は、デカルトの「心身二元論」以来、身体を心から分離して客観的対象と捉えることで、自然科学的な手法を医療に導入することを可能にし、さまざまな〈疾患＝disease〉（特に外科領域、急性の感染症）において、他文明の医療にはない高い成果をあげてきました。

　しかし一方で、糖尿病・循環器疾患・癌などの生活習慣病、バセドウ病・気管支喘息などの心身症、更年期障害などの不定愁訴という、西洋医学的手法のみでは治療困難な疾患が、二十一世紀の医療に未解決な問題として残されてきました。これらの疾患に共通するのは、いずれもその病態において、食餌、ストレスなどの外的因子とともに、患者の体質・気質・習慣などの内的因子が重要な役割を担っていること、現代文明や現代社会の問題と密接に関係していることです。

　また、西洋医学が発達してくるにつれて、かつては即生命に関わった１型糖尿病がインスリン治療によって長期生存が可能になったり、バセドウ病のように外科手術しか治療法がなかった疾患が薬剤の発達によって内科的治療が可能になるなど、同じ西洋医学のなかにおいても治療法の変遷がみられてきています。これらによって、患者には長生きができるようになり、より侵襲の少ない治療法で治療できるという利点がもたらされました。ところがその半面、長期間（場合によっては生涯にわたって）の治療を継続していくことに伴うＱＯＬへの影響が問題になってきました。

　これらは、現代西洋医学が客観的身体のみを対象として発達してきたために、〈患者＝patient with illness〉という人間の主観的な"心"を周縁化することにより生じてきた、宿命的な問題といえます。

以上のように、近代西洋医学に欠けていた「心と身体の関係性」を見直そうとして生まれてきた医学が〈心身医学〉であり、その実践が、本書のテーマである"心理行動科学的アプローチ"です。

　本書は《内分泌糖尿病心理行動研究会》が十回目を迎えたことを記念して企画されました。本会のＨＰ〔http://www.nt-shinri-k.net/〕にも書かれていますように、この領域には、糖尿病、メタボリックシンドロームなどの生活習慣病、甲状腺疾患などの自己免疫疾患、腫瘍、感染症、および社会的問題になっている摂食障害など、実に多彩な病態の疾患が含まれています。そのため、本領域において得られた知見は、他領域の診療に従事しておられる医療従事者の方々にとっても、"心理行動科学的アプローチ"のモデルとして必ず役立つことでありましょう。

　本書が、上述のような現代医療に残された課題に苦しんでおられる多くの患者様とその御家族、およびそれを支える医療従事者にとって、問題解決の一助になれば、筆者らにとって望外の喜びです。

＊＊＊＊＊＊　　　＊＊＊＊＊＊　　　＊＊＊＊＊＊

　本書の刊行が実現するまでには、本当に多くの方々から御協力と御支援を頂きました。

　今回、監修者として適確な御指導を賜れました中井吉英先生、推薦文をお寄せ頂けました大澤仲昭先生、末松弘行先生、御多忙な中いずれも素晴らしい論文を分担執筆いただけました執筆者の皆様、本書の上梓を御快諾いただけました《内分泌糖尿病心理行動研究会》の顧問・世話人・アドバイザーの皆様、編集の際に有益なご意見を寄せてくださった発起人の藤田光恵先生、椋田稔朗先生、および本会発足以来ご支援を賜っており、本書の公刊にも多大なご支援を賜りましたグラクソ・スミスクライン社には心から感謝申し上げます。

　また、書籍編纂作業に不慣れな我々を気長に見守り、最後まで励まし

つづけていただいた新曜社・編集部の津田敏之様、そして、優秀な編集者をご紹介くださいました濱野清志先生にも深く感謝致します。

　最後に、《内分泌糖尿病心理行動研究会》の発足以来、常に暖かく見守ってくださりながら、本書の完成を待たずして昨年末に故人となられました神甲会隈病院名誉院長・隈寛二先生の御冥福を心よりお祈り致します。

2009年4月1日

深尾 篤嗣

索　引

ページ数字の太字イタリックは当該語が「章題」もしくは「節題」に含まれていることを表す

ア 行

アイデンティティ　26-27
アディポサイトカイン　238
アドレナリン　137, 236
アレキシサイミア（失感情言語症）　133-135, 161-162, 176, 200-201, 204
アルコール制限　61, 66, 244
アンドロゲン補充療法　→ホルモン
医学・医療
　　医療モデル／成長モデル　4, 8, 190, 194, 208
　　患者中心医療　93-95, 194, 198
　　コンサルテーション・リエゾン医学　28
　　全人(的)医療(医学)　3, 5, 7-9, 15, 229-230, 253-254
　　チーム医療　28, 190, 204
　　補完・代替医療　7
　　予防医学　13
意識　26, 50, 62, 82, 107-108, 166-167, 171-172, 176, 197, 209, 229, 245, 253
　　意識障害　30, 32, 145, 147, 217
　　意識の高揚　71-72, 74
異所性 ACTH 症候群　→視床下部・下垂体
意欲低下　185, 210
因果性（論）　4, 97, 168, 200
インスリン　20, 22, 29, 36, 44, 46-47, 52, 63, 77-79, 82, 87, 118, 210, 250, 253
インスリン抵抗性　29, 33, 117, 120,
インフォームドコンセント　159
うつ
　　うつ（抑うつ）症状　29, 134-135, 200, 203, ***209-210***, 215
　　うつ（抑うつ）状態　29, 31-32, 51, 77, 80, 85, 116-118, 133-134, 137, 146, 161, 165, 177-178, 185-186, 199-201, 203, 209, 217-218, 221
　　うつ病　32, 53, 84-85, 116-118, 127, 136-138, 145-146, 174, 182, 185, 201, 209-210, 215, 227, 232-234, 237
　　　仮面うつ病　201
　　　血管性うつ病　209
　　　微笑み型うつ病　234
　　抗うつ薬（剤）　32-33, 85, 117-118, 134, 178, 186, 200, 210, 221, 233-235
　　躁うつ病　145, 199, 209
栄養
　　栄養士　13, 46, 59, 87-88, 188, 190, 194, 198, 204, 206, 208
　　栄養指導（カウンセリング）　***63-68***, 88, 106, 193, 197
ACTH 単独欠損症　→視床下部・下垂体
縁・縁起　253
援助関係の利用　26, 74
エンパワーメントアプローチ　58, ***87-91***, 93, 126, 194-195, 197, 206, 208
オーガナイズ　***18-19***
オペラント強化法（条件づけ）　61, 246, 250

カ 行

解決志向アプローチ　→問題解決
カウフマン療法　221
カウンセリング　→心理
開放系／閉鎖系　10-11
過食症　→食事
下垂体　→視床下部・下垂体
家族
　　家族（の関わり）　20-22, 32, 37-38, 40-41, 43-44, 48, 53, 65, 71, 73-74, 79, 85-86, ***106-107***, 108-112, 115, 153, 166, 191, 203, 210, 221-222, 229, 241, 247, 250, 251
　　家族性高コレステロール血症　245
　　家族内葛藤　146

259

家族の会　251
　　家族の支援（教育）　105, 186, 251
　　家族療法　99, 107
加齢男性性腺機能低下症候群　→性腺
環　境　6, 9, 11, 13, 26, 40, 77, 80, 82, 84, 106-108, 170, 185, 193, 202-203, **224-227**, 238, 240
　　環境調整（統制）　39, 41, 53, 73-74, 166, 224
　　環境の再評価　71-74
関係性　3-6, 9, 11, 13-14, 113, 170, 173, **175-178**, 204
　　関係性の医学（医療）　6, **253-254**
看護
　　看護（師）　**43-48**, 59, 87, **155-159**, 188-190, 194-196, 204-206
　　　　認定看護師　195
　　　訪問看護　140, 210
患者会　221
漢方
　　漢方治療　7, **121-125**, 134, **180-184**, 251
　　気血水　122, 181
　　五臓論　181
　　証　122-123, 180-181, 183
　　随証治療（療法）　122-123, 181
偽性吸収障害　140
気づき　71, 133, 162, 167, 169, 173, 193, 200-203, 207, 240
気晴し手段 coping style　226
気分
　　イライラ　46, 64, 68, 74, 118, 151, 165, 182-183, 185, 233-235
　　気分転換　80, 226
　　気分障害　**116-118**, 176, 227, 233
　　焦燥感（不安焦燥感）　85, 165, 177-178
　　不安　→不安
　　抑うつ　→うつ
逆条件付け　73-74
逆戻り予防法　74
強化子　86
虚偽性障害　140
拒食症　→食事
巨人症　→視床下部・下垂体
空腹感　→食事
クッシング病（症候群）　→視床下部・下垂体
クラインフェルター症候群　→性腺
グラフ化体重日記　241
クリティカルパス　158

グループワーク　59, 61, 77, **79-80**, 192, 194
血糖コントロール　→自己
幻覚妄想状態　145-146, 177
元型的イメージ　171, 176
健康
　　健康医学　9, **12-14**
　　健康学習　58
　　健康生成論　→サルートジェネシス
　　健康増進外来　204-205
　　特定健康診査　205
　　メンタルヘルス　22, 126-127, 193, 224, 229
高血圧　123, 146, 188, 238-239
高脂血症　→脂質代謝異常
甲状腺
　　抗甲状腺薬（剤）　131-134, 146, 151, 153, 155-156, 158-159, 181-183, 199-200, 203, 218
　　甲状腺機能亢進症　**130-135**, 136, 139, 150-151, 153, 155-156, 165, 177
　　　バセドウ病　**130-131**, 132-133, 136, **142-147**, 150, 153, 155-156, 158, 160-163, 165-166, 168, 172-173, 175-176, 180-183, 185, 189, 199, 201-203, 218
　　　バセドウ精神病　130, 142, 147, 180, 199
　　甲状腺機能低下症　**136-141**, 150, 152-153, 158, 165, 177, 185, 215, 217-218
　　　潜在性甲状腺機能低下症　217-218
　　甲状腺中毒症　133-134, 149, 152, 185
　　甲状腺（刺激）ホルモン　→ホルモン
　　慢性甲状腺炎（橋本病）　136, **138-139**
　　無痛性甲状腺炎　185, 218
肯定的アプローチ　**101-105**
行動分析（アセスメント）　84, 86
行動療法　→療法
更年期障害　138, **224-230**, **232-237**
　　男性更年期障害　**232-237**
高プロラクチン血症　→視床下部・下垂体
五臓論　→漢方
コーチング　**111-115**
コーピング　→ストレス対処行動
コミットメント　73-74
コミュニケーション　40, 101, 103-106, 108, 111-113, **114-115**, 170, 176, 195
コレステロール　243-245
コンズ　→プロズ
コントロール感　→自己（セルフコントロール）

サ 行

サルートジェネシス（健康生成論） 11
GH 単独欠損症　→視床下部・下垂体
シェイピング 75
自我 37, 112, 133-134, 161, 170, 172, 176
　　治療的自我 14, 229
自己
　　自己決定 48, 87, 94, 191, 198
　　自己肯定感 102
　　自己効力感（セルフ・エフィカシー） 26, 40, 52-53, 75, 78, 80-81, 192, 194
　　自己実現 111-112, 225
　　自己の再評価 71-74
　　自己免疫疾患 131, 136, 143, 200
　　セルフケア 14, 46-47, 49, 51-54, 77, **82-83**, 87, 116, 127, 190-191, 210
　　セルフ（自己）コントロール 14, 18-19, 86
　　　　血糖コントロール 21, 23, 30, 34-36, 39-41, 43, 45-46, 51, 77-79, 87, 116, 121-124, 126-127, 254
　　　　コントロール感 **47-48**
　　セルフマネジメント 45-46, 48, 80, 195, 205
　　セルフモニタリング 61, 83, 191, 193, 198, 243, 246-247
自殺念慮 235
脂質代謝異常（高脂血症） 103, 119, 123, 138-139, 188, **243-247**
思春期 9, 37-38, 51, 152
　　思春期遅発症 **220**
視床下部・下垂体
　　下垂体機能亢進症 214
　　　　異所性 ACTH 症候群 214
　　　　巨人症 214
　　　　クッシング病（症候群） 214, 218
　　　　高プロラクチン血症 119, 214
　　　　先端巨大症 214
　　　　乳汁漏出症 214
　　　　副腎皮質機能亢進症 214
　　下垂体機能低下症 185, 212, 215-218, 222
　　　　ACTH 単独欠損症 **216-218**
　　　　下垂体卒中 215
　　　　GH 単独欠損症 215
　　　　シーハン症候群 215, 217
　　　　シモンズ症候群 215
　　　　TSH 単独欠損症 215
　　下垂体ホルモン　→ホルモン
　　視床下部・下垂体疾患 **212-218**
　　視床下部―脳下垂体―性腺系 HPG axis 236
　　尿崩症 216
　　副腎不全 217-218
　　　　副腎クリーゼ（急性副腎不全） 216
システムズ・アプローチ 100, **106-110**
システム論 4-6, 10, 13
刺激統制法 61, 246
失感情言語症　→アレキシサイミア
質的研究／量的研究 11
質問紙法　→心理テスト
シーハン症候群　→視床下部・下垂体
シモンズ症候群　→視床下部・下垂体
社会構成主義 93, 95-97, 99
手術（外科） 131, 136, 145-146, 155-156, 166, 175, 182, 213
主体性 47, 94, 111, 204
準備性（レディネス） **64-66**, 70-71, 205
症候性精神病　→精神
症候性肥満　→肥満
情動的喚起 71-74
食事
　　かため食い 240
　　間食 46, 88-89, 239, 241, 246
　　空腹感 45-46, 240-241, 246
　　食事記録 88-89, 241
　　食事療法　→療法
　　食欲 20, 85, 112, 117-118, 182, 216-217, 235
　　摂食障害 21, 22, **34-41**, 106, 127, **149-153**, 203, **248-252**
　　　　神経性食欲不振症（拒食） 35, 149-151, 153, 186, 213, 248
　　　　神経性大食症（過食） 32, 35-38, 40, 101, 124, 151-153, 203, 212, 248-249, 251
　　　　むちゃ食い障害 35-36, 40
　　代理摂食 239
　　肥満恐怖 35, 37
　　やせ願望 35
女性ホルモン　→ホルモン
自律神経症状（失調症） 123, 138, 145, 183, 185, 215

索引　261

自立性　4
心因性障害　31
神経症　31, 51, 144-145, **146-147**, 161, 172, 176, 178, 182, 199-200, 202-203
神経性食欲不振症／大食症　→食事
心身
　心身医学　**3-15**, 106, 189, 230
　　心身医学アプローチ　209
　心身一元論　7
　心身一如　123, 180
　心身医療科　9
　心身症　31, 106, 130-131, 140, 144, 160, 162, 169, 173, 176-177, 199-204, 224, 227, 229
　　現実心身症　201
　　性格心身症　201
　心身相関　7, 9, 14, 170, 227
　心身二元論　3, 4, 7, 8, 12
　心療内科　5, **8-10**, 22, 34, 150, 152, 172, 185, 188-189, 204, 206, 209
心理
　心理アセスメント　**49-54**, 127, **160-164**
　心理社会的要因（因子・問題・背景）　35, 77-79, 116-117, 130, **131-134**, 141, 160, 163, 165, 172, 180, 201, 203, 209, **239-240**
　心理テスト　49, **50-53**, 54, 134, **160-162**, 193, 202
　　質問紙法　50, 161
　　性格テスト　50-51
　　投影法　50-51, 202
　　バウムテスト　163, 202
　　描画テスト　51, 163
　　ロールシャッハ・テスト　51
　心理療法　7, 39, 41, 101-102, 162, 169, 176, 200, 202, 207, 229
　　カウンセリング　33, 39-40, **77-81**, 112, 134, 139, 164, **165-168**, 189, 195, 202, 203, 205, 207, 221
　　トランスパーソナル心理療法　169
　プロセス指向心理学　134, **169-174**, 200
　　プロセス構造　**170-171**, 173
　　チャンネル　**170-171**, 172-173
　ユング心理学　134, 169, 171, 175
　　無意識　171-172, 176
　臨床心理士　18-19, 22, 77, 85, 93, 153, 160, 162, 165-167, 188-190, 193, 204, 208
睡眠

睡眠障害　232-235
　傾眠　30, 32, 137
　不眠　20, 85, 32-33, 51, 85, 119, 166, 177-178, 234
　睡眠薬（導入剤）　85, 134
ストレス　6, 9, 13, 31, 37-38, 46, 49, 52-53, 104, 124, 126-127, 131-134, 138, 142, 144, 160, 165, 172, 175, 181-183, 185, 198-203, 209, 216, 218, 224-225, 229, 236, 239, 241, 254
　ストレス対処行動（コーピング）　52, 79, 86, 193, 202
　ストレスマネージメント　79, 195, 198, 245
スピリチュアリティ　6, 169
スモールステップ法　66, 246
性格テスト　→心理テスト
生活習慣（病）　9-10, 13, 22-23, 29, 44, 49, 65, 79, 83-84, 112-113, 121-122, 124, 126, 188-190, 204-206, 238-240, 243-244, 253
精神
　向精神薬　**116-120**, 134, **175-178**
　精神科（医）　7-10, 18, 22, **28-29**, 84-85, 93, 116, 118-119, 145, 161, 165, 168, 177, 185, 188-189, 199, 203-204, 209, 221, 235
　精神障害　29, 31, 80, 130, 133, **142-147**
　精神病　134, 145, 163, 175, 199, 202-203, 209
　　抗精神病薬　29, 116, **119-120**
　　症候性精神病　199
　　バセドウ精神病　→甲状腺
　精神分析　7, 10, 143, 170
　精神療法　33, 117, 119, 134, 173, 177-178
　　簡易精神療法　134, 229
　リエゾン精神医学　116, 118, 204
性腺
　性腺機能低下症　**219-223**
　　クラインフェルター症候群　119, 221
　　原発性性腺低下症　219
　　ターナー症候群　219, 221
　　中枢性性腺機能低下症　220
　　加齢男性性腺機能低下症候群　232
　二次性徴　215, 219, **220**, 221-222
成長モデル　→医療モデル
西洋の思考／東洋の思考　12
セルフ　→自己
セロトニン　29, 117-119, 137, 178
潜在性甲状腺機能低下症　→甲状腺

先端巨大症　→視床下部・下垂体
躁状態　146, 177, 185
　　躁うつ　→うつ
ソーシャルサポート　52-53

タ 行

耐糖能異常　13, 29, 119, 188, 238-239
ターナー症候群　→性腺
単純性肥満　→肥満
男性ホルモン　→ホルモン
チーム（医療・アプローチ）　13-14, 28, 62, 190, 193, 207, 247
チャンネル　→心理（プロセス指向心理学）
中性脂肪　243
治療的自我　→自我
TSH 単独欠損症　→視床下部・下垂体
抵抗　51, 58-59, 64, 139, 155, 158, 208
適応障害　117-118, 221
投影法　→心理テスト
動機づけ　58, 126, 191
統合失調症　29, 31-32, 119, 175-176
糖尿病
　　1 型糖尿病（インスリン依存型）　21, 30, **34-36**, 37-38, **39-41**, 43-45, 47, 78
　　2 型糖尿病（インスリン非依存型）　12, 30, 43-47, 78, 123-124
　　糖尿病教室　23, 37, **56-62**, 189, 191, 193
　　糖尿病性神経障害　122
　　糖尿病性腎症　123
動脈硬化　87, 123, 209, 238, 243, 245
東洋的思考　→西洋的思考
特定健診　→健康
トラウマ　37-38, 41, 222
トランキライザー（メジャー／マイナー）　177-178
トランスパーソナル心理療法　→心理

ナ 行

内臓脂肪型肥満（内臓肥満）　→肥満
内容 content ／文脈 context　108
二次性徴　→性腺
日常（生活）　19, 22, 49, 57, 78, 80, 93, **106-107**, 108-109, 121, 127, 137, 140, 200, 241, 253
　　日常苛立ち事　132-133
　　日常診療（臨床）　93, 195, 203, 208, 217
入院拒否感　250-251
乳汁漏出症　→視床下部・下垂体
尿崩症　→視床下部・下垂体
人間の欲求の五段階説　111
認知
　　認知機能障害　30, 53
　　認知行動療法　→療法
　　認知症　30, 32, 53, 185
ノルアドレナリン　117

ハ 行

橋本病　→慢性甲状腺炎
バセドウ病　→甲状腺
パートナーシップ　87, 111, **113**
パニック障害（発作）　78, 85, 118, 143, 145-146, 185, 233
パラダイム　10, 94-95, **113**
皮下脂肪型肥満　→肥満
肥満
　　肥満症　77, 213, **238-242**
　　　症候性肥満　238
　　　単純性肥満　238-239
　　　内臓脂肪型肥満（内臓肥満）　123, 238
　　　皮下脂肪型肥満　238
　　肥満恐怖　→食事
描画テスト　→心理テスト
開いた質問　64
不安
　　不安　20, 22, 31, 33, 51, 59, 77-80, 85, 102, 112, 124, 134, 139, 143, 145, 151, 156-159, 164-167, 172, 182-183, 203, 210, 213, 221, 225-226, 233, 235, 250
　　不安障害　116, **118-119**, 127, 146, 221, 227, 232-233
　　不安焦燥感　177-178
　　抗不安薬（剤）　33, 134, 221
フィードバック　47, 170, 172, 193, 236
複雑系　11, 229
副腎皮質機能亢進症　→視床下部・下垂体
副腎不全（副腎クリーゼ）　→視床下部・下垂体

ふしめ *the change of life* 224-225
仏教 169, 253
プロズ（肯定意見）／コンス（否定意見） 26
プロセス構造 →心理（プロセス指向心理学）
分析的思考／包括的思考 12
文脈 →内容
閉鎖系 →開放系
βブロッカー 134, 177, 182
変化
 変化ステージモデル 22, **24-26**, 197-198
 変化プロセス 25-26
包括的思考 →分析的思考
放射性ヨード（アイソトープ）療法 131, 136, 146, 151, 155-158, 178, 182, 203
報酬 241
保健信念モデル 57-58
ポストモダニズム →モダニズム
勃起障害 232-235
ホルモン
 黄体形成ホルモン *LH* 213-215, 227, 250
 下垂体ホルモン 213, 215, 217, 220, 222
 甲状腺ホルモン 130, 132-133, 136-139, **140**, 144-145, 147, 150-152, 155, 158, 160, 163, 181, 186, 199, 213, 218
 甲状腺ホルモン値（FT_4, FT_3） 138, 165, 182, 186, 199, 202-203, 217
 甲状腺刺激ホルモン *TSH* 131, 150, 152-153, 156, 173, 182, 185-186, 213-218, 222
 甲状腺刺激ホルモン放出ホルモン *TRH* 149-150, 213, 217, 250
 抗利尿ホルモン（バソプレシン） 214
 視床下部ホルモン 213
 女性ホルモン 139, 227
 性腺刺激ホルモン 222
  性腺刺激ホルモン放出ホルモン *GnRH* 213
 成長ホルモン *GH* 213, 215, 219-220, 222, 250
  成長ホルモン放出ホルモン *GHRH* 213
 男性ホルモン 232, 237
 副腎皮質ホルモン 139, 186, 213, 215-218
  副腎皮質刺激ホルモン *ACTH* 213-215, ***216-218***, 222
  副腎皮質刺激ホルモン放出ホルモン *CRH* 213

卵胞刺激ホルモン *FSH* 213-215, 222, 227, 250
アンドロゲン 232, 236
エストロゲン 219, 225, 227, 249
オキシトシン 214
ゴナドトロピン 219-220, 227
コルチゾール 215, 217-218
ソマトスタチン *SS* 213
テストステロン 219, 221, ***232-233***, *236*
プロゲステロン 219, 221
プロラクチン *PRL* 119, 178, 213-214
プロラクチン放出因子 *PRF* 213
プロラクチン抑制因子 *PIF* 213

マ 行

マネジメント →自己（セルフマネジメント）
身 14
未病 124
無意識 →心理（ユング心理学）
無気力（パワーレス） 31, 87, 136, 165
むちゃ食い障害 →食事
無痛性甲状腺炎 →甲状腺
無力感 22, 38, ***45-46***, 47
メタボリックシンドローム（症候群） 123-124, 188-189, ***190-199***, 205, 207, 213, ***238-242***
メルゼブルグの三徴候 130
メンタルヘルス →健康
燃え尽き状態 45
モダニズム／ポストモダニズム 95, 97-98
問題解決 26, 72-73, 78-79, 83, 91, 97-98, 102, 108, 166, 226, 237, 241
 解決志向アプローチ 221

ヤ 行

薬剤師 59, 188, 204
やせ願望 →食事
やせ薬 149, 151-152
要素還元主義 4, 10
 非要素還元主義 13-14
欲求不満 37, 241

ラ 行

ライフイベント　45, 126, 131-133, 161, 176, 178
ライフスタイル　6, 9, 13, 56, 58, 73-75, 77-79, 81, 240
ラポール　50, 177
利益不利益分析　72-74, 246
量的研究　→質的研究
療法
　　運動療法（指導）　13, 19, 56-57, 59, **70-76**, 87, 122-123, 190, 193, 198-199, 210, 239-240
　　行動療法（認知行動療法）　40, **82-86**, 93, 114-115, 140, 190, 193, 224, 239-241, 250
　　食事療法　19, 22, 37, 45, 58-59, 63, **64, 65, 66**, 67-68, 87, 89, 102, 197, 239-240, **243-244, 244-245**, 246-247
　　心理療法　→心理
　　精神療法　→精神
　　薬物療法　19, 56, 59, 79, **116-120**, 134, 155, 173, **177-178**, 210, 221, 224, 229, 239, 251
　　理学療法（士）　188, 204
レディネス　→準備性
ロールシャッハ・テスト　→心理テスト
ロールプレイ　60, 206　　　　61

Alternative Medical System　7
Androgen Replacement Therapy: ART　232
Biological-Based Therapies　7
biomedical model　4, 10, 13
bio-psycho-socio-eco-ethical medical model　5-6
bio-psycho-social medical model　4-5, 10
BMI(Body Mass Index)　238
CGA　53
CISS　52
CMI　51, 172
DAWN研究　56
disease　3, 97
doctor-patient relationship　9
DQOL　52
DTSQ　52
EBM(Evidence-based medicine)　8, 93-95

Ecological Momentary Assessment　11
empty nest　225
GDS　53
GHQ60　51
hCG療法　220
hCG/ hMG療法　221
HDLコレステロール　243
IGT　124
illness　3, 8, 97
Insulin Omission　36-38, 40
ITR-QOL　52
KAPモデル　57
LDLコレステロール　243-244, 246
LOH(Late-Onset hypogonadism)　232
low T3 syndrome　149-150
Malignant Character　30
Mind-Body Intervention　7
MMPI　133, 161, 199
MMSE　53
MPI　51
NBM(Narrative based medicine)　11, 93-95, 127
non-thyroidal illness　149-150, 186
organize　18
PAID(Problem Areas in Diabetes)　22, 52
PGCモラール・スケール　53
QOL　52, 54, 58, 116, 121, 126-127, 224
SCT　51
SDS　51, 133, 161
self-esteem　196
SNRI　33, 117, 178, 210, 251
SSRI　33, 117-119, 134, 178, 210, 251
SST(social skill training)　221
TAS-20　133, 161-162, 201
TEG　50, 133, 161, 172, 193
TgAb　217
TPOAb　217
transtheoretical model　25, 70, 126, 245
TRHテスト　149, 217
TSH　150, 152-153, 173, 185-186, 213-218, 222
TSH受容体抗体(TRAb)　131, 156, 173, 182-183
TG(triglyceride)　243-244
Y-G性格検査　50

執筆者リスト
〔掲載順〕

中井吉英（なかい・よしひで） 関西医科大学 名誉教授

石井　均（いしい・ひとし） 天理よろづ相談所病院 内分泌内科 部長
清水信夫（しみず・のぶお） 藍野花園病院 精神科 副院長
瀧井正人（たきい・まさと） 九州大学病院 心療内科 講師
大倉瑞代（おおくら・みずよ） 京都大学医学部附属病院 看護部
任　和子（にん・かずこ） 京都大学医学部附属病院 看護部 看護部長
原　祐子（はら・ゆうこ） 大阪医科大学 総合医学講座神経精神医学教室 臨床心理士
二宮ひとみ（にのみや・ひとみ） 大阪医科大学 総合医学講座神経精神医学教室 臨床心理士
岡田弘司（おかだ・ひろし） 関西大学大学院 心理学研究科 教授
坂根直樹（さかね・なおき） 国立病院機構京都医療センター 臨床研究センター予防医学研究室 室長
赤松利恵（あかまつ・りえ） お茶の水女子大学大学院 人間文化創成科学研究科 准教授
真田将幸（さなだ・まさゆき） 市立吹田市民病院 リハビリテーション科 理学療法士
林　功（はやし・いさお） 関西労災病院 内科 医長

安藤美華代（あんどう・みかよ） 岡山大学大学院 教育学研究科 准教授
足達淑子（あだち・よしこ） あだち健康行動学研究所 所長
久保克彦（くぼ・かつひこ） 京都学園大学 人間文化学部心理学科 教授
杉本正毅（すぎもと・まさき） 糖尿病心理研究所 代表
濱田恭子（はまだ・きょこ） カウンセリングルーム Co.koro 代表
吉川　悟（よしかわ・さとる） 龍谷大学 文学部 教授
山本美保（やまもと・みほ） New とらる co. 代表
黒田健治（くろだ・けんじ） 阪南病院 院長
吉田麻美（よしだ・まみ） 藍野病院 内科 医長

岩橋博見（いわはし・ひろみ） 大阪大学大学院 医学系研究科内分泌・代謝内科 助教

深尾篤嗣（ふかお・あつし）　藍野学院短期大学 第一看護学科 教授
高松順太（たかまつ・じゅんた）　高松内科クリニック 院長
窪田純久（くぼた・すみひさ）　神甲会隈病院 内科 副院長
藤波茂忠（ふじなみ・しげただ）　伊藤病院 精神神経科
伊藤公一（いとう・こういち）　伊藤病院 院長
松林　直（まつばやし・すなお）　福岡徳洲会病院 心療内科 部長
西田真樹（にしだ・まき）　神甲会隈病院 看護部
金山由美（かなやま・ゆみ）　京都文教大学 臨床心理学部 教授

田中美香（たなか・みか）　神甲会隈病院 臨床心理士
藤見幸雄（ふじみ・ゆきお）　藤見心理面接室 室長
横山　博（よこやま・ひろし）　甲南大学 文学部 教授
有島武志（ありしま・たけし）　市立枚方市民病院 内科 医長

椋田稔朗（むくた・としお）　一仁会脳神経リハビリ北大路病院 副院長

田嶋佐和子（たじま・さわこ）　関西医科大学附属枚方病院 栄養管理部

藤田光恵（ふじた・みつえ）　ふじたみつえクリニック 院長

深田修司（ふかだ・しゅうじ）　神甲会隈病院 内科 部長
細川彰子（ほそかわ・あきこ）　ひかりクリニック 院長
後山尚久（うしろやま・たかひさ）　藍野学院短期大学 第一看護学科 教授
石蔵文信（いしくら・ふみのぶ）　大阪大学大学院 医学系研究科 准教授
原田敏郎（はらだ・としろう）　鹿児島大学病院 心身医療科
乾　明夫（いぬい・あきお）　鹿児島大学病院 心身医療科 教授
小谷和彦（こたに・かずひこ）　自治医科大学 医学部 臨床検査医学／公衆衛生学 講師
黒川順夫（くろかわ・のぶお）　黒川内科 院長・黒川心理研究所 所長

佐々木恵雲（ささき・えうん）　西本願寺あそか診療所 所長

監修者略歴

中井吉英（なかい・よしひで）

1942年、京都市生まれ。
1969年、関西医科大学卒業、内科系大学院。
九州大学医学部心療内科助手・講師、関西医科大学第1内科講師・助教授を経て、1993年、関西医科大学第1内科学講座教授。
2000年〜2009年、関西医科大学心療内科学講座教授。
現在、関西医科大学名誉教授、洛西ニュータウン病院名誉院長・心療内科部長。関西大学客員教授、九州大学医学部・広島大学医学部・鹿児島大学医学部非常勤講師。

日本心療内科学会理事長、日本心身医学会前理事長（現在：理事長代行）ほか。

著書に『心療内科初診の心得』〔三輪書店〕、『いのちの医療』〔東方出版〕、『心療内科からの47の物語』〔オフィスエム〕、『はじめての心療内科』〔オフィスエム〕、『現代心療内科学』〔永井書店〕、『慢性痛はどこまで解明されたか』〔昭和堂〕、『シリーズ21世紀の健康と医生物学(5)：からだとこころ』〔昭和堂〕など。

医療における心理行動科学的アプローチ
糖尿病／ホルモン疾患の患者と家族のために

初版第1刷発行　2009年6月15日

編　者　内分泌糖尿病心理行動研究会 ©
発行者　塩浦　暲
発行所　株式会社 新曜社
　　　　〒101-0051 東京都千代田区神田神保町2-10
　　　　電話(03)3264-4973(代)・FAX(03)3239-2958
　　　　e-mail info@shin-yo-sha.co.jp
　　　　URL http://www.shin-yo-sha.co.jp/

印刷・製本　亜細亜印刷株式会社　　Printed in Japan

ISBN978-4-7885-1170-5　C1047

新曜社《こころとからだの対話》好評ラインナップ

看護・介護のための
心をかよわせる技術
「出会い」から緩和ケアまで

小林司・桜井俊子 著　四六判292頁／2200円+税

覚醒する心体
こころの自然／からだの自然

濱野清志 著　四六判208頁／2400円+税

摂食障害というこころ
創られた悲劇／築かれた閉塞

松木邦裕 著（瀧井正人 解題）　四六判248頁／2400円+税

こころに寄り添う緩和ケア
病いと向きあう「いのち」の時間

赤穂理絵・奥村茉莉子 編　A5判240頁／2600円+税

医療のなかの心理臨床
こころのケアとチーム医療

矢永由里子 編（隈寛二 提言）　A5判304頁／3800円+税

心理療法とこころの深層
無意識の物語との対話

横山博 著　A5判302頁／3500円+税

レクチャー 精神科診断学
サイコロジストのための「見立て」の基礎

京都府臨床心理士会 編　A5判296頁／2800円+税